嵇康《养生论》
诠释及拾遗 | 邓一齐 著

全国百佳图书出版单位
中国中医药出版社
·北 京·

图书在版编目（CIP）数据

嵇康《养生论》诠释及拾遗 / 邓一齐著 . — 北京：
中国中医药出版社，2022.6
ISBN 978-7-5132-7565-1

Ⅰ.①嵇…　Ⅱ.①邓…　Ⅲ.①养生（中医）—研究
Ⅳ.① R212

中国版本图书馆 CIP 数据核字（2022）第 066403 号

中国中医药出版社出版
北京经济技术开发区科创十三街 31 号院二区 8 号楼
邮政编码　100176
传真　010-64405721
三河市同力彩印有限公司印刷
各地新华书店经销

开本 787×1092　1/16　印张 17.75　字数 367 千字
2022 年 6 月第 1 版　2022 年 6 月第 1 次印刷
书号　ISBN 978-7-5132-7565-1

定价　68.00 元
网址　www.cptcm.com

服 务 热 线　010-64405510
购 书 热 线　010-89535836
维 权 打 假　010-64405753

微信服务号　zgzyycbs
微商城网址　https://kdt.im/LIdUGr
官 方 微 博　http://e.weibo.com/cptcm
天猫旗舰店网址　https://zgzyycbs.tmall.com

如有印装质量问题请与本社出版部联系（010-64405510）

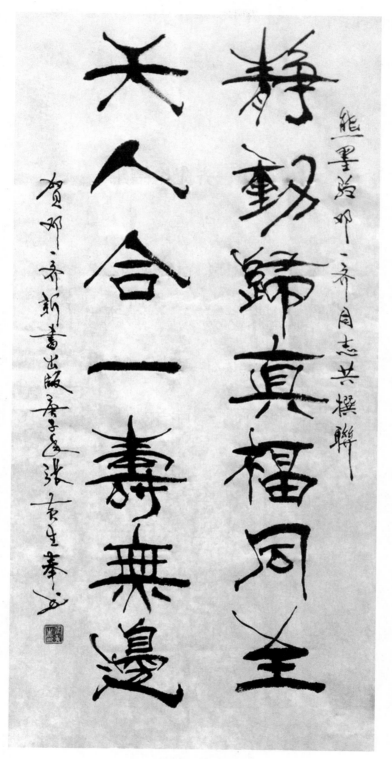

张黄生先生题词

注："静动归真福同至，天人合一寿无边。"太极书法作者张黄生先生系江西省书法协会会员，原东乡县政府副县长。

题邓一齐先生结集

俞 正

偏处乡村闹处城，谁人不知邓公名。

善除痼疾延天寿，常背药箱走远程。

见世浮华趋势利，羡君良苦系深情。

养生论著偷闲读，百岁依然健步行。

注：俞正先生系中华诗词学会会员。

　　中医的养生理论和养生术是中国人民在长期的生产生活、医疗实践过程中发明创造的。时至今日，关注养生的志士仁人越来越多，养生正在成为时代主题。但如何进行合理、高质量的养生，却是需要人们认真学习、思考和实践的。

　　《养生论》由三国时期魏国"竹林七贤"之一，著名的文学家、思想家、哲学家、音乐家、书法家、养生家嵇康所著。嵇康崇尚老子、庄子，讲究服食养生之道，曾说"老庄，吾之师也！"他主张回归自然和"越名教而任自然"的生活方式，赞成万物禀受元气而生的思想。嵇康懂得中医药知识，对《黄帝内经》《神农本草经》等中医古籍素有研究，这为他撰写《养生论》奠定了中医学理论基础。

　　嵇康将历代碎片化、与养生相关的理论以及零乱的论述组织在一起，理出了头绪，并加以发挥，撰写成《养生论》，提出了许多新的观点，并在该篇中首次提出"养生"这一名词。嵇康的《养生论》内容极其丰富，虽只有1223个字，然而一字值千金，因其浓缩了养生精华，如养生三大原则——守之以一、神形相亲、养之以和，以及具体措施如恬淡虚无、晒以朝阳、润以醴泉、蒸以灵芝等，字少易记，且易操作。《养生论》内容具有权威性，可谓是从个体层面上阐述养生保健知识的上等之作，至今在中医养生领域还占有一席之地。

　　《嵇康＜养生论＞诠释及拾遗》的作者邓一齐，中专时学的是西医学专业，后毕业于江西中医药大学中医专业本科，为中西医结合专业副主任医师，从医五十余年，学验俱丰，在学术上有独到见解，在医术上有独特疗效，深得患者好评。邓一齐医师曾任江西省抚州市东乡县中医院第二任院长，退休后，创办了邓一齐中医诊所，现仍在一线工作。他曾先后两次荣获江西省卫生厅"模范卫生工作者"称号，在国家级、省级医学杂志发表学术论文数篇，曾被国家中医药管理局医政司全国痛证协作组聘为组员。

　　邓一齐医师乐于钻研养生理论，践行养生技术，致力于传播健康养生理念和方法。他研读《养生论》20多年，他认为《养生论》所言极是，百读不厌，常读常新，《养生论》蕴含的养生理念相较于近 30 年来世界卫生组织（WHO）倡导推广的"合理饮食，适量运动，戒烟限酒，心理平衡"的健康四大基石，无论是从理论还是实际应用，都要完美得多，对指导人们养生保健具有很大的价值，堪称古代养生文献的绝作。然而《养生论》毕竟成书于 1700 多年前，其词义深奥难懂，要把《养生论》内在的含义理解透，需花一定的时间和精力进行学习；若不对《养生论》进行诠释，大有明珠暗藏之嫌。为了让更多的人了解嵇康的学说，并利用此学说为大众的健康长寿事业服务，以助力健康中国建设，促进全民身体健康，提高人均寿命值，邓一齐医师诊疗之余，勤于笔耕，《嵇康＜养生论＞诠释及拾遗》便是缘此撰成。该书以《养生论》为主线，采取先译后释的方式，对全文进行直译或意译，对其中的大部分内容，根据作者的学识和医学经验进行了比较全面的诠释。此举悲天悯人，使得《养生论》的文言文被翻译成白话文，其中所隐藏的深意也被表露出来了。书中后半部分着力于拾遗，根据时代的进展、人们生活方式的改变、科技水平的提高、养生保健知识的不断丰富以及与时俱进的规律要求，邓一齐医师对《养生论》中的养生保健主体单一、现代养生保健知识的缺乏等方面进行了拾遗补阙。该书下篇特别收录了邓医师自创的保健操"长寿耳功"和养生保健顺口溜十首，以利于读者习练和对全书的记忆。该书采用中西医结合的方式，力图使得中西医知识优势互补，如此不但再现了传统文化的辉煌和古人养生的智慧，也融合了当代科研成果，使得养生保健的理论更加全面、系统，养生保健的操作更加具体、实用，养生保健的效果必定会好上加好！

在本书著述过程中，邓一齐医师坚持以唯物辩证法为指导思想，本着严谨的科学态度和实事求是的精神，几易其稿，力争使《嵇康＜养生论＞诠释及拾遗》一书内容融科学性、新颖性、正确性、趣味性、有效性于一体。我认为，本书值得一读，因其是一本为您增寿添福的书，是一本为社会健康助力的书，是一本有助于人类尽早享尽天年的书。有鉴于此，当本书即将付梓之时，邓一齐医师邀请本人作序，本人义不容辞，欣然为之。

单宝枝　博士

中国中医药出版社编审

世界中医药学会联合会翻译专业委员会会长

世界中医药学会联合会中医人类学专业委员会副会长

世界中医药学会联合会中医健康管理专业委员会常务理事

2022 年 2 月 18 日于上海阳光花城

生命与健康本属自然现象。对这种自然现象尤其是对健康快乐及福寿绵长的向往乃是人们的第一需求。人类社会的一切活动，吃喝玩乐，学习工作，均是围绕着这种需求而进行的。

纵观当下的养生保健之事，社会上有两种形态。一是持唯心论观点者。这种人认为：健康与寿命是命中注定的，疾病是前世今生的孽障造成的，因而认为健康和生命是不能自主的，只有虔诚信主、信佛便可，无须学习养生保健知识。二是持唯物论观点者。这种人认为：人的健康和生命是可以通过养生保健而获得和延长的，因而相信认可科学的养生保健方法。这种人在实践养生保健的过程中，又有三种不同类型人群。第一类人群，由于学识不足，不懂得养生保健的方法措施，自然不会主动去养生保健。第二类人群，知道养生保健有效果，但是正值青壮年，认为自身身体棒棒的，无须养生保健，或者认为养生保健是老年人的事情。第三类人群就是老年人和受到过疾病折磨的人，这类人群很重视和渴望养生保健，但只能在片面的、碎片化的说教中去学习和运用，客观上存在"三不""三模糊"的情况。"三不""三模糊"：一是养生保健目标不明确，既无终极目标又无阶段性目标，对养生保健的前景处于一种模糊的状态；二是养生保健主体不全面，这些人只顾个人调养，忽视了家庭及社会的作用，不知道后两者同样具有养生保健的主体资格地位，所以对养生保健主体多元性认识模糊；三是不了解养生保健的中心任务，抓不住关键环节，努力方向模糊。有了这"三不""三模糊"，尽管有心养生保健，结果折腾许多年下来，也和常人一样，获得一般的寿命。究其原因，一是宣传教育不充分，二是缺乏系统的理论指导。

在媒体高度发达的今天，有关养生保健的书籍、讲座、培训班等的确不少，养生堂馆、健身房也方兴未艾。然而，这些养生堂馆、健身房的实际效果如何也还不够明确，此外，比较全面的、系统的、权威的养生专著也很少。

　　嵇康的《养生论》虽然是魏晋时期的作品，可是它堪称古代养生文献的绝作。《养生论》仅仅千余字，但内容极其丰富，比较世界卫生组织倡导推广的"合理饮食，适量运动，戒烟限酒，心理平衡"的健康四大基石，《养生论》无论是从理论还是实际应用方面都要完美得多。但是其词义深奥难懂，不进行诠释，大有明珠暗藏之嫌。20多年来，我一直躬读此论，百读不厌，常读常新，为了让更多的人了解嵇康的学说，并利用此学说为大众的健康长寿事业服务，特诠释此文著成一书，取名《嵇康〈养生论〉诠释及拾遗》。

　　本书分为上篇、中篇以及下篇三个篇章。

　　上篇以《论养生保健》《话天年》《长寿的意义》三篇文章开宗明义；接着介绍嵇康生平及作品特点，将《养生论》原文翻译成白话文；而后对嵇康"导养得理，以尽性命""世皆不精，故莫能得之""慎众险于未兆"的理念，以及嵇康养生三大原则、八项具体方法措施等观点进行诠释。这样，不仅展示了嵇康《养生论》的表层意义，还把其隐蔽在深层的含义畅展于读者面前。

　　中篇是《养生论》的拾遗部分。由于历史的变迁，《养生论》距今已有1700余年，人们的生产方式、生活方式、科技水平、生存环境都发生了巨大的变化，人们对健康和疾病都有了新的认识，嵇康《养生论》也需要与时俱进，这是养生保健事业发展的必然要求。该篇中《短板原理与养生保健》《论亚健康》《守法修德与养生保健》《家庭是养生保健的堡垒》《养生保健的春天来到了》等篇章内容新颖，许多见解有独到之处。此外，对于不同的群体、不同发育阶段的人群分别列举了不同的养生保健方法。这些内容构成了"拾遗"，弥补了嵇康《养生论》中的不足之处。其中值得一提的是，本篇增补了家庭和社会同样是养生保健工作的主体，改变了过去养生保健工作主体不全的状况，可以有效地防止养生保健工作只注重个体，而忽视群体的以偏概全的做法。补充的这些内容可以使养生保健理论更加全面、更加现代化、更具有指导作用。

　　下篇中收录了笔者自创的保健操"长寿耳功"，可供读者练习，还收录了笔者养生保健顺口溜10首，以利读者对全书的记忆。

　　本书适用于所有需要增加养生保健知识的人群，尤其对下列四种人更为适用：①各级老年大学保健班的学员、教员：本书可以当作养生保健班的教材使用。全书分为35章，一个学年可以授完。②医务工作者：有更多的医务工作者参与，对整个国家的健康教育及民众的养生保健知识的普及、推广极为有利。③广大农民朋友：此书不但可以促进他们的身体健康，还可以作为提高农产品质量的科普资料，为农民减少使用化肥、农药、除草剂，不用含有添加剂的饲料提供理论支撑，以增加食品的安全性，也为保护好土地环境、维护好生态平衡带来益处。④党政工作者：这些人群阅读后，能更好地理解健康中国建设的意义，更好地履行其社会责任，更多地为民生工程出力。

总而言之，通过本书的传播，定能为民众带去健康和快乐。同时，衷心祈愿普天下的有缘人从自身实际出发，活学活用养生之道，合道而行，福慧绵长，为美丽中国、健康中国绽放属于自己、属于神州、属于世界的精彩！是为序。

邓一齐

2019 年 5 月 19 日书于江西东乡吉泰堂

2022 年 2 月修改于东乡邓一齐中医诊所

目　录

◆【上篇】《养生论》诠释◆

◆【中篇】《养生论》拾遗 ◆

◆【下篇】长寿耳功及养生保健顺口溜◆

上 篇

《养生论》诠释

导　言

　　上篇十七章。前三章开宗明义，分别论述：①养生保健的概念，起到构建养生保健框架的作用。②探讨天年，弄清人类的自然寿命，为养生保健者建立了奋斗目标。③谈论人生的意义，为追求长寿的人们带去鼓舞和信心。第四章介绍了嵇康的生平及其作品的价值。第五章对嵇康《养生论》这篇传世之作，将文言文译成白话文，以方便大家增深对原文的理解。第六章、第七章通过诠释"导养得理，以尽寿命""世皆不精，故莫能得之"来说明养生保健对健康长寿是行之有效的，并剖析了人们之所以不能达到自然寿命的多种因素。第八章、第九章、第十章分别将"守之以一""神形相亲""养之以和"释为"遵守自然规律""达到阴阳平衡""与机体内外环境和谐相处"作为养生保健的三大法则。之后的章节又将"呼吸吐纳""清虚静泰，绥以五弦""晒以朝阳""润以醴泉""服食养身""蒸以灵芝""慎众险于未兆"作为养生保健的具体措施，逐一进行诠释，在诠释的过程之中，参考了向秀的《难养生论》及嵇康复作的《答难养生论》等文章。故此，本篇比较全面地反映出嵇康的养生思想，使读者能更好地理解嵇康的养生法则以及具体措施。嵇康的这一套养生理论在那个年代是先进的，在时过千余年后的今天，这些理论措施在养生保健个体层面上的运用仍然具有完整性、权威性、可学性。

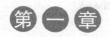

论养生保健

养生本是中医学的术语，保健是西医学的术语。中医论养生从不言及保健二字，西医谈保健也不用养生之称谓，可是现在大家习惯地把养生保健联在一起，这是为什么？

第一节 养生保健的由来

养生保健这一名词是由保健品推销员吆喝出来的。保健食品及器材开发商，根据中西医的养生保健原理开发出了许多的保健食品和器材，在推销产品的过程之中，广大的经销商就使用中西医的医学术语来进行宣传，甚至吆喝，把本属于中医的养生和西医的保健二词混合在一起，讲多了，顺口了，时间长了在群众之中就成了惯用的新词组——养生保健。既然两个单词联系在了一起，大家都能明白其中的含义，也不必去细分是中医的还是西医的了，反正都是为了身体健康，于是就接受了这个事实。本书的内容特点是中西医结合，因此，用养生保健这个词来表示中西医结合也很合适，新兴的中西医结合养生保健学科用它来冠名也很恰当。

第二节 认识养生保健概念的重要性

养生保健作为一个新组的名词，必须赋予其一个新定义。否则，名不正，言不顺。过去，中医对养生的定义多从字面上解释。养生多是指卫生、延生或保养、摄养生命等意思。西医的保健多是指采取主动措施，保障身体健康。保养生命与保障健康无本质上的区别，保养生命必须在保障身体健康的基础之上才能使生命得到很好的保护，保障身体健康的结果，也必然使生命得到很好的保养。如果对养生保健的认识仅停留在这个层面，等于只知道养生保健对身体有好处，不懂得养生保健的核心内容，这样养生保健的指导意义就会大打折扣，就会出现养生保健目标方向不明确，养生保健难以寻找到正确的路径，就会带来如下几点不利影响。

一、盲目性

前述对养生保健这种表面性的释义，不能解决养生保健的主体是谁、理想目标是什么、近期目标如何安排、中心任务是什么、方法路径如何、起止和持续的时间怎样。这一系列问题不能解答，就使得参与养生保健的学习者、实施者，都处于一种盲目的状态。于是，学到哪，算到哪，做多少，算多少，能活多久就活多久。效果如何，天知道！鉴于此，有的人就会产生怀疑：养生保健到底有没有用？不能释怀的人会选择停止养生保健，半途而废。有的人还会因盲目而产生盲从。

二、盲从性

健康长寿是每个人的向往，有了这种向往，人们就会朝这个方向去努力。可是缺乏全面系统的理论引导，就会陷入跟风学样，人家怎么说，就跟着怎样说，人家怎么做，就跟着怎么做，大有"盲人摸象"的味道。有的人说运动能养生，就积极参加各种运动，不辞劳苦，风雨无阻。有的人认为控制饮食有利长寿，则选择辟谷，或不吃食粮，专吃果蔬。有人说坐"太空椅"能保健，就按时按规去坐椅子。有人说吃保健品可以益生，那便不怕高价也要买来吃，吃来吃去，又发现风靡一时的保健品，不久便销声匿迹了。这些保健品，宣传时讲的是男女老幼皆宜，百病可用，还可以益寿延年，可是每个新品种刚出来，都会风靡一时，不久便销声匿迹了。这其中的原因是什么？已经由昙花一现的事实做出了回答。

三、受骗上当

盲人走路，往往需要寻找领路人。养生保健的盲目人群，不需要寻找领路人，自告奋勇的"领路人"还真不少。有人揣摩现代人生活富裕了，保健意识更强了，对生命更重视了。因而，把养生保健事业当作"朝阳"产业来做。各种养生保健知识讲座蜂拥而起，名称各异的健身房、养生馆现身街头，保健器材五花八门，保健食品这拨方唱衰，那拨又登场……这其中不乏不良之人，以营利为目的，以各种骗术为手段，主动联系这些盲从者，对他们进行"苦口婆心"的宣讲，想方设法推销他们的养生保健产品，不惜昧着良心夸大其词，收取高额的费用，使盲从者不但没有收获益寿延年的效果，反而受骗上当，轻则经济受损，重则生命受累。殊不知，养生岂能在养生馆内养成，长生岂能用保健品喝出来。一技一法对养生保健虽然均有裨益，但是怎么能以偏概全？钟爱于一技一法者，冀望长寿难矣！

遗憾的是，能反映养生保健这个新名词本质内容和外延意义的概念目前还找不到。下文就从中医养生、西医保健各自发展的脉络及优劣势来切入、研讨。

第三节　中医养生事业的概况

一、中医养生理论和养生术的发展脉络

中医的养生理论和养生术是中国人民在长期的生产生活、医疗实践过程之中发明创造的。

夏商时期，人们就有了洗手、洗澡等习惯，就有了壶、盂等盛器。这些措施和器材对防止病从口入，祛除皮肤上的分泌物和微生物，保护人居环境，以及促进机体健康都起到了很大的作用，如今人们仍然沿袭应用。

周代 800 年，以德治国，以礼待邦，学术昌明，治理有序，除末期政变之外，700 多年的时间国家是稳定的，人们是幸福的。周朝的养生风气和效果是今人所敬佩的。就拿医学领域内的事情来说，那个时候中医就有了分科，各科有规定的诊治范围。如疾医就是当今的内儿科医生，专门治疗人体各个时期的病证如宵首疾、瘅疾等。疡医就是当今的外科医生，专门诊治疮疡、外伤骨折等病证。食医就是现在的营养医生，专门掌控王室之食谱及调配工作。食医将食物分为"六食""六膳"，并对食物进行有机搭配，如"豕宜稷，犬宜梁"，还提出四季饮食剂型的轮替，如"食剂视春时，羹剂视夏时"，可见当时的食疗养生已经达到非常高的水平。此外，周代还设立了专门管理医生的机构，其官员称医师。每个医生都要向医师报告业绩——治愈患者的多少，考核一年一次，并根据考核的结果"制其食"（确定年薪）。怪不得，孔夫子周游列国，呼吁人们"克己复礼"，恢复周朝的礼制。

先秦时期，有一部著作叫作《房中术》，专门介绍性生活知识，对于今人的优生优育仍然具有指导意义。

《黄帝内经》不是养生的专著，其将更大的篇幅用于介绍医学知识，但是它把摄生的知识放在首篇，以示"上工治未病"和"预防为主"的重要性。这个时期，人们称养生为摄生。有关摄生的知识，散布在该书的《上古天真论》《四气调神大论》《生气通天论》等篇中。唐代的王冰在《黄帝内经》的注序中言，"伏羲、神农、黄帝之书，谓之三坟，言大道也"，意思是说，《黄帝内经》是讲医学的大道理，具有原则性、指导性等特点。因此，《黄帝内经》在养生方面也提出了一系列的原则性条文。如"从阴阳则生，逆之则死"，是阐明遵守自然规律的重要性以及天人合一的理念。又如"精神内守，病安从来""正气存内，邪不可干""阴平阳秘，精神乃治"，这些都是说养神及顾护正气是祛病延年的基本要求。再如"上工治未病"，反映了当时高明的医生必须是防病在先，当今以预防为主的观念也许来源于此。

《黄帝内经》还总结出了人的生长发育的周期规律：女性以 7 年为一个周期，男性以 8 年为一个周期。女子"二七而天癸至，任脉通，太冲脉盛，月事以时下"，男子"七八，肝气衰，筋不能动"。对四季养生，另有规定，如"春三月，此谓发陈，天地俱生，万物以荣，夜卧早起，广步于庭，披发缓形，以使志生，生而勿杀，予而勿夺"，意思是春天的 3 个月之中，是万物复苏、萌发生长的时期，人们应当爱惜万物，对万物给予培植，给予照护，不能索取，不能扼杀。春天的人们适宜早卧早起，多在野外活动，披散头发，无拘无束，全身放松，使经过寒冬困扰的身体得到恢复。文中提出了人体的衰老规律，"五十岁，肝气始衰，肝叶始薄，胆汁始减……百岁，五脏皆虚，神气皆去，形骸独居而终矣"，提出人寿百岁的观点。此论虽与事实有出入，但这些论点为后人养生保健提供了参考。

秦朝宰相吕不韦在《吕氏春秋·尽数》篇中，就把养生称为"尽数"，并指出"非短而续之也，毕其数也，毕数之务，在乎去害"，意思是说：人要活到人类的自然寿命为止，不是延长一点寿命的问题，要达到此目的，关键是如何消除危害人体的各种因素。此外，《吕氏春秋》还指出：生乎于动，动则气流，并用"流水不腐，户枢不蝼"的现象来比喻运动对人体健康的重要性。如今流行的"生命在于运动"可能也来源于此。本书对饮食的要求是，"食能以时，身必无灾"，"饮必小咽，端直无戾"。这些饮食规律仍然被现在的人们所接受和效仿。

华佗根据虎、熊、鹿、猴、鸟五种动物的形态和动态发明了五禽戏，用以健身，现在仍被人们学习和使用。

魏末，嵇康的《养生论》问世，首次提出养生这一名词。嵇康将过去碎片化的理论以及零乱的论述，组织在一起，理出了头绪，并加以发挥，提出了许多新的观点。《养生论》可以说在个体养生层面上是很周到的了，很有权威，至今在中医养生领域还有一席之地。此论一出，同属"竹林七贤"的向秀撰《难养生论》一文，反诘嵇康《养生论》，嵇康复作《答难养生论》进行辩驳。两个文学巨匠之争，引起了大众的关注。因此，养生一词便从此深入人心。现在大家抛弃了摄生、卫生、延生、尽数等旧有名词，基本统一使用养生一词了。

南北朝时期的陶弘景，是著名的医学家、道教学者、养生学家，著有《养性延命录》。本书内容主要是采集前人养生要语，归纳而成，嵇康的《养生论》和向秀的《难养生论》，尽收其中。《养性延命录》还将具有轻身延年功效的"上品药"如朱砂等药材，一起烧炼成丹药，供人服食，以求延年。

到了唐代，养生之词，还未被普遍认可，大医孙思邈的文章里，称养生为摄养。对摄养，孙思邈提出的新观点有，"善养性必知足自慎"，并说"士无畏则简仁义，农无畏则堕稼穑"。他努力实践摄养，同时医德高尚，活了 141 岁。

唐开元间，江南赵氏始传鼻苗种痘之法，预防天花病，为疫苗接种防病开了先河，可谓是世界免疫学的鼻祖。可惜，这种先进的经验未得到发扬，倒是被外国人学去，开发出系列的防病疫苗。

明清是养生的鼎盛时期，但没有多少养生理论和养生术的创新。这时期养生术从宫廷走向民间，从僧道普及到部分平民，养生保健参与的人群得到了扩大。

先民们在具体的养生活动中还发明了用舞蹈来强身健体，创制了各种武术和器材，不但可以用来强身，还可以用来防身御敌。

纵观中医养生的发展史，可以看出上古时期，养生的成绩是辉煌的，人的寿命是很长的。这可以从黄帝的感慨之中而得知。黄帝问岐伯："余闻上古之人，春秋皆度百岁，而动作不衰；今时之人，年半百动作皆衰者，时世异耶？人将失之耶？"此外，稽康在《养生论》中也谈到"夫神仙虽不目见，然记籍所载，前史所传，较而论之，其有必矣"，还特别提到王乔、羡门这些长寿者的名字，这些长寿者距稽康的时代至少也有3000年。春秋战国时期，战争不断，社会动乱，民不聊生，生命尚且无法得到保障，还谈什么养生呢？所以人们对养生的意趣淡化了，人的寿命也远不如上古时期。现在情况又出现了转机，《养生保健的春天来到了》一文会做介绍。

二、中医养生术的优点

中医的养生理论及方法是以古代哲学为基础并结合中医学自身的理论和实践经验而形成的一套养生理论和方法。它的特点如下。

（一）宏大的整体观

中医养生的注意力不在于某个时期、某个阶段、某个脏腑、某个人、某种方法。它把人看成是一个整体，身体内五脏六腑通过经络相连，内脏与人体的表面也存在着表里关系。内脏之间是互为影响的，内脏的问题也可以反映到体表，故可以通过察言观色而发现内脏的异常，还可以通过导引、按摩等外在的手法来保养内在的脏腑。在调治方面，不是某个脏器有问题就治疗某脏器，往往是"虚则补其母，实则泻其子"。如脾虚，不仅应补脾，而是在补脾的同时还补心。中医认为心属火，脾属土，火能生土，心脏是脾脏的母脏，脾虚时添加补心的药效果更佳。又如某个人肝火太盛，肝属木，木生火，心属火，故心为肝之子脏，因此，要泻去肝脏的实火，无论是用药物，或针灸、按摩、导引，都要在清理肝脏时，加用泻心火的药物或方法，才能获得更好的效果。这就体现出中医养生的整体观。除此之外，中医养生还认为人与天地相关联，人的生长变化与天地和自然环境息息相关，与阳光、空气、水、土地、植物、动物、磁场都密不可分，所以在养生保健之中，要顺应自然规律，要保持健康的生态环境，要维护业已形成的生态稳定系统。正所谓"顺天者昌，逆天者亡"。举个例子来说明，月球有盈缺的变化，中医就有"朔不泻，望不补"的治疗方法，但有的人，不懂这些规律，长年累月进补，补个不停，或清火清个不停，故而补不见效，清又清得过度，反使机体变成壅滞或寒凉之体。

（二）科学的方法论

中医养生用唯物辩证法指导实践。它认为人与宇宙都是由元气构成的，所以养生都是围绕着气而展开，如服气养生、顾护正气、调理神气、保养脏腑之气等，此外，还创制摄气、补气、行气、降气、调气等方法来针对不同的气病进行治疗。这些东西不是臆造的，都是客观存在的，是先人们在长期的实践中总结出来的。对待人体的生长变化以及衰老，各种药物的应用都应持一分为二的辩证观去检视，认识到任何事物都有有利的一面，同时又存在不利的一面。正如嵇康《养生论》中所说："凡所食之气，蒸性染身，莫不相应。岂惟蒸之使重而无使轻，害之使暗而无使明。"这样的辩证法贯穿于养生保健中的每件事、每个行动、每个方法之中。这种科学的认识论有利于更好地驾驭事情的发展，也为趋利避害提供了科学的方法论。

（三）取象比类的智慧性

先贤们在科学不够发达的年代，硬是用口尝身试、取象比类等方法，通过长期的临床观察实践，发现了大量中药材，并总结出中药材的性味和功效，在《中药大辞典》中收录了 5767 种中药材，此外，还发明了大量的方剂组合，在《普济方》中记载有 61739 首中药方剂，用来防治各种疾病。这其中就有大量的养生保健的处方和药材，这是很了不起的成绩！说中医药学博大精深是当之无愧的。在取象比类法中，先贤们通过观察外象，分析推理，比较，效果评估，总结出了无数的经验，为后人留下了宝贵的财富。举果蔬品种西瓜、辣椒的例子来说明。医学家们发现西瓜长于夏季，夏季天气炎热，能在盛夏时生长的瓜果，必定是阴盛之物，只有阴盛之物才能抵抗酷暑，于是初步认定西瓜为寒凉之品，再通过食用西瓜，发现其水分多，则更推理其属水属阴，阴能制阳，结果进一步将西瓜定为寒凉性质，寒凉则可清热，水能制火，能补充阴液，阴液足，则下行水道。其功效则定为清热解暑、消渴利尿。辣椒，味道辛辣，吃后口舌刺痛，面红耳赤，挠耳抓腮，汗出口干。这些现象就是阳证、热证的表现，凭直观的现象就可以给它定为味辛辣、性大热，具有发散祛寒、温经通络的作用，省去考究它的生长季节。这就是中医的灵活多变性，有取有舍。

（四）简便易操作

中医养生理论言简意赅，方法措施也是粗线条的。例如，嵇康的《养生论》是个体层面上的养生保健知识，共 1223 字，但是，这是浓缩了的精华，如养生三大原则——守之以一、神形相亲、养之以和，具体措施如恬淡虚无、晒以朝阳、润以醴泉、蒸以灵芝等，字少好记，易操作。这得益于优良的中华文化，可谓一字值千金，要把它的含义理解透，还得花一定的时间学习。

（五）卓越的长寿效果

中医养生术强调天人合一，以固精、保气、藏神为要领，方法上讲求动静结合、三因（因人、因地、因时）制宜、杂合以养，尤其是在抗衰老方面具有独特的功效，其益寿延年的效果是肯定的。举两个病例来证明之。

病例一　一位李姓患者，膝关节退行性病变已经3年，骨质损坏比较严重，西医认为只有做人工膝关节置换术，别无他法，可是此人有心脏病，不宜手术治疗，于是卧床3年，四处寻医，仍不见好，不能下床活动，长期卧床，渐至食欲不振，体重下降，极度衰弱。后来经人介绍来我处治疗，服用"益气补血、补骨增髓"的中药4个月后，肿痛消失，行走如前。这种骨质的病变，西医学认为是不可以逆转的，只有进行关节置换，可是采用中药就会出现意想不到的效果。见封三彩图1、彩图2。

病例二　乐某，女性，患冠心病3年，经冠状动脉造影证实梗阻程度达到50%，尚未达到安装支架的手术指征，便采用西药及中成药等治疗3年无好转。患者经常胸闷，胸痛，呼吸不畅，很是苦恼，后经笔者运用中医活血化瘀法治疗4个月症状便消失了，现生活劳动一切正常。这种血管瘀堵的情况是老年人常见的，西医学认为这是一种退行性、衰老性改变，属于一种自然规律，真正阻塞程度达到70%就得安支架，安了支架还得长期服抗凝血、抗排斥药物。可是，只需要口服中药汤剂，就能解除症状。相比手术治疗，中药治疗具有无痛苦、无创伤、无毒副作用、无须长期服用抗凝药物、无后遗症、少花钱的优势。

以上两个病例可以证实中医药在逆转生理性衰老和病理性衰老中确有显著的效果。这种效果对于患者的康复以及延长人的寿命来说，是不能缺乏和替代的。习近平同志指出："中医药学凝聚着深邃的哲学智慧和中华民族几千年的健康养生理念及其实践经验，是中国古代科学的瑰宝，也是打开中华文明宝库的钥匙。"这句话正确地、科学地概括了中医药学在养生保健工作之中的作用和地位。

三、中医养生术的不足

（一）养生模式单一

概言之，中医养生理论有许多优势，但是侧重于个体养生，忽视了家庭、社会群体在养生保健事业之中的作用，造成了养生个体与家庭成员、社会群体脱节的现象。这种脱离家庭和社会的养生，失却了家庭及社会力量的支持，是不利于养生保健效果的最大限度发挥。

（二）未能与时俱进

随着社会的进步，科技水平的发展，政治理念、经济模式、生产生活方式的不同，人们的生存环境以及疾病谱均发生了巨大的变化。中医原有的养生理论及方法就有很多不适应的地方，需要与时俱进。可是时至今日，中医养生整体处于原始状态，没有现代气息，没有吸收引进先进的科技成果，如交通事故的防范，环境污染的控制，人体生理、病理变化的定位、定性、定量问题，如何将其他学科的发现、发明及时引用到养生保健领域中来，这些问题都必须引起中医养生界的重视。

（三）科学总结不够

中医养生保健缺乏现代的科研手段和方法，没有标准化的评价体系，很少见到数据统计，更谈不上数据分析，所以也总结不出令人信服的成果。

以上几点不足之处，是客观事实，若长此以往，中医的养生保健事业将会失去群众基础，势必走下坡路，前景堪忧！

第四节　西医保健的概况

一、西医保健的发展脉络

西医大约是在清代末年由外国传教士带入中国。中华人民共和国成立后，西医发展迅速，西医药已经从学习、仿制阶段发展为自成体系。在我国，西医已经变成了卫生系统的主流，科研也达到了很高的水平，有的方面已经跻身于世界前列。我国生产的医疗器材还可出口，西药生产总量惊人。但西医的保健专著问世也是近几年的事情。在国家提出"人人享有初级卫生保健"的口号之后，相继建立了社区卫生服务站，为适应社区全科医生的职责需求，编写出了《保健学基础》一书。在此之前，西医保健没有形成专门的学科。"保健知识"是中华人民共和国成立之后，为了保护妇女、儿童的合法权益，卫生部门在全国县及以上单位成立妇幼保健院的前提下提出的。刚开展工作时，卫生保健主要是针对女性四期（经期、孕期、产褥期、更年期）进行保健知识的宣传教育工作，同时，对儿童生长发育状况进行健康监测。其他的保健知识散布在营养卫生、劳动卫生、精神卫生、预防医学、医学心理学、社会行为学等书籍之中，没有形成专门的学科，更谈不上系统的理论。

西医对保健的认识是随着医学模式的改变而发展的。18世纪，显微镜诞生了，医学实验随之出现，在显微镜的帮助下发现了不少病原微生物，如结核杆菌、疟原虫等，紧接着发明了抗生素，治愈了不少感染性疾病。一时间，预防接种、灭菌杀虫等措施陆续推广。人们普遍认为，疾病的致病因素就是病原微生物，于是寻找更多的病原微生物、发明更多的抗生素成为主要潮流。这种对疾病的认识论及诊疗措施的倾向性，医学上定为医学模式。这个时期以生物致病、以针对杀灭病原微生物为主的医疗取向，就形成了一种医学模式，大家称之为生物医学模式。在这种医学模式的指引下，针对病原体以及免疫机制，我国成功研制出了许多疫苗，并通过群体接种疫苗，消灭了天花、霍乱、鼠疫等烈性传染病，麻疹、百日咳、小儿麻痹症、新生儿破伤风、疟疾、结核病、血吸虫病、白喉、乙型脑炎、流行性脑脊髓膜炎、地方性甲状腺肿、克山病、乙型肝炎、丝虫病等疾病的发病率显著降低，通过对这些疾病的有效预防以及对地方病的普查普治，"麻子""瘌子""拐子""呆子"少了，改变了过去那种"千村薜荔人遗矢，万户萧疏鬼唱歌"的凄惨场景，提高了人均寿命期，摘掉了"东亚病夫"的帽子。保健方面则主要是消毒灭菌，以如何防止病原微生物侵入为主题，饮用水的消毒、环境消毒、皮肤消毒等措施相继问世。随着时间的推移，人们又发现许多疾病与人体的营养素缺乏有关。如维生素 A 缺乏就会出现角膜干燥症、夜盲症，维生素 D 缺乏就会得软骨病等。这时，医务工作者开始质疑"生物医学模式"的不完整性。进入 20 世纪，医生们发现传染病的发病率下降了，而心脑血管疾病、恶性肿瘤、精神分裂症、交通事故，以及因水、空气、土壤等环境污染所致的疾病多起来了。这些疾病的病因已经不再是单纯的生物因素，而与社会环境、竞争压力、个人生活行为方式等因素有关。因而，医学模式遂由"生物医学模式"转变为"生物－心理－社会医学模式"。这种医学模式的转变，赋予了保健工作许多新的任务，心理咨询服务、心理调理、社会帮教、医疗保障等工作内容列入了保健的工作范围。总而言之，西医学的发展，为减少传染病的发生，增进人民的身体健康做出了巨大的贡献。

二、西医保健的优点

（一）微观，针对性强

西医学对人体的结构、功能的变化研究得很深入。生理生化的变化小到分子、原子水平。形态结构可达纳米、埃的量级。食物的营养成分也可被许多先进的检测设备检测，各种食物的营养成分都可以在含量表中列出。农药残留可以用试纸快速检测出来，为预防残留农药中毒提供了可能。健康体检可以发现不少缺乏自觉症状的疾病，做到了早诊断、早治疗，提高了治愈率。许多新科技的运用，如内窥镜、彩超、CT、MRI、血液检验、基因检测，结果准确而可被量化。这些都为人们防病、治病带来了极大的便利。例如，基因检测可以发现胎儿基因的病变，这对提高胎儿的健康比率以及提高人口质量都具有非常重要的作用。

（二）注重群体，保健效果好

西医作为医药卫生工作的主力军，备受政府部门的重视。防疫工作也有专门的机构负责。疾控中心担负着辖区内地方病、传染病的流行病学调查以及疾病的预防和控制任务。所以西医保健工作的对象是群体，面广，工作量大，对社会的影响力更为广泛，此外，预防接种工作已经纳入程序化、规范化。对突发公共卫生事件，政府会出面组织社会各方面的力量，大家动手，群防群控，声势大，奏效快，效果好。

（三）科学性强，信誉度高

西医保健的一系列措施都是按照国际惯例或国家标准进行的。临床应用前要经过科学实验和专家认证，有一套完整的研究开发程序，还有完备的监督管理机制。所以，每推出一种新疫苗或新的保健措施都会对其有效性、安全性进行论证，反复实验，严格监管，实行准许制度，确保安全、有效，对不良反应都会事先告知。所以，它具有科学性、合理性，在群众中享有较高的信誉。

（四）主动干预性强

近几十年来，西医保健的主要方式是采取主动干预措施，即在疾病未发生的时期，就进行主动干预，实施人工免疫等措施，产生被动免疫力，达到防止疾病发生的目的。这种防控疾病的效果已经被大量的事实所证明并取得了良好的成绩。

概言之，西医的保健理论及方法和效果具有科学性、量化性、高效性等优势，它担负了养生保健事业社会层面中的大部分工作。

三、西医保健的不足

（一）保健缺乏辩证观

西医保健系统理论不够成熟，对个人层面的保健研究还不够，提得较多的是保护牙齿、保护视力、注意个人卫生、吃熟食等卫生常识，还有加强体育锻炼、增强体质等，近20年来主要是宣传推广世界卫生组织提出的健康四大基石——合理膳食、适量运动、戒烟限酒、心理平衡。在整个保健措施方面，西医保健理论缺乏辩证观，没有个性化，没有因人、因时、因地不同而有所调整。因此就会出现"走路是世界上最好的运动"的偏见，还有"喝牛奶补钙，一天一杯（500mL）从出生吃到死为止"的机械吃法。但痰湿体质之人若每天喝牛奶，不但看不见效果，反而可能受害。

（二）保健内容不完备

西医保健只注重形体方面的锻炼，忽视神的保养；侧重身高、体重、体力的监测，认为强壮的体格就是健康；只知道运动可以提高人体体质，不知道静态也可以调神。西医对神的存在抱否定的态度，因为神是现有检测设备无法发现的东西，发现不了就不承认，这就是西方文化的不足。中医养生强调"神形相亲"，而西方文化不能理解，也不会运用。例如，美国有一个科研团队经过 2 年时间观察、研究太极拳的保健效果，得出这样的结论：太极拳对健身有好处，体现在不需要运动器材，可以节约开支，这种运动可以增加人的柔性。如果按照这个标准，那么就是伸伸手、弯弯腰、走走路也可以达到不需要健身器材、增加人的柔性的效果，岂不是将太极拳与简单的体操及走路等同了。这样的研究结果，中国的太极拳师们是不会接受的，因为美国人把太极拳的韵味给研究没了。太极拳的韵味是什么呢？是：全身放松，意守丹田，呼吸深匀，吸合呼开，含胸拔背，沉肩坠肘，松胯放腰，眼随手转，点起点落，虚实分明，柔和缠绕，刚柔相济，动作连贯，劲力完整，外动于形，内动于气；根于脚，发于腿，轴于腰，形于手。太极拳是既调神又练形的复合运动，是以调整阴阳平衡为目的的高雅运动。

另外，西医保健忽视了意识方面的内容，忽略了道德品质、操行、遵纪守法与健康长寿的关系。试问，一个人不遵纪守法，触犯了法律，受到法律的惩罚，轻则收监服刑，重则剥夺生命，这势必影响到人的健康长寿。若不采取预防在先，出事后再谈养生保健不亦晚乎！完备的养生保健知识就应该包括事先的预防犯罪才是。

还有食物对身体的作用，只讲营养成分及需要量，不讲食物的属性，这也是不完整的。如冬天吃西瓜，吃的量和夏天一样多，人就受不了，有的人会出现腹胀，甚至腹痛、腹泻。这种结果是西瓜营养过多而导致的吗？如果说是营养过剩，为什么夏季就没事呢？西医就解释不通了。可是中医根据阴阳理论及西瓜的属性来解释，就很好理解了。因为冬天寒气盛属阴，西瓜性凉也属阴，以阴制阴，阴气必盛，损于胃阳，必腹胀；寒气凝，凝则不通，不通则痛，故腹痛；寒性趋下则腹泻。由此看来，食物光讲营养成分是不够全面的，还要讲它的寒热温凉四性、升降浮沉四气。

（三）过于微观，不易操作

西医讲科学用数据说话，指标量化，要求出入平衡，理论上讲很合理，无可挑剔，但是实际应用起来，就难以操作了，而且效果不一定很好。就拿饮食来说，要做到定物、定时、定量搭配进食，实际生活中很难做到。理由有三：一是人体所需要的各种物质，尤其是一些微量元素，有的到现在还没有彻底搞清楚，如果规定了食谱，食物缺乏多样性，容易造成某些必需物质的缺乏；二是人体的变量因素很多，如精神状态、劳动强度、气候变化都会影响需求量，因此营养物质的需求量因时、因地、因人都不尽相同，统一的标准难以适应所有的人，容易出现过剩和不足两种情况；三是食物的品种有千百种，如果只在几十种或上百种常用的食品中选择，会造成食谱变窄，食物的供应链出现失调，生态平衡也会受到影响。就拿平衡饮食这个例子来说吧，理论上讲，首先是根据一个人一天的生理需要量，计算出一天所消耗的物质量，再根据这个消耗量给予补充，这就是达到了平衡饮食。这些补充的物质从哪里找呢？就是从我们平常食用的部分食品中寻找，制定出一天应当进多少毫升水，吃多少克食盐，摄入多少油脂，补充多少钙、维生素，补充多少卡路里热量、多少蛋白质，确定量之后，就根据现有的食品营养成分含量，进行计数，再拟出食谱，规定一天吃多少肉类、多少鸡蛋、多少米饭、多少克盐、多少牛奶、多少水果、多少水。从表面上看，这个方案很全面，很科学，但仔细分析一下就可以发现这个方案存在深层次的问题，顾此失彼。就拿大家熟悉的补钙来说吧，现在已经知道一天所需要的钙，专家推荐每天吃一袋（约 300mL）牛奶，就刚好补充平常食物中含量不足的钙。牛奶喝了，量也足够，有的老人仍然是骨质疏松，这是什么原因呢？要知道人体内钙与磷还有个比例的问题，你只注意补钙，不补磷，就会导致钙磷比例失调。另外，钙在人体内的吸收、转运、结合，还需要维生素 D 以及甲状旁腺分泌的激素参与，这样才能够很好地吸收，吸收后还需要与体内的某些蛋白质结合，才能把游离的钙离子变成为机体所能利用的结合钙。因此，我们平常理解的多吃就能多吸收、多吸收就能多利用是片面的。所以说，西医的理论有其客观实在的一面，但也容易忽视人体的自身调节功能，如肾脏对钠、钾、钙、氯等离子"多则排，少则保"的功能。需要指出：片面的观点、机械的做法，也是另一种形式的唯心论。

第五节　中医养生与西医保健相结合

通过以上比较，可以发现中医的养生和西医的保健各有各的优点，各自也存在缺点，而且，一方的优点刚好是另一方的缺点，其优劣势比较详见表 1 。如果把两者结合起来，取长补短，这样就弘扬了优点，克服了缺点，达到了完美。这种完美是人类养生保健事业的期望所在！遗憾的是，这样好的事情目前还未能实现，中西医还在单打独斗。两者要不要结合？能不能结合？关注、研究这些问题的人太少了。为了加深大家对中西医结合必要性的理解，举牙齿养护的例子来说明。爱护牙齿是每个人基本的保健内容，在这一点上中西医是有共识的。西医保护牙齿的措施，就是刷牙。通过刷牙消除留存在牙齿周围的食物残渣，防止这些残渣腐蚀牙质，另外，还可以防止细菌滋生引起感染。刷牙的工具、方法、牙膏的品种，是很讲究的。刷牙的效果还可以采用菌斑试纸来检测菌落的多少。这些做法说明西医只注意局部的牙齿，论齿护齿。而中医则不同，中医注意局部牙齿的情况，古代人就用骨针或竹针，来清洁牙缝，清除食物残渣，以保牙齿的清洁。同时，中医还把牙齿纳入全身整体中来考量，认为齿为"骨之余"，内连着肾，受气血的濡养和神的支配。因此，在保持牙齿清洁的基础之上，还制定出保牙健齿的其他方法。如为牙齿的坚固而采用补肾精、益肾气的做法；主张情志的调养、性欲的节制，达到五志安定不生内火，固精保肾以健齿；此外，还注意到牙齿运动对健骨固齿有作用，提出叩牙健齿的方法。牙龈为阳明胃经络属，若胃火上炎可以出现牙痛。有的医生就用竹叶石膏汤清降胃火，达到治愈神经性牙痛的效果。中医从肾、胃、气、血、精等角度来调治牙齿，对于西医来说这样的理论是难以理解和接受的，可是现实之中的牙齿松动、神经性牙痛用这些方法调治就能起到很好的防治效果。所以，中医的整体观念在某些方面是可以弥补西医只偏重局部而忽视整体的不足。

表 1　中西医养生保健优劣势比较表

比较点	整体观	对象层面			不同人群	创新性	不同年龄阶段	主动干预性	与道德关联性	三因制宜	效果	
		个体	家庭	社会							个体增寿	人均寿命增长
中医	+	+	-	-	-	-	-	-	+	+	+	-
西医	-	-	-	+	+	+	-	+	-	-	-	+

注：+ 表示优势；- 表示劣势。

　　中西医结合在医学领域里已经倡导了几十年，但因为这两种医学从基础理论到科研方法手段、评价标准都大相径庭，难以统一认识、统一标准，很难凑合在一起。今天把中西医结合移植到养生保健领域，笔者估计是可行的。一是中西医结合可以集两者之长，兼收并蓄，互不排斥。二是养生保健以预防疾病、祛病延年为主，中西医结合的范围要少些，容易结合，纵使有的提法，如中医不认可西医的"亚健康"理论，对食物只讲营养成分、不讲属性有异议，西医也难以接受中医的"气""神""阴阳""五行"等理论，但这些不碍事，可以通过说理的方法去沟通，以达成共识。

第六节　养生保健的倡议定义及解释

一、定义

　　定义不是个人说了算，要得到多数专家学者的赞同。因此只能提出倡议，请同行专家学者指正。

　　养生保健倡议的定义为：养生保健是一项以个体为基础，全社会共同参与的，取中西医之长，以预防疾病的发生为中心，以享尽天年为目的，且贯穿于生命全过程的干预措施，是主动调理机体功能状态以及改造生活环境的系统工程。

二、目标

养生保健的最终目标是享尽天年。天年指人类生命的自然寿期，具体的数据见《话天年》。

养生保健目标的三个层级如下。

初级目标：生存的目标。

中级目标：长寿的目标，活过 100 岁。

高级目标：享尽天年。

这三个养生保健的目标，它的关系是递进的，没有初级就没有中级，没有中级就没有高级。把养生保健的目标定为享尽天年，这是人类追求的理想目标，也是养生保健的终极目标，更是通过全人类的共同努力终将实现的目标。但是，目前对养生保健的制约因素太多，现实条件只允许人们追求长寿目标。

三、中心任务

养生保健的中心任务是预防疾病。

这个观点是建立在人生的三种状态之上而言的。人的一生，身体状态分为三种，即健康状态、疾病状态、死亡状态。疾病状态是居于中间的状态，它可以双向转变。在有利的条件之下，可以由疾病状态转变为健康状态；在不利的条件作用之下，它也可以向死亡状态转变。养生保健工作就是要从疾病状态这个中间环节着手，采取各种主动干预措施去预防疾病或减少疾病的发生，使机体长期保持健康状态，或者说，如果患了疾病，应如何增强体质，提高免疫力，治疗疾病，促使疾病痊愈，恢复到健康状态，这样就防止了疾病的发生或阻止了疾病的发展，使人体长期保持在健康状态，死亡的状态就不会到来。人们就可以长期生活在健康的状态之中，就能享尽天年了。

四、养生保健的主体

养生保健的主体由个体的人、家庭和其他社会组织三个方面组成。人们的祖先，强调的是个体的养生。因为那个时代，生产力落后，科学不够发达，现代工业还没有出现，自然环境较好，家庭矛盾也没有像今天这样复杂，所以养生对家庭和社会的依赖性没有现在这样重要，在那个年代注重个体养生还行。如今，现代工业高速发展，交通发达，自然资源利用率极高，社会化生产已具规模，化学合成品种数以万计，环境污染已经相当严重，社会竞争、生活压力、噪声危害等致病因素都摆在人们的面前，而这些问题都是养生保健的大敌。如何来解决这些社会问题呢？

依靠个体的力量是无法解决的。个体在这样的环境里养生保健，不管你个人做得如何好，也是徒劳而低效的！只有全社会的参与，群策群力，才能改变这种不利的环境。另外，人与社会的关系也发生了很大的变化，人与人之间的接触多了，个人对社会的依赖度增加了，社会环境决定了个人的养生保健必须与家庭、社会相结合才能获得成功。

五、实现目标的依靠——取中西医之长

取中西医之长的先决条件是正确认识中西医在养生保健工作中的优劣势，明白中西医结合后才能优势互补，提高人的生命预期，接着把中西医对养生保健最先进的理论、最有效的方法措施运用到养生保健工作之中来，这样才能取得最佳的效果。

六、养生保健的时间段

养生保健应该贯穿生命的全过程。这是因为人的生命是一个连续的过程，没有一天哪来的一个月，没有一个月哪来的一岁，没有一岁哪来的长寿。因此，养生保健的时段必须定位于生命的全过程。有的专家提出全过程的起始时间是从人的出生开始到人的生命结束为止。但笔者认为生命的全过程应当从生命的预制期（准备孕育前半年）开始至人的生命结束为止。为什么这样讲呢？因为，有许多遗传性疾病、先天性疾病都与父母的遗传基因，以及母亲妊娠时的健康状况有关。这些疾病发生在子代身上，有的是生理缺陷，有的是胎死腹中，有的是出生后立即发病，有的可以潜伏 40 ~ 50 年。其中，大部分遗传性疾病是难以治愈的。这些疾病严重地影响了人们的身体健康，影响了人口质量，也降低了社会人均寿命值。因此，养生保健应从夫妻择偶婚配时就采取干预措施，在房事前、房事中就讲求优生，在母体妊娠时就注重优育，这样种子就棒，胚胎就好，产出的胎儿就健康。这是人生的基础，这个环节非常重要！全过程的末端是指生命的结束之时，这个结束必须经医生确定为临床死亡。有的人认为自己已经八九十岁了，已经达到了高寿年龄，觉得差不多寿限到了，很多亲属也赞成这种说法。于是，高龄人生病以后，或治疗效果不好时，往往会出现主动放弃治疗或抢救的现象。其实，从严格意义上讲，这种情况还是属于"早死"，没有达到寿终正寝。因此，不能认为寿命就应是百岁之内，有病不治、危重病不抢救的做法都是错误的！

安乐死是残忍的。表面上看，安乐死似乎是讲人道，是给患者以尊严，其实，这是罪过！今天对这种疾病无法治疗，不能说明天就不能治愈。你这个医生或你这所医院不能治愈，不能说明别的医生、别的医院也治不好。如果滥用安乐死，会削弱医生对危重患者抢救的积极性，在某种程度上讲还会阻碍医学科学的发展。

七、养生保健的实施手段

养生保健实施过程就是采取主动的干预措施，来达到益寿延年的目标。主动干预措施包括主动调整机体功能状态和改造环境两个部分。

主动调理机体功能状态包括：调整自身的心理状态，达到神形相亲，表里俱济；养成良好的生活习惯、卫生习惯，做到饮食起居正常，劳逸结合，防止病从口入；提高适应自然环境和社会环境的能力，与自然、社会和谐相处，如嵇康所言"任自然以托身，并天地而不朽"。

改造环境包括改造家庭环境和改造社会自然环境两个方面。改造家庭环境要求家庭成员共同营造宜居、宜教、宜生、宜乐的家庭环境。改造社会自然环境是要动员全社会的力量改造自然，保护环境，维护生态平衡，建立良好的社会生活、工作、治安秩序，提供良好的教育、卫生服务，照顾好老、弱、病、残弱势群体，避免战争的发生，使社会安定，物质富裕，精神文明。

八、养生保健工作的范畴

养生保健工作是一项社会系统工程。它涉及社会之中的各个人、各个方面、各个行业、各级组织、各个国家，不但需要社会个体的积极主动参与，又需要全社会的共同努力。任何一个人、一个部门、一个国家都难以独立完成这项巨大的系统工程，如气候变化、环境污染、全球抗疫等问题就需要世界各国的通力合作。所以，人们要有这样的眼光，要把个人的养生保健工作纳入社会系统工程的大视野之中，只有人类社会共同进步，才能实现人类享尽天年的目标。

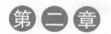

话天年

第一节　何谓天年

"享尽天年"是作为养生保健的终极目标被提出的。但是，何谓天年呢？天年在词典中有三种解释：一是指自然寿数；二是指年成；三是指时期、时代。在养生保健范畴内，天年是指人类在保持身体各器官都在健康状态下的自然寿命。换句话说，就是自然人应该享有的寿命期限。

天年的期限究竟是多少？至今缺乏统一的标准，众说纷纭。这是一个久而未决的问题，也是困惑养生保健人的问题，还是一个相当难以解决的问题。

第二节　讨论天年的意义

讨论"天年"这个话题，中心的内容是明确人类自然寿命的期限。自然寿命的期限对于养生保健人来说非常重要，它关系到养生保健人的奋斗目标和养生保健效果的评价，具体说来有以下四点实际意义。

一、明确奋斗目标

有了天年期限，就能明确养生保健的奋斗目标以及建立养生保健的效果评定参数。如果大家认同稽康的天年期限，就会知道现在的人平均寿命七八十岁，距离天年寿数还相差很远，纵使有的人活到百余岁，也还只是活到人类应有寿命的四分之一，离天年寿数的差距还大得很。欲达到天年，人类还有大量的事情要做，要为此付出更大更多的精力、财力、人力、物力、智慧和勇气。必须指出：要实现这个终极目标，是要穷尽人类智慧的事业。因此，人们只能分步走，先倡导益寿延年，不断提高人均寿命期望值，最终达到享尽天年。另外，确定了天年期限，人们可以用这个指标来评价养生保健事业的效果如何，制定出相应的标准或阶段目标，以便发现问题和解决问题。

二、树立长寿的信心

有了天年期限，尤其是天年期限值远远高于人们现在的实际寿命值时，人们便会对争取长寿树立坚定的信心；可以使人们大开眼界，从此不再会被世俗偏见制约或放弃挽救生命的机会和为之所尽的一切努力。所谓的世俗偏见，是指没有把对天年的理解放在全人类的角度以及作为终极目标来考量，而是根据不同的国家、不同的地区、不同的年代，以当地多数人的寿命加权得出各个不同的天年期限。如江西省抚州市，就认定 60 岁以上为老年人，70 岁以上就是古来稀人，80 岁以上就算高寿了，到了 100 岁似乎已经达到天年了。所以，很多老年人生病之后选择放弃医疗。笔者曾遇见一位 86 岁的老人，平时很健康，喂猪，下地干农活，食寐都好，视力、听觉也不错，还可以挑百十来斤的农产品到 5km 之外的市场去交易。有一次坐摩托车被摔下，导致腹腔内出血，医生建议做手术，他及他的儿子都不同意。老人说："这么大的年龄，还活在世上干什么，不要给后代增加麻烦了。"儿子亦说："这么大的年纪，做手术有风险，开了一刀，弄不好还没有一个全尸。"医生也没有办法，患者及亲属选择了自动出院。回家后 2 天，老人便离开了人世。像这种情况而选择放弃，直至死亡，真是可惜呀！设若他及他的儿子都知道人的寿命在现实的情形之下也是可以活到百余岁的，还会做出不治不救的决定吗？因世俗偏见而枉死的人真不少。值得社会重视。

三、确定天年是交给科技战线的重大任务

尽管天年期限的确定是项艰巨的任务，给科技界、医学界提出了个大难题，可是这项任务意义重大，涉及世界上所有人的切身利益。它的社会价值、科研价值都是巨大的，是一个不亚于火星探索的系统工程。揭示这一规律，不但有利于人类的健康长寿事业，也有助于科学技术的自身发展。

四、推动世界的团结和进步

天年期限如若能和嵇康所预言的在几百年至千余年，全世界的人都会感到人类生命期限原来如此漫长，人们现在所享有的寿命期限太短了。之所以不能享尽天年，人类还是会反省自身，认识到是人类自残了自己。要珍惜生命，要健康长寿，全世界的人民就必须团结起来，保护好生态系统，维护好生态平衡，消除贫困，发展科技，避免战争，共同构建人类命运共同体，每个国家、每个人都要为维护地球村的生存环境、社会秩序，自由、民主地发挥组织协调作用，奉献个人的才智。到那时，人类的寿命会显著延长，整个世界也将会发生翻天覆地的变化，人类的社会文明、物质文明将进入崭新的阶段。

第三节　推测天年期限的几种学说

天年期限的问题，一直被人们所关心和探讨。由于这个问题本身的复杂性，理论与现实差距太大，仁者见仁，智者见智，众说纷纭，至今还没有科学的、权威的答案。很多生物学家和医学家，对天年的期限做了很多推测，归纳起来，主要有如下几种不同的学说。

一、百岁说

如《素问·上古天真论》："尽终其天年，度百岁乃去。"这句话的意思就是度过了一百岁，就算享尽了天年。在《灵枢·天年》言："四十岁，五脏六腑、十二经脉皆大盛以平定，腠理始疏，荣华颓落，发颇斑白，平盛不摇，故好坐。五十岁，肝气始衰，肝叶始薄，胆汁始减，目始不明。六十岁，心气始衰，苦忧悲，血气懈惰，故好卧。七十岁，脾气虚，皮肤枯。八十岁，肺气衰，魄离，故言善误。九十岁，肾气焦，四脏经脉空虚。百岁，五脏皆虚，神气皆去，形骸独居而终矣。"这就是说，人到四十岁就开始腠理疏松，功能减退，至百岁时五脏皆虚衰而寿终。中医经典就是把天年期限定位于一百岁，民间也流行百岁为最高寿，故用"百岁已满"来形容寿终正寝，或用"百年之后"作为委婉之词来劝慰别人安排死后之事，立好遗嘱。

二、一百二十岁说

有的典籍认为人的最高寿命在百岁到百二十岁之间。如《尚书·洪范》曰："寿，百二十岁也。"此外，老子、王冰也都认为天年为 120 岁。全国高等中医药院校规划教材《中医养生学》中，是这样论述天年的："所谓'天年'，即自然寿数，也就是人在完全理想的生存状态下，精气不受任何额外损耗和扰动时，生命自然延续所获得到的寿命。古人认为'上寿百二十，中寿百，下寿八十'，就是说，人的寿限可以活到 120 岁，这与现代研究人的寿命为 110～150 岁大致不差。"这种观点，天年寿限还是倾向于 120 岁之说的。

三、数百岁至千余岁说

嵇康把人类天年期限定在数百年至千余岁之间。他在《养生论》中这样说道："至于导养得理，以尽性命，上获千余岁，下可数百年，可有之耳。"嵇康认为当时社会上盛行的有关天年寿数的两种说法（一种说法是人可以长生不老；另一说法是最长为 120 岁）都不符合客观情理。他既不赞成人可以长生不老，也不同意只有 120 岁的期限。他说道：神仙，我虽然没有亲眼看到过，但是《史记·秦始皇本纪》《列仙传》中都有记载，神仙的存在是肯定的，但不是通过长期的努力修炼就能够成为的。对于典籍中的"神仙"是否真实存在，将留给后人考证，笔者权当嵇康是尊重史料、相信传闻的人。但是，他还是亮出了自己的观点，认为普通的人如果懂得养生的方法，并能长期践行，就能享尽生命应有的时限，上等的可以活到千余岁，下等的大约几百年，这样的情况是一定有的。接着他面对现实，指出时下的人，都未能达到天年的寿命，其原因是世人都不精通和躬行养生之道而造成的。

第四节　笔者的天年期限观

天年的期限不是指人类某个时代、在某种条件下、某一群人的寿限，更不是以多数人实际享有的寿命期限来人为地定个标准的。这是个生命科学的问题，是一个目前还没有被完全认识清楚的问题。所以说，讨论这个话题，目前只是应用推理的办法，来进行预测，要得到科学的认证，还有待时日。但是，有一点是可以肯定的，那就是全世界古往今来，其中最长寿命获得者的年龄，都可以作为人类天年寿数的最低参考值，人类实有的天年期限还会高于这个数值。

嵇康提出天年寿数应当有几百年至千余年，当下人们是难以接受的，因为现实生活之中大家都没有遇到过活几百岁的人，难免持怀疑的态度。但是，随着科技水平的提高，这个目标是一定能够实现的。

笔者完全赞同嵇康的说法，其理由有三个。

其一，嵇康在《养生论》中共提出了两个预言：一个是天年期限，另一个是粮食亩产量。这两个预言，他都是在哲学思想的指导下，对历史资料进行分析研究、科学推理而得出的预言。粮食亩产量的预言已经得到证实。但是，证实这个预言，人类花了将近 1700 多年。嵇康在公元 260 年左右就写道："夫田种者，一亩十斛，谓之良田，此天下之通称也。不知区种可百余斛。田、种一也，至于树养不同，则功效相悬。"汉代的一斛就是 10kg，当时农民种地粮食亩产收成只有 100kg，就认为是高产良田，这是大家公认的事实。可是嵇康却认为土地相同，管理相同，只要改变耕作的方法和使用良种，收成可就不一样了。1700 多年来，粮食亩产量增加并不显著，到解放初期我国亩产也只有 200kg 左右。因此，嵇康的这个预言饱受无数人的唾骂，都认为他的说法脱离了实际，凭空捏造，妄言臆断。可是，就在最近 30年，粮食亩产量发生了奇迹般的变化。中国的杂交水稻制种专家袁隆平院士及其团队把嵇康的这个预言变成了现实，杂交水稻亩产量突破了 1000kg。至此，人们才敬佩嵇康的远见卓识。而另一个天年期限的预言，仍然处于尘封的状态。有人相信，有人怀疑，有人唾骂。

其二，历史资料可供参考。如《中国名人大辞典》记载：昭慧，男，公元 526年生，816 年卒，终年 290 岁。彭祖这位被国人奉为神仙的人物，活了 700 多岁。又据清代乾隆十三年福建省《永泰县志》记载，永泰山区汤泉村（今永泰县梧桐乡汤埕村）有个老人叫陈俊，他生于唐广明二年（公元881年），死于元泰定元年（公元1324年），享年443岁。陈俊为人正直，乐为乡里做好事，人们都敬重他。到了晚年，他无法自食其力，子孙无有存者，乡人轮流供养。后来，老人年岁不断增高，肌体逐渐收缩，身躯愈来愈小，"形如小孩"，行动十分不便，乡邻用竹麻编制一特大菜篮，装着老人，由供养人轮流抬着进家供养。因此，陈俊又被称为"菜篮公"。据《祝你健康》书中介绍，英国农民托马斯·佩普一生经历了9个英国女王，活了152岁，当他被宫廷召到伦敦后，据说死于饮食过度。著名的解剖学家加弗曾经解剖了他的尸体，发现他的肢体和器官竟没有衰老的现象。这个例子证明了人的组织器官在152岁之前仍然可以处于健康状态。这个例子罕见之处在于，对一个152岁的尸体进行了现代解剖，截至目前，这是历史上的第一次。以上列举的长寿老人，比起神仙式的人物，可信度更高，有了这些例证，足以说明嵇康的论点不是凭空捏造、妄言臆断的。

其三，科学家们的推理以及利用现代手段研究发现天年的寿期接近嵇康的预言。古希腊学者亚里士多德曾说过："动物凡是生长期长的，寿命也长。"科学家蒲丰提出了一种"寿命系数"，认为动物，特别是哺乳动物的寿命应为其生长期的5～7倍。如犬的生长期为2年，其寿命为10～15年；马生长期为5年，其寿命应当是20～30年；象的生长期为25年，寿命约为150年；人的生长期约25年，寿命当是125～175岁。另有学者认为，哺乳动物的最高寿命相当于它们性成熟期的8～10倍，人类性成熟期按14～15年计算，则寿限应是110～150岁。还有人提道：有些科学家设想，人的机体足够使用200年而不致损坏。苏联学者苏哈列勃斯基甚至认为人也许能活400岁。2009年7月，《江南都市报》登载消息，介绍俄罗斯一位学者通过DNA分析研究，认为人类的寿命应在400年以上。

笔者在这里设想了一幅图景，目前克隆技术诞生了，动物羊已经克隆出来了。人的克隆虽然受到伦理及法律的约束暂时不能进行。但是，有一天，当某个人的某个脏器坏了，就可以预先克隆出一个器官来进行置换，像汽车换零件那样，坏的丢去，换个新的，以这种方式来修复机体，既解决了排斥反应，又没有药物的副作用，这该多好！还愁活不到天年吗？

综上所述，人类对于自身的天年寿数进行了长期的观察和不懈的研究，因而有了上述的记载和成果，尤其是著名的解剖学家加弗解剖了英国农民托马斯·佩普的尸体，发现他的肢体和器官竟没有衰老的现象。这个例子证明了人的组织器官在152岁之前仍然可以处于健康状态。因此，西医学把人的衰老分为生理性衰老和病理性衰老两种情况。对于生理性衰老，西医学至今未能提出体内各个脏器具体的衰老时间和顺序，而病理性衰老是人们普遍易于接受的理论。在人体的衰老进程中，病理性衰老既是主要的原因，又是造成人们寿命缩短的元凶。因而，养生保健的关键点是预防病理性衰老，也就是要积极预防疾病的发生，只有这样才能保持身体健康，才能得以益寿延年。换句话说：养生保健工作的重点和难点就在于如何防治病理性衰老。

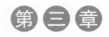

长寿的意义

第一节　长寿的概念

"长寿"与"天年"是有区别的。"长寿"是指个体生命高于当时社会的平均寿命值。具体的寿命值随着时代不同，国别不同而有不同的标准。追求长寿是养生保健的近期目标，可视为通往"享尽天年"路途上的驿站。而"天年"则是人类生命所应有的寿命数，达到天年寿命是养生保健的终极目标。

对于个体寿龄达到多少值为长寿？中国古典书中记载"人生七十岁古来稀"，可以发现过去的人主张达到 70 岁，就是长寿者。《中医养生学》将寿夭定义为："寿"指人的年龄超过 80 岁，"夭"指人的年龄不足 60 岁。这个说法等于是将寿命没有达到 60 岁者定义为早死，而活到 80 岁的人才是达到寿命的及格线。2012 年，世界卫生组织用彩色编码地图，标记出全球 222 个国家人口平均寿命的情况。在这些国家之中，中国人的平均寿命为 74.84 岁，排在第 96 位。日本、加拿大以及英国等国家平均年龄都超过了 80 岁。摩纳哥，居民较富裕，享有公立医疗服务的程度较高，其人口平均寿命为全球最高，达到 86.68 岁。平均寿命最低的国家为非洲的乍得，仅为 48.69 岁。这个平均寿命数是 2012 年的水平。目前，全球人均寿命均有逐年上升的趋势。据我国官方消息，2019 年中国人均寿命为 77.3 岁，比较 2012 年的 74.84 岁，7 年时间增长了 2.46 岁。笔者认为，凭借当今的综合国力、科技水平及医疗能力，到 21 世纪中叶，我国的人均寿命期望值应该达到 100 岁。在人均寿命为 80 岁左右的现阶段，养生保健人应该把人均寿命为 100 岁作为奋斗目标。

第二节　不同的长寿观

企盼长寿从理论上讲是每个人的向往，而在现实生活之中，却不是这样的。每个人所处的生活条件不一样，所受的教育程度不同，所面临的困难亦不相同，因而，对生命的延续就会有不同的态度，随之也会出现关于寿命的不同观点。

季羡林先生在《谈人生》文中就说过："根据我个人的观察，对世界上大多数人来说，人生一无意义，二无价值。他们从来不考虑这样的哲学问题。走运时，手里攥满了钞票，白天两顿美食城，晚上一趟卡拉 OK，玩一点权术，耍一点小聪明，甚至恣睢骄横，飞扬跋扈，昏昏沉沉，浑浑噩噩，等到钻入骨灰盒，也不明白自己为什么活这一生。其中不走运的则穷困潦倒，终日为衣食奔波，愁眉苦脸，长吁短叹。即使日子过得去的，不愁衣食，能够温饱，然也终日忙忙碌碌，被困于名缰，被缚于利锁。同样是昏昏沉沉，浑浑噩噩，不知道为什么活这一生。"季羡林先生在近 90 岁时，曾发出过这样的感言："人活得太久了，对人生的种种相，众生的种种相，看得透透彻彻，反而鼓舞时少，叹息时多，远不如早一点离开人世这个是非之地，落一个耳根清净。"季羡林先生的一席话，反映了社会上很多人，只是自然地活着，看着周围的人，人家怎样做就跟着怎样做，少有个人的主见，也无远大的目标和志向，有点像嵇康笔下"以多自证，以同自慰"的随大流思想。这就是一种缺乏正确人生价值观的表现。

还有些人在困难面前毫无斗志，当逆境来袭的时候，不会坦然地应对，而是选择逃避，甚至做出弃生的决定。这种人有的是先天性的，生来就多愁善感，如林黛玉就属于这样的人。有的人是从小就娇生惯养，一路顺风顺水，没有受过挫折，一旦遇之，则不知所措，选择逃避了之。也有的人面对困难，曾做过努力，但功效不显，解困无望，于是泄了气，没有坚持下去。这是一种心理懦弱、意志薄弱的表现。

还有的人因家庭经济拮据，基本生活物资匮乏，或正经受着疾病的折磨，或致残、致死的威胁。还有人遇到离异之忧、辱妻之恨、丧偶之痛、子女不争气、工作不顺心、失业之忧虑、天灾人祸的降临，等等。这一系列的生活事件，困惑着人们对美好生活的向往，压抑着人们对长寿的欲望。这是客观因素影响、制约着人们向往长寿。

还有的人认为自己已经活到了七八十岁，距离人的最高寿限也差不多了，而且周围的人中还有三四十岁就英年早逝者，现在去了也没有什么不足惜的！相当一部分人认为老年人无甚大用处，只会消耗粮食，增加家庭及社会的负担。因此，觉得长寿没啥意思，不如早点归天，故而放弃一切有益于养生保健的事儿，有的人可能会因此产生厌生、弃生、轻生的念头。这是一种满足现状、主动放弃益寿延年的现象。

以上四种现象，都不利于追求长寿。这样的状况，不但直接影响了个体生命的延续，还影响到群体的人均寿命值。因此，论述长寿的意义，可以增加养生保健人对人生意义的理解，坚定追求长寿的信心和决心，打消部分人的怨生、弃生、轻生的念头。这对提高个体的寿命以及提高整个社会的人均寿命值都具有实际意义。

第三节　长寿的意义

长寿的意义，派生于人生的意义。人生的意义包括两个方面，一个方面是人生的普遍意义，另一个方面是人生的特殊意义。

一、人生的普遍意义

人生的普遍意义是指自然界的人，具有与生俱来的生活消费和生产劳动的能力并由此带来的个体存在和对社会的作用。

（一）生存的意义

生存是人的本能要求，也是人生意义的基础所在。动物生下来，植物长出来，就有活下去的本能。植物为了生存，需要获得阳光和雨露，它们都会朝着有利沐浴阳光、接受雨露的方向生长，以期获得更多的阳光、雨露。人为了生存也会不择手段地寻求活命的路子，例如觅食、穿衣、住宿、自卫等。所有为满足生存而进行的各种活动，都能够在每个人的日常生活、工作之中得到体现。这些简单的活动，表面上看似没有很大意义，但事实上，它维系了生命。有了生命的存续，就有了理想、信念、劳动、创造、财富、地位、享受、荣誉的载体。所以说，不可忽视这种普遍存在的、不可或缺的、最基本的求生存的意义。

（二）劳动的意义

有目的的劳动是人类进化的产物，也是人与动物的根本区别点。人类通过求生的本能劳作，为生存提供了可能，无意识中还锻炼了自身的身体，随着社会的发展进而出现了有目的的创造性劳动。这种劳动不断地生产出产品。这些产品不光是食品，还有劳动工具、文化产品。这些产品的出现不但丰富了物质供给，满足了人们衣、食、住、行需求，同时还改变了人的生存条件和环境，减轻了劳动强度。人与人之间的广泛接触，以及在自然灾害发生时和其他物种侵害时发生的群体抵抗，导致多个族群的联合，渐渐地构成了社会组织，有了组织机构便有了领导，领导便具有协调、利益分配、奖惩等职能。社会组织的出现随之便产生了社会关系，出现了道德规范、法律规章等，使人们相互依存、相互帮助、相互监督，社会变得更有秩序。社会走向生产社会化、物质产品社会分配化，于是有了社会救助，出现了社会保障。这些社会结构、社会功能都是在劳动的基础之上建立的。

（三）繁衍教育后代的意义

生育、养育后代是人类得以延续的根本保证。人类自从在地球上出现之后，就面临着适应自然、改造自然的任务。在抵御自然灾害的过程之中，人们就必须联合起来，利用群体的力量才能更好地发挥作用和取得明显的效果。这种改造自然的任务，以及人类自身的繁衍，种族的延续，都需要后继有人，要一代人接着一代人干下去。因此，男女结婚、生育就是生活中的一件大事。有了婚姻就自然而然地成立了一个小家庭，家庭就是繁衍后代的摇篮。人出生之后，不会像植物那样任凭风吹日晒自然长大和成熟，而是需要父母的哺育，社会的关照，众人的教育帮助才能顺利地成长和成熟，否则，就会夭折。抚育、教育好下一代是家庭的一项重大责任，尤其是现在，要抚育、教育好一个孩子，要花费巨大的精力和财力，孩子的生活费用、健康和教育的投入占据了家庭开支的一大部分。

若没有婚配，生育不出孩子，这样社会人口就会降低，社会生产力就会下降；没有很好的家庭呵护，孩子们就不能健康地成长，病残比率就会上升，人口质量就会下降；没有家庭的良好教育，以及家庭支持孩子们的后续教育，文盲就会增多，下一代人的文化素质就会降低，整个社会的创造力就会下降。可见，人的繁衍教育意义，不但关系到孩子，还关系到家庭及整个社会。

（四）发明创造的意义

发明创造改变着世界。劳动是发明创造的原动力。不管是体力劳动还是脑力劳动，只要人们做出了劳动的动作，或多或少地都会有所收获。举起了镰刀，就会有收获稻谷的结果。翻译家、书法家，也都是从牙牙学语、一笔一画学写字开始的。简单的劳动是这样，那么复杂的、高智能的劳动创造的意义就更加显著了。人类从原始的狩猎、茹毛饮血、刀耕火种的简单劳动开始，到如今向火星进军、下潜到几千米的海沟、在海底铺设电缆、高速列车、磁浮列车、跨海大桥、5G 通信、机器人、克隆技术等新科技，正改变着世界，改变着人们的生活状态。正是这些大大小小的发明创造，使遥远的天体变近了许多，使神话中的故事变成了现实，揭示了许多原来不知的自然规律。人们认识自然、改造自然的能力大大加强了。

（五）为社会做奉献的意义

这一普遍的意义，不光体现在劳动创造之中，还表现在对社会产品的消费当中。劳动创造对社会的奉献意义以上已经讲过了。但是消费是怎样对社会做出了奉献的呢？社会生产出的产品，就是用来消费的。在生产过程之中，有了生产才能解决就业问题，生产消费了原材料，新产品要走向市场，就需要中介商，这一系列的环节，都存在交易，有了物质交易，就有了金融业务，这就形成了一个完整的产业链。你消费就是维护这个产业链的行为；你不消费，产品就得积压。与此同时，在产业链的各个环节，国家还制定有税收制度，名是对产品的征税，最终税负是落实在消费者身上。所以，消费者消费产品，也是为国家创造税收之举。这个举动是直接给国家财税交金纳银的行为。

对社会的奉献意义还表现在互相帮助方面。人的一生，可以分为两个受帮助阶段，一个帮助人的阶段。人幼小的时候，总依赖他人的呵护和帮助，青少年时期，也有赖于家庭和学校的帮助，有了这些帮助，人才能学文化、长知识、掌握生存发展的本事。到了中年和早晚年，人发育成熟，体力健壮，技能娴熟，智慧大展，财富充盈，有了帮助他人的条件，所以此阶段为帮助别人的阶段。老年人，体质衰弱，病痛很多，有的生活不能自理，步入需要别人帮助的阶段，于是家庭或社会就得出手相援。这种帮助无论是发生在家庭里，还是在社区内，都同样反映出这样一个规律：人的一生就是在受帮助—帮助人—受帮助的逻辑中度过。在现代社会之中，社会分工越来越细，专业门类越来越多，没有任何一个人可以独善其身，都离不开社会的帮助。以一个小孩子的发育成长过程为例，当还在母亲体内生长发育的时候，就需要妇产科医师为其做围产期保健；出生时，需要医生接生，进行新生儿养护；婴幼儿时，又需要幼儿园的老师给予教育看护；青少年期，一直到大学，都离不开老师的教育帮助。期间，人们生活所需的生活用品离不开工人、农民的劳动制造。社会上这种分工、协作，物质交换，信息交流，构成了人人为社会服务、社会也为人人服务的对应关系。人们在享受别人为自己服务的时候，又在为他人奉献着力量。

二、人生的特殊意义

人生的特殊意义是在人生基本意义的基础之上的延伸，是指不同的个体，因所受到的教育、道德素养、经济条件、能力大小不同，在社会中所发挥作用的差异。

长寿人群的特殊意义主要反映在如下六个方面。

（一）长寿为成就事业提供了时间保证

每个自然人对于自己的一生都有其自己的目标和安排。不管是大目标，还是小目标，都是根据自身的条件和能力自我设计的。有的人的目标就是做个好医生，能够治病救人就心安理得；有的人可能就是想创建一个好家庭，生儿育女，达到家庭幸福就满足了；有的人要为"天下兴亡"而奋斗，为天下的人都能吃饱饭而奋斗。这些目标一经确立，就是一种抱负，就会产生一种强烈的责任感，并会尽最大的努力去争取实现它。其中的目标有的可以在若干年之内就完成了，有的远景目标则需要较长的生命周期才能完成，要有长寿的条件做保障。例如，想做一位称职的医生就很不容易，因为医学知识博大精深，内容繁杂，疾病的种类太多，病情变化无常，个体差异又很大，这就要求医生既要有扎实的医学理论基础，又要有丰富的临床经验。要有扎实的医学理论基础就必须具备一定的文化基础，然后才能进入医学专业学习，有的本硕连读，一读就是 8 年，硕士毕业之后，还仅仅是具备掌握了医学的基本知识，以及一般的医学科研方法。进入临床实践后，先是要进行规范性培训，到各个临床科室轮流值班，广泛了解多科室、多病种的病症、诊断措施、治疗方法。几年后再选择专科专业，这期间或外出进修学习，或拜本院高年资医师为师，又通过几年的努力，经考试合格后方可承担住院医师的职责，这时候才可以独掌一个方面的医疗工作。成为住院医师之后，还要不断地学习和反复地实践，不断地总结积累经验，许多年后才能够成为某专业的骨干，在学术上才会有所建树，才会出现良好的疗效。所以，一些声望很高的医生都是耄耋之人。医生职业如此，其他学科的专家也尽是白发苍苍之人。如果没有充足的时间和空间，往往在专业里刚露头脚，就消失了。也可以说，长寿是自我目标实现的内在要求。

（二）长寿是家庭的渴望

家庭有大有小，地位有高有低，人数有多有少，关系有和谐、紧张之别，财富有富庶、贫困之分，但家庭都是由人、财、物、关系组合而成，具有基层社会机构的功能。在家庭中，有家长，家长有分工、对外交流、处置家庭财产的权利。家长的人选不是民主选举的，而是依据传统观念，由长者承袭的。这个家长的健康状况、管理水平、文化素质影响着这个家庭的一切，决定着这个家庭的昌盛或衰败。家庭依靠血缘关系和亲情来维系一切运作。俗话说，"家中有一老，就是一大宝"。老寿星家长是一个家庭的核心。核心的作用表现在具有权威性，在家庭话语权方面一言九鼎，倍受家人崇敬。他有凝聚力，逢年过节，远在天边的游子也要归家团聚，经常进行这样的聚会、聚餐，可以使家人交流信息，交流感情。这样既能体现出一家人的和和睦睦，其乐融融，又能反映出亲老、敬老的孝顺心，后辈们还可以互相学习，互相帮助，也可以通过家庭的力量办成一些大事。家长有很强的号召力，可以发动全家人互相帮助，共同抵御外敌。这样的家长有感染力，他的行为和榜样作用是被家人认可的。就有这么一个家庭，其中有位小孙儿，十五岁时，不爱学习，经常旷课与社会上的一些"混混"在一起，干起了偷鸡摸狗、打架斗殴的活儿，老师教、父母管都不顶事，气得父母唉声叹气。祖母见状后，不动声色。有一天，祖母弄了几个菜，专请这个孙儿一同进餐，一边吃，一边与孙儿唠嗑，谈了许久，不知说了些什么，结果祖母与孙儿一同流泪。自后，这个孙儿不知怎的，一下子醒悟过来了，与"混混"分手了，认真读书，几年后考上了大学。就这样，通过祖母的规劝，这位迷路的后辈便改邪归正了。这样的结果对于后代，对于这个家庭，乃至社会何尝不是一件大好事呢！这样的事情能用经济的价值来衡量吗？怪不得有人形容说，长辈犹如一棵大树，有了这片树荫，就能为后辈遮风挡雨，就能吸引家庭成员聚集其下，享受阴凉，畅达交流。

有的老年人也许会说："我没有文化，没有技术特长，是个没有用的人。"这样的说法太谦虚了，忽视了自己所具有的丰富的社会阅历和人生经验。这些人见过的事、走过的路、经历过的挫折以及成功的经验都是后人可以借鉴和汲取的。常言道，"不听老人言，吃苦在眼前"，就是说年轻人要向老年人多多学习呀！

（三）长寿人具有榜样和精神激励作用

长辈们的行为、品德、操行对家庭成员的影响巨大。一位慈祥而善良的长辈，在他的潜移默化的影响下，这个家庭必然会变得和谐、友爱、进取、文明。

长辈们的健康长寿会给后代们精神上带来巨大的鼓舞。后代们会觉得长辈们之所以能长寿健康，是长辈们自身向善，"守一以成"的结果，同时，也因自己出生于一个具有长寿基因的家族而欢喜。这些现象对后代们会产生正面的影响，无形中会产生一种内在动力，促使后代们向着健康、向着正道前行。尤其是有的长辈是功勋人物，他们或身怀绝技，或是道德模范，这些人对后代的影响力、驱动力将更大、更好。

（四）长寿人是社会的财富

长寿人在世上的生活时间越长，经历的事情就越多，既有成熟、成功的经验，也有刻骨铭心的教训。这些人生经历，都是社会的财富。中国的记年法，以六十年为一个周期（一个甲子），古代的天文学家认为天体运行、大气循环也是遵循着这个规律往复地进行着，世上的人也是这样一代又一代重复着过去的故事。社会上的事理，绝大多数也是在重复之中再现。老年人经历过幼小的淘气，体尝过学习的艰辛，曾有过青年人的豪气，体验过婚姻的悲欢离合，经历过创业的艰辛，遭遇过世态炎凉、人情冷暖的考验，也懂得了如何去面对这一切。对年轻人来说，很多事情他们还未经历过，可以说是陌生的，而年轻人感到陌生的事情对老年人来说是轻车熟路。因此，长寿者看问题可以"入木三分"，看得远，看得准，辨得清。有这样一批老人为后生们领路前行，就可以使后生们少走弯路，节约精力和时间，并取得更好的成绩。

（五）长寿是文明社会的需要

在众多的长寿者之中，不乏国家栋梁之材的人。他们阅历丰富，经验良多，地位显要，贡献巨大，是社会的精英、国家的宝贝。如果我们能活100岁，就是36500个日日夜夜，经历了一个世纪的见闻，在这么长的时间里循环往复地工作、学习、生活，所见到过的事情该重现多少次？所做过的事情反复做了多少遍？所经历的失败和教训重复过多少回？用具体的数字很难说出来，只可以说，经历得太多太多了。人们可以从他的业绩中得到答案。如果他是个艺术传人，艺术水准肯定会达到炉火纯青的地步；如果他是位医生，他就可能成为洞悉疑难杂症的专家、重危患者的救星；如果他是从事科学研究的，他就会成为该学科的领军人物，成为著名的科学家。我国两院院士年龄主要集中在 70 ～ 89 岁，中年人占的比例相当低，这说明要有成果和名望，必须是经过漫长岁月的努力奋斗才能获得和享有的。

又如毛泽东、邓小平等老一辈无产阶级革命家，立志挽民族于危亡，救穷人于水火之中，冒着杀头的危险，挺身而出闹革命，通过艰苦卓绝的斗争，解放了全中国。对于这批建立了不朽伟绩的人，无论从国家层面，还是民众层面都期盼他们长寿，长寿，再长寿。大凡是为国家的发展、社会的稳定、经济的繁荣、人民的幸福做出过有益贡献的人们，都会将其功勋永彪史册，令后人景仰。他们的人生特殊意义无疑是最伟大的、光荣的！

马来西亚的民众选举 90 岁的马哈蒂尔为国家总理。这说明这位当选总理，治国理政老成练达，勤政爱民拳拳在心，博得了民众极高的评价和尊敬。这也证明，人们对你的崇敬和信赖不在于年纪的老少，而在于你的才干和良心。

（六）主动奉献的特殊意义

一般的劳动形式，一个方面是在为社会提供了服务，另一个方面又可以取得劳务报酬。这种为社会奉献的方式，可以说是被动的有偿的奉献。而主动的奉献，就不一样了。主动的奉献将社会共同利益作为最高利益，以助人为乐的姿态去生活、去工作，有时候甚至可以牺牲个人利益，去维护国家、集体的利益。音乐家冼星海曾经这样评价生命的意义："每个人在他的生活中都经历过不幸和痛苦。有些人在苦难中只想到自己，他就悲观、消极、发出绝望的哀号；有些人在苦难中还想到别人，想到集体，想到祖先和子孙，想到祖国和全人类，他就得到乐观和自信。"这种为他人、为国家、为人类做出奉献而感到乐观、自信的情怀是难能可贵的。冼星海先生不但是这样说的，他也是这样做的。他放弃了国外优厚的生活条件，回到战火纷飞的战场，用音乐唤起全民族的抗日情绪，用《保卫黄河》的磅礴音符，激励着无数的勇士拿起大刀长矛和鬼子拼搏，赶走侵略者，迎来了新中国的诞生。又如古代医家张仲景不求报酬，将写出的《伤寒杂病论》公之于世，千余年来，中医人习用之，效果不同凡响，救治危重患者无数，为国人的健康以及中华民族的繁衍做出了巨大的贡献。还有钱学森等一批科学家，为了祖国不再挨打，放弃了国外优厚的待遇，忍受了 3 年的软禁，艰难地回到了祖国，在极其艰难困苦的生活、工作条件下，成功研制出"两弹一星"。他们的这种精神将永远激励着中华民族的子孙万代。

第四节　社会老龄化并非坏事

提到延长人的寿命，很多人自然联想起我国已经进入老龄社会，怀疑倡导延年益寿是否会使老龄社会变得更加可怕！现在很多人视老龄社会为洪水猛兽，认为老龄社会尽是些孤老病残的人，年轻人会不堪重负，社会也会进入衰败而凋零，因而说："人活那么长的时间干什么？依我看活个七八十岁就足够了。"笔者不同意这样的说法，老龄化并非坏事，人们的寿命越长越好，高龄人口越多越好。但是这需要两个先决条件：一是年轻的人不可少，老少配比要正常；二是老者中要以健康老者占多数。年轻人有其生理优势，体力强壮，接受能力强，反应敏捷。老年人也有其优势，阅历丰富，经验成熟，沉着稳重，乐于奉献。年轻人和老年人同样都是创造社会财富的人群，老年人和青年人和谐相处，可以优势互补，对全社会来说有利无弊。至于老年人需不需要年轻人来照顾，这不取决于年龄，而取决于身体健康的状况。如一位姓陈的音乐指挥家 83 岁还在舞台上挥动着指挥棒，指挥着整个乐队，演奏出感人肺腑的乐章。像这样的老人不但没有增加社会的负担，分明还在为社会做奉献。相反，有许多年轻的人却因病或因残，还需要大人们照料。最近笔者就收治了一位女孩，出生后不久就被诊断为脑瘫，今年 18 岁了，完全依靠父母的照顾才得以生存至今。现在流行的一个词语——"啃老族"，说的意思太明白不过了，已经成年的人还需要老年人扶助，若没有这批老年人还真不成。老年人多起来的时候，是不是都需要依赖年轻人来抚养？这也不见得，老年人自然会有智慧解决自身的问题，例如进养老机构，集中养老，改变家庭一对一的护理模式，这样就可以节省人力、物力、财力，还可以请健康老人护理病残老人、年纪偏小的老人护理年纪偏大的老人。生态系统的规律告诉人们，社会出现了什么样的矛盾和问题，社会自然而然地会有相应的解决矛盾和问题的方法和策略，使其达到新的平衡。整个社会健康的老年人增多了，不但不会阻碍社会的发展，相反，社会将变得更加成熟，更加文明，实现中国梦也就有更多的力量参与了。

追求长寿是时代的要求。中华民族历来有尊老爱幼的优良传统，老有所养、老有所尊的理念已经深入人心。兴办老年大学为老年人继续学习创造了条件，成立老年人活动中心，组织门球、钓鱼、体育等协会让老年人老有所乐，建立医养结合体，使老年人病有所医。社会对老年人格外照顾，成立社区养老机构，乘坐公交车辆免费，景点大门向老年人敞开，免费参观。有这样好的政府，有这样好的政策，还有勤劳智慧的人民，我国的健康长寿事业何愁不会蓬勃发展！

如何正确地对待人生？切记：人不是个人的人，是配偶的人，是家庭的人，是家族的人，是亲戚朋友的人，是国家的人，是社会的人。你的一切或多或少与这些人和组织都要有一定的关联，他们牵挂着你，都希望你一切安好！同样我们也关注着这群人，并希冀他们安好！我们彼此互相关注，互相关爱，共同在大自然中既打拼又享受。因此，我们没有理由不去争取健康，过早地离开他们，过早地卸担子。

第四章
嵇康及其作品《养生论》

第一节　嵇康生平

　　嵇康，字叔夜，本姓奚，生于公元 223 年，卒于 262 年，今安徽宿州市人，属于三国时代的魏国。嵇康是当时著名的文学家、思想家、哲学家、音乐家、书法家、养生家，为"竹林七贤"之一，官至中散大夫，所以，世人也有称其为嵇中散。

　　嵇康父亲姓奚名昭，字子远，今浙江省绍兴市人，官至督军粮治书侍御史，后因做官受贬，为避怨而举家迁到今安徽宿州。这个地方有座嵇山，由于新迁的家位于嵇山的旁边，故改姓嵇。嵇康兄长名嵇喜，早年即以秀才身份从军，官至太仆、宗正。

　　嵇康年幼丧父，由母亲和兄长抚养成人。他幼年时就十分聪颖，博览群书，学习各种技艺；成年后喜读道家著作，身长七尺八寸，容貌出众，然不注重打扮；后迎娶了曹操之重孙女长乐亭主为妻，育有一儿一女，子为嵇绍。

　　嵇康擅长四言诗，其诗风格清俊，以《幽愤诗》为最出名；且擅长书法，工于草书。有人评价其书法"精光照人，气格凌云"，"如抱琴半醉，酣歌高眠，又若众鸟时集，群乌乍散"。

　　嵇康通晓音律，尤爱弹琴，著有音乐理论著作《琴赋》《声无哀乐论》。他主张声音的本质是"和"，合于天地是音乐的最高境界。嵇康作有《长清》《短清》《长侧》《短侧》四首琴曲，被称作"嵇氏四弄"，与蔡邕的"蔡氏五弄"合称"九弄"。隋炀帝曾将弹奏"九弄"作为取仕条件，犹如今天的公务员考试中的一门课程。

　　嵇康崇尚老子、庄子，讲究服食养生之道，曾说"老庄，吾之师也！"他主张"越名教而任自然"的生活方式，赞成万物禀受元气而生的思想，主张回归自然，厌恶儒家的烦琐礼教。成年的他接受老庄学说之后，有人这样戏说他："重增其放，故使荣进之心日颓。"嵇康在懒散与自由里孕育出了狂放和旷达。

　　嵇康懂得中医药知识，对《黄帝内经》《神农本草经》等中医古籍有较深的研究，这为他写《养生论》奠定了中医学理论基础。他曾经游于山泽采药，得意之时，恍恍惚惚忘了回家。有一次到汲郡山中遇见隐士孙登，嵇康便跟他同游，孙登沉默自守，不说什么话。嵇康临离开时，孙登对他说："你性情刚烈而才气俊杰，怎么能免除灾祸啊？"

大将军司马昭欲礼聘他为幕府属官，他跑到河东郡躲避征辟。司隶校尉钟会盛礼前去拜访，遭到他的冷遇。同为竹林七贤的山涛离开选官之职时，举荐嵇康代替自己，嵇康作《与山巨源绝交书》，列出自己有"七不堪""二不可"，坚决拒绝为官。

吕安之妻貌美，被吕安的兄长吕巽迷奸，吕安愤恨之下欲状告吕巽。嵇康与吕巽、吕安兄弟均有交往，故劝吕安不要揭发家丑，以全门第清誉。但吕巽害怕报复，遂先发制人，反诬告吕安不孝，吕安遂被官府收捕。嵇康义愤，遂出面为吕安作证，触怒大将军司马昭。此时，与嵇康素有恩怨的钟会，趁机向司马昭献媚陷害嵇康，司马昭则下令将吕安、嵇康都处死。

行刑当日，三千名太学生集体请愿，请求赦免嵇康，并要求让嵇康来太学做老师，但这些要求并没有被同意。临刑前，嵇康神色不变，如同平常一般。他顾看了日影，离行刑尚有一段时间，便向哥哥嵇喜要来平时使用的琴，在刑场上抚了一曲《广陵散》。曲毕，嵇康把琴放下，叹息道："从前袁孝尼曾要跟我学习《广陵散》，我每每吝惜而固守，《广陵散》现在要失传了。"说完后，从容就戮。国内的文化人士，对于嵇康的死，没有不痛惜的。司马昭不久才意识到错误并深为后悔。

介绍这些，就是为了说明嵇康多才多艺，知识全面，有实力写出这惊世奇作《养生论》。

第二节 《养生论》简介

《养生论》问世距今快 1800 年了。它是收载在全国中医药行业高等教育"十三五"规划教材《医古文》中的一篇范文。由于该作品年代久远，用的是古代文法，没有古文基础的人是难以读懂的，即便有一定的古文基础知识，想要正确理解其中的内容也会遇到不少的困难。《养生论》一问世，就遭到了他的好友向秀（又名向子期，同是竹林七贤之一）的误解。向秀将《养生论》文中的"惟五谷是见，声色是耽"理解为"绝五谷，去滋味，寡情欲……则未之敢许也"，并立即撰文，文章的标题是《难养生论》，用了 1000 余字诘问嵇康，并指出《养生论》中存在逻辑上和伦理道德上的错误，说法荒诞，不可认同。嵇康立即复做《答难养生论》用 4000 余字予以驳斥。事隔千余年，嵇康的《养生论》还是被保留了下来，流行至今，读者不少。笔者读《养生论》有很多年了，也不知读了多少遍，不但无厌烦之感觉，倒是感觉到常读常新，每次都有不同的感受。查阅手头的资料，发现网上对《养生论》的译文有的地方存在着不正确的翻译，这会给读者带来一定的误导。与此同时，还发现当代研究和学习《养生论》的人主要是来自三个方面：一个是文学家，从文学的角度研究《养生论》的文学艺术价值；第二是中医药院校的医古文老师，因为这篇文章作为古典文学的范本，又有医学养生保健的内容，对中医药院校的学生具有文学医学教育的双重意义；三是部分中医养生保健专家，他们常引用本文的一些正确的养生观点来启迪大家。但是，《养生论》还是没有被广大群众发现，更没有引起大多数人的重视，仍然像一块宝玉，半藏半露地藏在古书堆中。现代的教育，文字简化，白话文盛行，多数人对于古文不感兴趣，有人甚至认为古代的东西已经过时了，没有多大的现实意义。可是嵇康的《养生论》所具有的水平和魅力，在笔者看来，能够与其媲美的养生文章寥若晨星。为此，笔者愿意推介《养生论》，乐意和大家一同来分享这位先贤的智慧和成果。

《养生论》用 1000 余字，列举了 27 个事例，来说明人与自然、神与形的关系，证明树养不同效果则异、导养得理可以长寿的事实。整篇文章，立论高深，论据充分，层次分明，说理透彻，文字精练，耐人回味。《养生论》提出的养生"三大法则、八项具体措施"，简明扼要，有路径，轻重有别，先后有序，一气呵成，首尾相顾，行之有效，难怪历代文人和医家均对其大加赞美和推崇。如南北朝时期的陶弘景，就将《养生论》的内容收录于《养性延生录》之中。唐代的孙思邈、明代的医家薛己都看好嵇康的《养生论》。我觉得除了上述这些优点之外，《养生论》还具有如下几个特征。

一、充满古代的哲学思想

嵇康的《养生论》以中国古代的哲学思想为指导，将养生的主体对象定位为客观存在的人和事。对于当时流行的"神仙"及"人们通过修炼可以变成神仙，能达到长生不老"的说法，通过委婉的方式予以否认。他没有否认《史记》中神仙的存在，而去阐明神仙是非积学或努力就能成就的，进而否认长生不老是不存在的。同时，他又大胆地推断："导养得理，以尽寿命，上可获千余岁，下可数百年，可有之耳。"这句话的意思就是说通过养生可以达到天年的寿命，人的寿命期限在数百年至千年之间。这个说法在全世界迄今为止还是第一人。

在养生的理念或具体的方法措施上，都可以看到他运用的唯物辩证法。如对人生观他就主张顺应自然，说"忘欢而后乐足，遗生而后身存"。在服食养生方法里，他认为："凡所食之气，蒸性染身，莫不相应。岂惟蒸之使重而无使轻，害之使暗而无使明，薰之使黄而无使坚，芬之使香而无使延哉？"这几句话从表面上看，只是说明了凡吃下去的食物，都会对人的身体带来影响并产生相应的变化。但其深层含义是，任何一种食物都具有两面性，有好的一面，也有不好的一面，按现在的话说就是各种物质都具有对立统一性的特点。在使用这些食物的时候，人们就要趋利避害。不能光看到有害的一面，而妄加禁戒，也不要认为只有利益的一面，而贪食无度。

这种唯物辩证的观点，为我们破除"信神不信人""命由天定""养生无用论"的唯心论提供了思想武器，也为我们掌握正确的养生保健方法提供了理论指导。

二、秉承天人合一的理念

嵇康在《养生论》中说："善养生……又守之以一，养之以和，和理日济，同乎大顺。"这里说的"守之以一"就是说养生人必须遵守自然规律，"同乎大顺"就是把人置身于大自然之中，与大自然混为一体。这个见解很符合中医学的"天人合一"理论。《黄帝内经》提出"人与天地相应"，就是说，人与世界是一个和合的整体，由一元之气构成，受阴阳、五行的法则支配，人与自然息息相通。人与自然界中的万事万物都存在紧密的联系，这种联系既充满着矛盾又具有统一性，是相互依存、相互制约的关系。了解这种关系，顺从这种关系，就可以得到大自然的护佑，人们也可以健康地成长，就可能长命千岁。嵇康在《答难养生论》中就有"玩阴阳之变化，得长生之永久，任自然以托身，并天地而不朽"之感慨！

三、强调预防为主

《养生论》文中，提到那时的人们往往"以觉痛之日，为受病之始"，不能发现潜在的危害或潜伏的病情，疏于防患，乃至病情加重，死于非命。嵇康告诫人们"害成于微，而救之于著，故有无功之治"，又说"亡之于微，积微成损，积损成衰，从衰得白，从白得老，从老得终"，点明了疾病是由很小的损害开始，有一个逐渐加重的过程，如果病情轻微的时候不加以治疗，等到病情危重的时候再来救治，就有治疗效果不理想或治不好的情况。后面这句话还有层意思，就是承认人生存在着生、老、死的客观规律。这种由"微伤→损→衰→白→老→终"的规律，说明人的死亡是由微伤而逐渐发展而来的。此外，嵇康特别强调养生要注重预防疾病。预防疾病要秉承谨小慎微的态度，故他提出："悟生理之易失，知一过之害生，慎之于微。"这就告诫人们，要知道人的机体很容易受到损害，一个小小的闪失都会带来严重的后果，所以人们要从一些微小的事情做起。嵇康把当时一些人轻视"一过害生"的行为归纳为："而世常谓一怒不足以侵性，一哀不足以伤身，轻而肆之。"对于这种放任个性，将至精至微的养生之事置若罔闻的人，提醒要"慎众险于未兆"，提示人们养生保健就是要在尚未造成机体损害之前，就从各个方面采取措施防止损害的发生。这些论点都体现了嵇康预防为主的养生保健思想。事实也证明，预防疾病的发生，是养生保健工作的中心内容，也是最廉价、最有效的养生保健措施。

四、预言天年寿期

嵇康在《养生论》中对长生不老或最高寿限为 120 岁的两种观点都持异议。他指出："至于导养得理，以尽寿命，上可获千余岁，下可数百年，可有之耳。"此论意思是说，导养成功者，就可以享尽自然寿命，这其实就是指享尽天年。按照这个说法，天年的期限就在数百年至千余年之间。嵇康也因此成为世界上第一个提出人类的"天年"期限的人。这个论点为后人研究自然寿命提供了一种假说，可供后人参考或借鉴。现在，有的基因工程学者也提出了人的寿命应当在 400 年以上。若果真如此，我们现在的人所享受的寿命期限还是太短暂了。要享尽天年，还有太多的空间和时间，这也说明养生保健的工作任重而道远。

五、主张神形俱修

神与形的关系其实是一个阴阳对立的统一体。神是功能，属于阳；形是形体，属于阴。阴阳是对立的，又是统一的。它们互根互用，相互制约，相互依存，相互转化。嵇康把神与形的关系，概括为"形恃神以立，神须形以存"，即形体要依靠神的支配才能立于世，而神要依附形体而存在。两者相互依存，不可分离。神形分离意味着死亡的来临。他认为神对形的作用是"精神之于形骸，犹国之有君也。神躁于中，而形丧于外，犹君昏于上，国乱于下也"，说明神虽然有赖于形体的支撑才可以存在，但是他对形体的作用就如同一国之君那样，起主宰支配的作用。因此，在养生保健之中，他提出"修性以保神，安心以全身，知名位之伤德，故忽而不营"，以及"清虚静泰，少私寡欲。外物以累心不存，神气以醇泊独着。旷然无忧患，寂然无思虑"。在养神的同时，他还强调要"形神相亲，表里俱济也"。这提醒人们在养神的时候，也不能忘记对形体的保养，要做到神形两者同修，不可偏废。

六、主张杂合以养

嵇康强调养生者要遵循大自然的规律，注意阴阳平衡，与社会和谐相处，然后辅以中医药养生保健，具体措施包括晒太阳、呼吸新鲜空气、饮用甘甜的泉水、听听音乐，同时还要求"无为自得，体妙心玄，忘欢而后乐足，遗生而后身存"。这一系列措施体现了嵇康养生保健方法的多样性。若与现时的养生书籍比较起来，还是有很多的优势。现在的养生保健读本显得零乱、碎片化。繁杂的宣讲，良莠不齐，今天说要这样养生，明天说要那样保健，今天说正着走路最好，明天说倒着走最好，效仿者不知所措。若干年前说少食动物脂肪可防"三高"，现在网络微信讲多吃动物脂肪可长寿。凡此云云，搞乱了人们的思想。细想起来，这些碎片式的养生保健方法措施，在嵇康系统性的"杂合以养"的养生保健措施面前逊色得很。

七、敢于揭短，诲人不倦

嵇康的《养生论》最可贵之处，在于他敢于针对时弊，勇于揭短，这在其他养生保健书籍之中是少见的。他指出养生术"世皆不精，故莫能得之"，列举了种种"不精"的现象，论述了养生失败的种种原因。文中提出的不精如"惟五谷是见，声色是耽，目惑玄黄，耳务淫哇，滋味煎其腑脏，醴醪煮其肠胃，香芳腐其骨髓，喜怒悖其正气，思虑销其精神，哀乐殃其平粹"，"饮食不节，以生百病；好色不倦，以致乏绝"，"益之以畎浍，而泄之以尾闾"。这些现象在现代人的生活之中，比比皆是，可是揭露的人太少了。这样的生活方式和不良习惯任其发展，对人们的身体健康危害极大，不可小觑。《养生论》为人们补了这一课，给人以警醒，教人以规避，可谓诲人不倦。

笔者认为嵇康《养生论》中存在的不足之处，主要是偏重于谈论个体层面的养生问题，对家庭以及社会层面上群体的养生保健几乎未涉及。另外，嵇康所处的时代是1700多年前的封建社会，对于1700多年后的变化发展嵇康是无法预料的，自然有些内容与现时的要求是有差距的。对于发展了的新情况、新问题，就需要现代人去补充、完善，做到与时俱进。

第五章
《养生论》原文及白话译文

第一节 《养生论》原文

世或有谓神仙可以学得，不死可以力致者。或云：上寿百二十，古今所同，过此以往，莫非妖妄者。此皆两失其情。请试粗论之。

夫神仙虽不目见，然记籍所载，前史所传，较而论之，其有必矣。似特受异气，禀之自然，非积学所能致也。至于导养得理，以尽性命，上获千余岁，下可数百年，可有之耳。而世皆不精，故莫能得之。

何以言之？夫服药求汗，或有弗获；而愧情一集，涣然流离。终朝未餐，则嚣然思食；而曾子衔哀，七日不饥。夜分而坐，则低迷思寝；内怀殷忧，则达旦不瞑。劲刷理鬓，醇酒发颜，仅乃得之；壮士之怒，赫然殊观，植发冲冠。由此言之，精神之于形骸，犹国之有君也。神躁于中，而形丧于外，犹君昏于上，国乱于下也。

夫为稼于汤之世，偏有一溉之功者，虽终归于燋烂，必一溉者后枯。然则，一溉之益固不可诬也。而世常谓一怒不足以侵性，一哀不足以伤身，轻而肆之，是犹不识一溉之益，而望嘉谷于旱苗也。是以君子知形恃神以立，神须形以存，悟生理之易失，知一过之害生。故修性以保神，安心以全身，爱憎不栖于情，忧喜不留于意，泊然无感，而体气平和；又呼吸吐纳，服食养身，使形神相亲，表里俱济也。

夫田种者，一亩十斛，谓之良田，此天下之通称也。不知区种可百余斛。田、种一也，至于树养不同，则功效相悬。谓商无十倍之价，农无百斛之望，此守常而不变者也。

且豆令人重，榆令人瞑，合欢蠲忿，萱草忘忧，愚智所共知也。薰辛害目，豚鱼不养，常世所识也。虱处头而黑，麝食柏而香，颈处险而瘿，齿居晋而黄。推此而言，凡所食之气，蒸性染身，莫不相应。岂惟蒸之使重而无使轻，害之使暗而无使明，薰之使黄而无使坚，芬之使香而无使延哉？

故神农曰"上药养命，中药养性"者，诚知性命之理，因辅养以通也。而世人不察，惟五谷是见，声色是耽，目惑玄黄，耳务淫哇，滋味煎其腑脏，醴醪煮其肠胃，香芳腐其骨髓，喜怒悖其正气，思虑销其精神，哀乐殃其平粹。夫以蕞尔之躯，攻之者非一途；易竭之身，而外内受敌。身非木石，其能久乎？

其自用甚者，饮食不节，以生百病；好色不倦，以致乏绝；风寒所灾，百毒所伤，中道夭于众难。世皆知笑悼，谓之不善持生也。至于措身失理，亡之于微，积微成损，积损成衰，从衰得白，从白得老，从老得终，闷若无端。中智以下，谓之自然。纵少觉悟，咸叹恨于所遇当初，而不知慎众险于未兆。是由桓侯抱将死之疾，而怒扁鹊之先见，以觉痛之日，为受病之始也。害成于微，而救之于著，故有无功之治。驰骋常人之域，故有一切之寿。仰观俯察，莫不皆然。以多自证，以同自慰，谓天地之理，尽此而已矣。纵闻养生之事，则断以所见，谓之不然；其次狐疑，虽少庶几，莫知所由；其次自力服药，半年一年，劳而未验，志以厌衰，中路复废。或益之以畎浍，而泄之以尾闾，欲坐望显报者；或抑情忍欲，割弃荣愿，而嗜好常在耳目之前，所希在数十年之后，又恐两失，内怀犹豫，心战于内，物诱于外，交赊相倾，如此复败者。

夫至物微妙，可以理知，难以目识。譬犹豫章生七年，然后可觉耳。今以躁竞之心，涉希静之途，意速而事迟，望近而应远，故莫能相终。

夫悠悠者既以未效不求，而求者以不专丧业，偏恃者以不兼无功，追术者以小道自溺。凡若此类，故欲之者万无一能成也。

善养生者则不然也，清虚静泰，少私寡欲。知名位之伤德，故忽而不营，非欲而彊禁也；识厚味之害性，故弃而弗顾，非贪而后抑也。外物以累心不存，神气以醇泊独著。旷然无忧患，寂然无思虑。又守之以一，养之以和，和理日济，同乎大顺。然后蒸以灵芝，润以醴泉，晒以朝阳，绥以五弦，无为自得，体妙心玄，忘欢而后乐足，遗生而后身存。若此以往，庶可与羡门比寿，王乔争年，何为其无有哉！

第二节 《养生论》白话译文

社会上对人的寿命有两种说法。一种说法是认为神仙可以通过拜师学徒而获得，长生不老可以通过自身努力不断修炼就能做到。另一种说法是认为人的最高寿命值为 120 岁，过去和现在都是一样的，超过了这个数值，就没有不是虚假荒谬的了。其实，这两种说法都不符合客观情理。对此，请允许我尝试着粗略地来论述这个问题。

神仙，我虽然没有亲眼看到过，但是《列仙传》之中有明确的记载，《史记·秦始皇本纪》之中也有传记，这些书本资料明明白白地告诉人们，神仙的存在是一定有的。史书上的神仙，好像是禀受了特殊的奇异之气，由自然界自然产生的，并不是通过长期的努力学习而能够成就的。但是，普通的人如果懂得养生的方法，并能长期践行，从而享尽生命应有的时限，上等的可以活到千余岁，下等的大约几百年，这样的情况是会有的呀！可遗憾的是：世人都不精通和躬行养生之道！所以，就没有人能达到这样的高寿。

为什么这样说呢？且看下列现象。人们在治疗疾病的时候想服药发汗祛邪，有时还不能够达到目的，可是当人的愧疚之情一旦涌集到心头，就大汗淋漓。一个人早餐不进食就有饥饿感，就会难耐地想吃东西，可是曾子心怀丧亲的悲哀，七天水谷不进都没有饥饿的感觉。人坐到半夜，就会迷迷糊糊地打瞌睡，但内心怀有深沉忧愁的人，通宵达旦也不会想睡觉。用结实的梳子把头发理顺，吃浓烈的酒浆使颜面发红，也仅仅能得到一时的效果，但壮士大发雷霆，面容立即改变，头发都能竖起来，把帽子顶掉了。由此说来，精神对于形体的支配作用，就像君主治理一个国家一样。若人的精神在内部躁乱不安，形体在外部就会受到损害出现各种异样。犹如国君在朝廷上昏庸无道，民间的社会秩序也会乱作一团。

在商代汤武大旱的时期，农夫就有过这样的经验，干旱的禾苗获得一次灌溉之后就会有不同的现象。虽然被灌溉的禾苗最终还是枯死了，但比未获得一次浇灌的禾苗要枯死得晚一些时间。这样看来，灌溉一次的好处实在不能轻视啊！可是世人常说，发一次怒不足以伤害性命，悲哀一次也无以危害健康，因而轻率地放纵自己的情绪。这样的做法，就好像不能认识灌溉一次的好处，甚至还盼望良好的谷子能从干旱的禾苗上结出来一样。可是，善于养生的人就不同了，他们懂得形体依靠精神才能健壮有力，精神必须借助形体才可以存在，二者缺一不可。因此，他们很注重神形共养，能做到神形协调统一，并懂得人的生机容易丧失，知道一次过失也会给健康乃至生命带来损害的道理。所以，他们注重修养性情来保全精神，安定神志来使全身协调，喜爱和憎恨都不寄寓于情感之中，忧愁和喜悦不留存在意念之里，恬静淡泊没有任何邪念。因而，机体内气机顺畅、心态平和，又加上习练气功，进食养生上品药，使形体和精神高度统一，表里之间相互协调。

农民采用粗放的耕作方法，一亩田能有 100kg 的收成就很满足了，并把这样的土地称作良田，这是大家的共识。可是，没有人知道采用精耕细作的方法，一亩田就能收获 1000 多 kg。然而，土地、种子都是一样的，只是种植管理的方法不同，收成的差别就有如此的悬殊。如果认为商人不追求 10 倍的利润，农夫不追求高产，这就是守旧不知进取的人的看法。

长期食用大豆会使人身体肥胖沉重，过多地吃榆树皮会令人昏昏欲睡，合欢皮可以使人消除愤怒，萱草能使人忘掉忧愁，这是愚蠢人和聪明人都知道的道理。大蒜一类的辛香食物吃多了会伤害人的眼睛，食用河豚可以引起中毒，因此人们不去饲养它，这些是一般人都知道的常识。虱子生长在头上就会由白变黑，雄麝常食柏叶就能产生麝香，生活在山区的人们都容易患瘿病，居住在秦晋一带的人们的牙齿就容易发黄。由此推理，可以得到这样的结论，凡吃下去的食物，都会对人的身体带来影响并产生相应的变化。难道大豆只能使身体沉重，却不能使身体矫健吗？难道大蒜及辛香的食物，只是损害人的眼睛使视力变差，就不能使眼睛变得明亮吗？难道吃枣过多就只能是使牙齿生出黄垢，却不能使牙齿变得坚固吗？难道雄麝食柏叶只能生成麝香，却不会使它产生腥臊气味吗？

所以，《神农本草经》中说，"上品药能使人延年益寿，中品药可以调理人的情志"，这种说法，确实是悟彻了生命活动的机制，并能利用它来辅助人体养生保健，使人得以延年益寿。而现在的人不明白这个道理，只知道五谷可以养生，不知道上品类药品更有益于健康。只沉湎于歌舞色情之中，眼睛被花花世界所迷惑，耳朵极力追求具有狂热的刺激音乐或靡靡之音，放任辛辣油腻的食品煎熬自己的脏腑，任由烈酒饮料刺激自身的肠胃，让芬芳之品侵蚀本体的骨髓，放纵狂喜暴怒扰乱自身的正气，容忍过度的思虑损耗自己的精神，任凭哀乐不节伤害本人的平和情绪。以人体这样渺小单薄的身躯，去抵挡来自多个方面的巨大的侵害，本来就容易衰竭的机体，竟然遭受内外夹击，人的身体又不是树木、石头，这样下去，人体能够坚持多久，这种状况下的人能得到长寿吗？

有些自以为是的人，不讲究养生，饮食不加节制，因而引发多种疾病，或贪恋女色而无休止，以致肾精枯竭，或外遇风寒侵袭，遭遇各种毒物伤害，往往人处中年，就会因此致使生命早逝。社会上的人都会嘲笑他不懂得养生，太不爱惜生命了。与此同时又哀叹其命短，怜其不幸。至于如何来保养身体，不违背养生的规律，以及对生命死亡始于微小损伤，由小损伤变成大的损害，由损害而演变到机体衰弱，由机体衰弱进一步发展而导致毛发斑白，毛发变白之后再进一步发展到机体的衰竭，最终机体由衰竭走向死亡，这个演变过程和变化规律是茫然不知的。中等智慧以下的人，遇此情况，还认为本来就是这样，说这种人的寿命就只有这么长。即使稍有察觉，也都是在发病之后哀叹悔恨，恨自己当初不该这、不该那，仍然不知道在发病之前，就应该采取养生的措施来预防疾病的发生。这种人就像齐桓侯身染致命的疾患，却责怪扁鹊医生高明的预见，一而再，再而三地拒绝扁鹊的治疗建议，最后错失了治疗的机会，以致病亡的故事一样可悲。还有一些人，已经感觉到病痛的时候，才当作患病的开始。不知道疾病的发生是从微细的损害开始，由潜伏到公开，由轻到重的演变过程，往往要拖延到疾病发展到严重的阶段才来进行救治，所以，造成很多无效的治疗或死亡的结果。生活在这样的环境里，他们与这些人进行交往，认知上很容易被同化，因而，也就和大家一样，只能享有一般的寿命。仰观寰宇，俯视万物，我看没有不是这个样子的。与符合大多数人的看法来证明自己的正确，与大多数人的看法一致而感到自我安慰，并说天地之间的道理，都是这样的了。这种人，即使听到些养生的事情，却凭自己的见识，断然否定，说养生能延长寿命是不可能的事情；中等智慧的人，听说养生的事情，则心存怀疑，行动之前还是犹豫不决。还有一些有养生保健愿望的人，想试探着进行养生，但却又不懂得从何入手。有的实施了服药养生的人，自己尽力服药，服了一年半载，既受了劳苦而效验尚未显现，于是，养生的志趣大减，并产生了厌倦的心理，导致中途停止养生。还有这样的人，对身体有益的事儿如小沟流水细细地渗进，对身体有损的事儿却如江河入海之洪流一样汹涌而去，如此这样，生命的透支太多，处于这种情境之中，怎能再坐等长寿的报应。还有的人，在实施养生的过程之中，一时抑制了情感，隐忍了欲望，舍弃了荣华富贵的念头，以求达到清心寡欲。可是，这些情感、欲望却时时在眼前浮现，所希望的长生目的还在几十年之后，因而，既担心失掉眼前的利益，又恐怕长远的目标不能实现。于是，养生的意志产生了动摇，是否坚持下去的思想斗争异常剧烈，加之外在的现实利益诱惑不断，内外两个不利因素的干扰，使其心神不安，眼前的利益与长远的利益之间的冲突更使得他身心受累，结果还是放弃了继续养生，导致养生实践再次失败。

养生之道非常微妙，人们可以从内心理解它，却难以凭眼睛看清它。譬如豫木、樟木要生长到七年后才能分别。以急躁的心情，去处理需要平静心态才能办好的事情，这怎么行？凭主观想象把养生的事情迅速搞定，期望近期就能见效，可是长寿的事情应验在遥远的将来，如果不能理解这个道理，不坚持下去，养生就没有能够成功的。

很多人认为养生无效验就不寻求养生之道。而那些寻求养生之道的人，又因为不能专心致志去做，结果半途而废。掌握养生一法一式的人，因为方法不全面而达不到预期的效果。单纯追求方术，服食丹药求长生的人，则误入歧途，反害身体。凡是以上这些不懂养生、半途而废、做法片面、服丹药中毒的人，期望达到享尽天年的，万人之中没有一个能够成功。

会养生的人就不是这个样子了！他心境平和，虚怀若谷，闲志少欲。知道争名利地位会损害德行，所以，弃而不争，并不是思想上贪求而在行动上强行禁止。懂得膏粱厚味的食物会伤害人的身体，所以毫不顾惜地不吃它，并不是内心贪恋而在行动上勉强克制。凡外界事物能增加心理负担的就不往心里去，精神情志特别淳朴单纯，胸怀开朗没有忧愁，心情平静没有杂念。他们又恪守养生之道，用平衡阴阳的方法来调养自己，做到顺从天地，服从自然规律，然后，服食灵芝一类的上品类药物辅养身体，饮用甘美的泉水来滋润脏腑，沐浴朝阳以增进健康，抚琴听曲以怡悦心神，清静无为，怡然自得，身体轻健，心境高远，忘掉欢欣反而快乐增加，摆脱生命的牵挂，反而可以使身体长存。像这样子坚持下去，就可以与羡门比寿命，和王子乔争寿年，如此会养生的人就可以达到以尽寿命之目的。为什么会没有这种可能呢！

本译文与网络上的译文略有不同，这是因为各自对原文的理解不同而造成的，大家可以互参。有如下 3 点说明：①在这里为什么将原文中的"记籍""前史"，直接用《列仙传》和《史记·秦始皇本纪》来翻译呢？按照译文前后互证的原则，本文中最后一句"庶可与羡门比寿，王乔争年"，这里所提到的羡门、王乔二个人的名字，据查，都属于神仙式的人物。羡门，出自《史记·秦始皇本纪》。王乔，出自《列仙传》，其中记"王乔，字子晋，喜欢吹笙作凤凰鸣声，为浮丘公引往嵩山修炼，三十年后升天而去成仙"。因此说，嵇康笔下的"记籍"和"前传"中的神仙，与后面的羡门、王乔二位神仙的出处高度一致，所以把"记籍"直译为《史记·秦始皇本纪》，"前传"直译为《列仙传》。②"滋味煎其腑脏，醴醪煮其肠胃……哀乐殃其平粹。"这些句子中的"其"字，有的译文是用第三人称"他"，笔者在译文中用的是第一人称"我"。这样把自己摆进去，能更加容易地引起对这些危害现象的重视，也增加了文学趣味。③在"惟五谷是见"的译文中，本人译成"只知道五谷可以养生，不知道上品类药品更有益于健康"，添加了后面一句。这是因为，这个句子曾经被嵇康的好友向秀误解过，向秀在他的《难养生论》中把它理解为"绝五谷……则未之敢许也"，并列举了许多例子，证实人不吃五谷是不成的，并反对嵇康这一说法。其实，嵇康是倡导药食养生的。他的本意是食物与上品类药物结合运用，这样养生的效果会更好，这个理解在嵇康的《答难养生论》中"既言上药，又唱五谷者……并而存之"得到印证。

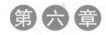

"导养得理，以尽性命"

嵇康把"导养得理，以尽性命"作为一个纲领性的问题提出来，其目的是言其重要并且提醒人们要重视养生，秉持正确的养生态度。可是，嵇康的这一论点千余年来颇受争议。反对这种论点主要来自两个方面：一个方面是唯心主义的反对，认为养生保健无用；另一个方面是现实主义的否认，认为养生保健无效。这两个方面的质疑引起了养生保健到底有没有作用，要不要进行下去的争议。围绕这两个争议，在此做些探讨。

第一节　有关养生保健的三种不同认识

一、养生保健无用论

持这种认识的人，认为人的寿命是由苍天、阎王、上帝、佛祖支配的，不是通过养生保健可以延长的，自然就不会接受养生保健。

古代人，信奉天神并创造了神文化，对于寿命，至今还可以听到诸如"寿命是由天注定""生死由命、富贵在天""阎王爷主人的生死""阎王爷在人未出生时就先注定了死期"等，这些言论或多或少地影响着当代人。在农村，特别是在老年人当中，活了七八十岁，一旦患病，便自认为是寿限到了，天老爷要召回去了，不少人主动放弃了治疗，错失了救治机会而导致不应有的早死。

随着佛教、基督教等宗教的传入，一部分国人便把佛陀、上帝、耶稣作为自己的精神支柱和崇拜的偶像。信奉这些宗教的弟子认为教主、天神、佛陀的力量是无限大的，只要虔诚地信主、信神、信佛，他们就会保佑自己。他们亦信奉病由孽障所生的说法。人生了病，无须治疗，只要好好忏悔，取得主、神、佛的谅解就能痊愈。纵使疾病痛苦难堪，或者病情危笃，他们仍认为此是魔鬼在作祟，只要祈祷神主降魔或佛陀施恩，便能化险为夷。有的患者病情危重，仍然拒绝救治，本可以经治而愈的，却白白枉死了，至死还不悟迷信害命的事实！

还有些人，对佛学的基本精神不了解，不能智信，而是陷入一种迷信的状态。

天天念佛诵经，求佛接引他到西天极乐世界去享受来世的天堂生活。在这群人当中，他们把肉体视为人的躯壳，认为这个躯壳可有可无，只有人的灵魂是永恒的。所以他们把往生西天作为一种最高尚的追求，期盼把灵魂送到西方世界，因而躯壳肉体在尘世间多几年、少几年一个样。有了这种思想的支配，他们就不期盼长寿，更不会主动去养生保健。

二、养生保健无效论

持有养生保健无效论者大有人在。这种人基于对现实的观察，发现现实生活中的人生存百年都是极为少数的。而嵇康提出导养得理至少可活几百年，大家难以置信。嵇康的好友，向秀就曾撰文《难养生论》批驳嵇康说："若性命以巧拙为长短，则圣人穷理尽性，宜享遐期。而尧舜禹汤，文武周孔，上获百年，下者七十，岂复疏于导养邪？顾天命有限，非物所加耳。"这段话的大意是：如果性命之事可以通过保养而获得延长，那么先圣帝王及周公孔子，他们都懂得养生的道理也有条件去做，本应达到天年的呀！那么他们当中长寿的达百岁，少的才七十岁，这难道是他们疏忽了养生造成的吗？不是的。因为人的寿命是有限的，不是外来作用可以延长的。

当下网络里也出现类似的质疑声。如说健美操可延年，而健身教练马华壮志未酬，明星陨落；娱乐可以长寿，而笑星侯耀文 59 岁就谢世了；医生懂养生保健，但英年早逝的医生也不在少数。这一切，都困惑着人们，养生保健到底有没有效果？能不能延长人的寿命？抱着这种思想认识的人，对养生保健的积极性就不会高。有些正在进行养生保健的人，受到这种思潮的影响，有可能会变得消极，甚至中止。

三、养生保健有效论

持这种认识的人认为养生保健对人们的身体健康、延年益寿是大有裨益的。嵇康的《养生论》是那个时代的代表作。曹操在《龟虽寿》中，"神龟虽寿，犹有竟时；腾蛇乘雾，终为土灰……盈缩之期，不但在天，养怡之福，可得永年"，就表露出人的生命长短不在于天，更在于保养。现代人，尤其是知识分子，对养生保健在健康和长寿方面的作用深信不疑。因而，他们会主动地学习养生保健知识，并付诸实践。有一批新同志尝到了养生保健的甜头，有一批老同志获得了健康长寿的回报。

第二节　践不践行养生保健的区别

持养生保健无用论者，他们实际上是处于一种原始的或称为本能的求生状态。

他们对维系生命的衣、食、住、行、精神愉悦等需要还是有要求的。但是这类人不会主动采取干预措施来进行养生保健，也不会参与社会群体的养生保健活动。他们将生命的延续交付于苍天、神佛、教主。因而，他们没有生命的期望值，活多久算多久。生病时有的不会积极地求治，病危时甚至有人放弃抢救，坐以待毙。因而枉死者不少！

持养生保健无效论者，他们总觉得嵇康的这个论点只是根据史料记载，没有亲眼所见。而现实生活中，百岁的长寿老人都非常少见，因而怀疑嵇康的说法有问题。再者，帝王们寻找仙丹灵药、遍找养生术，期盼延年，却都未能如愿。有人统计302位皇帝，平均寿命才44岁。养生保健专家们的寿命也如同常人一样没有特别之处。因此，这类人不会主动去进行养生保健工作。纵使被人劝导去参加一些养生保健活动，一旦遇到阻碍，便会主动放弃。所以，这种人导养不可能深入，故会出现嵇康《养生论》中说的"驰骋常人之域，故有一切之寿"。

持养生保健有效论者，他们的做法就不同。他们会主动地学习养生保健知识，采取多种干预措施，改变不良的生产、生活习惯，并且会不断地总结经验教训、研究开发养生保健的新理论、新方法。这类人懂得天年的概念，明确长寿的目标，并会锲而不舍地追求它。这种人比起前两种人来说，对长寿更有信心和决心，也会克服困难，具有渡过危机的勇气和毅力。结果自己不但可以获得增福添寿的效果，还会促进整个社会的进步。

当今社会，不懂养生保健的人占比不少，尤其是中青年人，他们觉得自己身强力壮，很少生病，因此，忽视养生保健的现象相当普遍。在老年人群中，主动养生保健的人数占比较高，但是真正有系统理论指导、有明确养生目标的养生保健的人数不多。要提高国人平均寿命，全社会各个年龄段的人群都要行动起来，积极参加到养生保健的行列，进行系统的理论学习和实践。

举两个例子来说明一下养生与不养生的差别。

例一是笔者出诊看过的一个患者。这个患者家境贫困，先学泥工手艺，勤学苦练，很快出了师。出师后干起活来没日没夜，攒了不少钱，结了婚，生了两个儿子。这期间，他自己动手建造了一幢砖混结构的楼房，没有请一个小工，就是夫妻俩夜以继日地劳作一年，终于盖起了房子。由于长时间体力透支，加上生活的俭朴，小伙子身体清瘦，面无华色。建造好了住房之后，又转到外地去打工，一个人干两个人的活，拿双份工资。别人劝他注意休息，他回答说，目前经济还不宽裕，欠着债，苦干几年后再说。这一年春节，他回到了家，一般人都会利用这个时间好好休息一阵子，而他却闲不住，从十几千米之外的家乡，驾驶着摩托车到县城去做临时摩的生意。按照传统习惯他也该串门走亲戚，他却采取起早到亲戚家，放下礼物，又去县城干他的摩的生意，风雨无阻。有一天，寒风夹着冻雨，衣着单薄的他，感到不胜寒凉，回家后畏寒发热、身子骨痛、不想吃东西。他不得不躺下休息，仍未就医，而是叫老婆煎熬了些姜汤、豆豉水渴了。第二天不见好转，才去县城某医院就诊，医生发现其全身皮肤、巩膜黄染，精神很差，遂建议他去省城医院诊治。到了省城医院，做了一些化验，随即他就进入神志不清的状态，医生诊断为重症肝炎、肝昏迷，次日呼吸、心跳就停止了，从起病到死亡不到 1 周的时间。从这个患者患病的过程可以看出，他的去世与他过度疲劳、免疫力极度低下有关系。如果他懂得养生保健知识，知道劳逸结合，就不会如此透支体力，机体的免疫力也不致变得如此脆弱，更不会把健康和生命摆在金钱之后。

例二是中央电视台《向经典致敬》栏目介绍的一位知名女艺术家。她已 96 岁高龄，一生先后患过 4 次大病，做了 7 次手术，而且其中包括癌症手术。她中年丧夫，老年失子，遭受的身心打击是常人难以想象的。但她以顽强的毅力挺了过来，以乐观的心态面对现实生活。她有自己的养生保健方法，并一直坚持执行。

一个是不懂养生保健或者说忽视养生保健的年轻人，一个是懂得养生保健的高龄人，两个人的体质基础，肯定是年轻人占优势，要说疾病的性质，一个是急性，一个是慢性，疾病的危害性，同样都是致命性的。可是，两个人平时对养生保健的认识、做法、毅力就大不相同，其结果完全相反。一个去世多年，一个至今仍健康地活着。这就是养生与不养生的巨大差别。

第三节　延长生命的路径

导养得理是通过什么路径使生命得以延长呢？主要是通过以下四个方面得以实现。

一、有享尽天年的理想

养生者，知道人的天然寿命是几百年至千余年之间，就会把这个目标当成理想，便会想方设法，锲而不舍地追求它，就会主动地调理机体功能状态，改变生存环境，调理阴阳平衡，如"知名位之伤德，故忽而不营；识厚味之害性，故弃而弗顾"。有养生保健理论指导的人，懂得人生的意义，会格外地珍惜生命，把生命定位于个人、家庭与社会之中，在遇到险情或濒临死亡威胁时就会想到，求生不是个人的苟且偷生，而是家庭及社会的需要，争取活下来是个人对家庭社会履职的需要。另外，有了天年这个标准，人们就会发现，当下我国的平均寿命是 77 岁，虽然较新中国成立初期有了较大幅度的增长，然而，距天年还相差很远，纵使有的人寿命在百余岁，离天年寿命同样还很不够。因此，养生保健的路还很长，寿命延长的空间还很大。养生者也深知天年是个理想目标，人类不可能在短时期内实现这个目标，目前只能先追求长寿的目标。按照现有的条件，把人的生命期限定格在活过一百岁，这是一个可望而又可及的期望值。有了这个近期的目标，人们就会有信心地实现它，再不会受"人生七十古来稀""七十三，八十四，活着没意思""七十三,八十四，阎王不叫自己去"等旧观念的束缚，患病时也会积极地寻求治疗，哪怕病情危笃，也不会轻言放弃，更不会当面对一些疑难杂症、久治不愈的疾病时做出轻生的选择。

这个长寿目标，需要全社会达成共识。否则，一些患者的亲属和医生，很容易受旧观念的束缚，对身患重病的耄耋老人，缺乏积极地帮扶和救治他们的信心，从而使这些高龄老年人失去社会的救助，使一些本可以救治的患者，因失治而早死。这是影响人们享尽天年的一大障碍。笔者就曾治疗过一位 93 岁的男性患者，因大面积心肌梗死、并发心源性休克、肾功能衰竭，经 ICU 抢救 1 天后，病情恶化，医院要求转院或回家。回家后，请余诊治，经中医药治疗 4 天后，患者血压上升，开始自主排尿，可以进食，又经过 10 多天的调治，便可以下床活动，饮食正常，恢复到病前的样子了。这个例子说明中医药治疗急症、危重症同样行，同样有特效，还可以说明，对任何危重患者都不要轻易放弃治疗，成功往往在坚持一下子的努力之中。

二、有预防为主的理念

养生者懂得"亡之于微"的道理，并会采取"慎众险于未兆"的措施，尽量做到趋利避害，防患于事发之前，这样就增加了安全系数，可以减少伤害事故的发生，从而保障了人体的健康。例如，养生者劳动中就会注意劳动安全知识的应用，做好事故的防患工作，有备于先，就可以减少生产事故的发生。在饮食中，养生者就会注意食物的合理搭配，使营养素全面摄入，防止因进食不当而造成营养不良或营养过剩的现象；讲求食材新鲜无腐坏，煮熟煮透，减少因食品质量不合格或半生半熟的食品带来的胃肠疾病或食物中毒；吃时细嚼慢咽，凉热适宜，饥饱有度，一日三餐，按时进食。这些措施可以防止进食不当导致的噎阻、胃肠道的损伤以及消化系统疾病的发生。在尚未发生疾病之前，接种各种疫苗或采取针对性措施，可以有效增加机体的免疫力，减少传染病和地方病的发生。

三、用中、西两套医学知识为健康长寿保驾护航

我国既有传统的中医学养生理论和方法，又有西医的理论和实践。西医引进后，预防医学及保健学已经形成了自己的体系，并发挥着积极有效的作用。因而，养生保健的理论与实践已经步入中西医学结合的轨道。在我国的养生保健事业中，既有注重形体的健身运动，又有静以养神的传统理念；既有食物营养成分的检测，又有中医学食物属性的分类；既有中医学的宏观调控，又有西医的微观定量。中医的未病先防、既病防变与西医的三级预防，对于预防和治疗疾病、保障健康以及益寿延年都有异曲同工之妙。把中西医两套理论以及实践方法、措施结合在一起，可以起到优势互补的作用，并将产生独特的养生保健效果，对于人类接近天年寿命的

目标将更加有利，可以预料这种做法和效果将会引领全球的养生保健事业。例如新型冠状病毒肺炎，在西医尚未研究出特效抗病毒药物之前，仅仅是对症处理，死亡率偏高，而中国利用中医药辨证施治，取得了良好的疗效。笔者曾诊治过一例经上海某医院确诊为木村病的男性青年，经激素及放射治疗后，出现口腔黏膜溃疡，因疼痛不能进食，日渐消瘦，去上海医院复诊，专家告诉他，这是使用激素的副作用，但是停用激素，木村病又会控制不住，若继续使用激素，口腔溃疡又治不好。在这种难以取舍的矛盾之中，专家给出了一条路，建议患者去找民间中医看看。患者回来后找到笔者医治。笔者从医几十年，从来没有诊治过此种疾病，更谈不上经验，于是按照中医辨证施治的原则，确定证型，拟好治则，选好处方，配好中药。4 周后，患者口腔溃疡痊愈，木村病症状随后消失。经过 6 年的观察，患者病情没有复发。这两个例子说明中西医的互补很有必要，中西医结合的方向要坚持。中西医的结合不仅对疑难病症有效，对养生保健同样不可或缺。

四、有一套科学的完整的养生保健理论和方法

嵇康《养生论》提到"守之以一""神形相亲""养之以和"三大养生原则及"蒸以灵芝，润以醴泉，晒以朝阳，绥以五弦，又呼吸吐纳，服食养身，修性以保神，安心以全身，使神形相亲，表里俱济"等具体措施，在个体的养生保健层面是较为全面的，可资借鉴；西医的预防接种，健康体检，膳食指南，分不同群体、不同的生长发育阶段采用不同的养生保健方法和措施，针对性很强，适宜在社会层面上推广。随着中西医的结合，养生保健的主体也从个体层面向家庭层面、社会层面融合。这样把个体纳入社会之中，利用社会的力量，来为养生保健服务，自然效果是最佳的。

有了享尽天年的理想并为之努力实践，加之有预防为主的理念和中西医两套理论知识的加持，有一套科学的完整的养生保健理论和方法，若能持之以恒，养生保健的效果一定会显著，人们期盼的享尽天年的目标也可以提前实现。

第四节 "以尽性命"的要领是防止病理性衰老

前面讲过，加弗解剖托马斯·佩普的遗体时发现 152 岁的人各组织器官都没有衰老的迹象，说明人的生理性衰老是可以控制的。而现实生活中的人，几乎全是病理性衰老而导致死亡。笔者有一位小学时期的同学，39 岁时猝死于宾馆，尸体解剖之后，发现死亡原因是大面积心肌梗死，造成心脏骤停。而本村一位姓易的大妈，104 岁时心脏仍然正常工作，至 105 岁时因股骨颈骨折并发症而病故。这两个例子说明：同样是心脏，受损患病的年龄差异很大，行不行养生保健，寿夭的结果截然不同。

前不久，笔者在公园散步，遇到一位熟人。本来笔者与他是相识的，平时见面都会打招呼。这次笔者跟他打招呼后，他毫无反应，径自往前走去。他爱人忙着解释说："我老伴患了老年痴呆，从81岁那年开始的，已经3年了，认不出人来了，别怪他，我每天陪着他，这几年就是这么过来的。"出于职业的敏感性，笔者立即联想到另外一位熟人。他不到70岁就患了老年痴呆，一次外出迷路了，亲属们四处寻找，几天后才发现他死于郊外。这两个老年痴呆的病例给人两点启示：其一，老年痴呆虽然说是老年人的一种常见病，但也不是所有的老人都必定发生。即便是遇到同样的致病因素，每个人的发病年龄相差也很悬殊，那么通过干预措施，如进行养生保健主动预防，或许可以延迟发病或者不发生这种病。其二，就是患了同样的疾病，有家人的陪护与无人照顾者的结果是不同的。所以，预防和治疗病理性衰老是延长生命的关键。

如何来防止病理性衰老呢？主要通过两个途径。

一是积极地养生保健。基本原则前面已经阐述了，具体的方法措施后面还会详细论述。刷牙，可以减少食物残渣在牙缝里的残留发酵而引致的牙质腐蚀，从而保护牙齿，减少牙病，避免牙痛；做眼保健操，可以有效地防止近视眼；经常的体育锻炼，可以增强人们的体质，提高机体抵抗力，减少感冒的发生，纵使生了病也容易康复；加了碘的食盐对预防地方性甲状腺肿取得了明显的效果；改变食腌菜的不良习惯，食道癌的发病率可以明显下降；接种了疫苗，获得了免疫力，许多传染病就不会发生；避孕套的应用对控制性病及预防艾滋病的传播有显著的效果。如今随着"蓝天保卫战"的开启，空气清洁度明显好转，雾霾天数明显减少，空气污染得到控制，呼吸道疾病也随之减少。新农村建设使农村的卫生状况得到了比较彻底地解决，农民的健康水平明显提高。

通过下面一组数据的对比，略加分析推理，就可以说明养生保健有利于生命的延长。人均寿命值的变化与养生保健工作的成效是呈正比的。人均寿命值越高说明养生保健工作越有成效，反之，人均寿命值越低，养生保健工作就越落后。1953年，我国的人均寿命值是53岁。到2015年，国人的人均寿命值提高到76.34岁。62年来，我国人均寿命值提高了23.34岁，这个成绩是骄人的。这是通过几十年来的全民爱国卫生运动，除四害，推广普及卫生健康教育，推行计划免疫，预防接种疫苗，防控传染病，普查普治地方病，有效消灭烈性传染病及部分乙类传染病，减少传染病、地方病的发生率、病残率、死亡率，增加医药供应，重视医疗保障工作、改善缺医少药的状况，发展社会经济，改善人民生活水平，开展全民体育运动，增强人民体质等综合措施取得的成果。这一事实说明养生保健工作对人类生命的延长具有无可争辩的作用和效果。

二是使用中医药治疗所谓的"亚健康疾病"。"亚健康"在中医人的眼里，就是疾病。患者有症状，中医"四诊"可以发现征象，有证可辨，有方可用，有药可治，症状消除快。有些"亚健康"的症状往往是许多疾病的先兆。如老年人的头昏，往往是脑缺血的表现，有高血压病史的人往往伴有脑血管硬化，这种头昏还往往是脑梗、脑出血的先兆；四肢乏力、精神疲惫是气虚的表现，这种人机体免疫力和抵抗力都是低下的，容易被肿瘤致病因子击中，患肿瘤的概率上升。西医认为一些退行性改变的组织器官疾病是不可能逆转的，但笔者通过大量的临床实践，有足够的病例证明：中医药是可以将许多病理性改变逆转为正常的。如老年性膝骨关节炎、半月板损伤、关节软骨损坏、部分冠状动脉阻塞、神经受压导致的肌肉萎缩、中风后遗症、受损脑神经的恢复、肿瘤组织的缩小等，这些病都是可以通过中医药治愈或改善的。中医药用自己的效能证明了《黄帝内经》之中的那句名言："言不可治者，未得其术也。"

第五节 "以尽性命" 贵在坚持及多管齐下

人类在生存繁衍的过程之中，发现某些食物食后可以增强体质，减少疾病发生，遂由偶然获得变为主动摄取，食养起源便由此而来。旧石器时期，火的发明和利用，改变了先民的食性。由于先民长期采集、狩猎于森林之间，听百鸟之鸣，闻山间松涛之声，观飞禽走兽之姿，随而模仿之，这便是音乐、歌、舞、体育养生的发端。先人们通过不断的探索、实践、总结、提高，把一些行之有效的，被实践证明了的，有益于防病治病的方法措施、药物，通过口口相传和文字记载的形式传承了下来。这些来源于生活，出自实践，经历了无数人的亲身验证留下来的养生方法措施，实为至宝！人们仍然需要继续应用。养生保健不要拘泥于一方一法，要多样化，全面发展。同时，要一直坚持下去。嵇康在《养生论》中说"纵闻养生之事……中路复废"，指的是有些人经过一年半载的养生保健实践，觉得效果不明显，继而终止，这样就不能收到应有的效果。人之一生，长短不一。养生保健事宜应贯穿在人的一生之中的各个时期、各个环节，有一天的生命就需要保养一天，只有当生命活动停止了，养生保健才可以告结束。因此，养生保健工作要持之以恒，贵在坚信一个理念——养生保健有利于健康长寿。牢记一句话："我定能在养生保健之中获得长生"。

综上所述，嵇康的"导养得理，以尽性命"的立论是符合客观规律的，是可以被接受和效仿的。

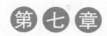

"世皆不精，故莫能得之"

稽康提出，"导养得理，以尽性命，上获千余岁，下可数百年"，可是现实生活之中的人，就不能享受如此长的寿命。这是为什么？稽康的回答是"而世皆不精，故莫能得之"。意思是世上的人对养生保健都不精通，所以不能享受很长的寿命。这样看来世人的"不精"成了妨碍享尽天年的主因。因此，对"不精"二字需要认真研究和仔细诠释才是。

参考稽康的《养生论》及《答难养生论》两篇文章，可见稽康笔下的"不精"是指：人们对养生保健的道理不懂，不能正确运用养生保健的方法措施；以及外界条件对养生保健工作的制约；或者懂得养生保健的道理及养生术由于各种原因而弃而不做。下面就分节来讨论。

第一节　魏晋时期养生保健的"不精"

养生保健是以保障健康、益寿延年为目的的一种主动的干预行为。在这种行为付诸实施之前，它和做其他任何事情一样，首先思想上必须有一个明确的认识，在此认识的基础之上产生出行动方案，有了方案才会付诸行动。对养生保健的认识各有不同，不同的认识就会产生不同的作法。认识、作法存在的偏差，就构成了稽康所谓的"不精"。这种"不精"可以概括为五个方面。

一、不懂养生保健知识，养生保健工作无从下手

人生来具有一定的求生本能，如觅食是为了饱腹，穿衣为了保暖，住屋为了避雨或防止其他生物的侵害。但是更多的深层次的养生保健知识，人不可能天生就懂，必须经过学习而获得。获取养生保健知识需要具备一定的条件，如文化基础、教师传授、社会推广等，如果缺乏这些条件，人们只能停留在一些求生本能的水平之上。对养生保健的系统理论一窍不通，故难以采取主动干预措施，对养生保健无从下手，更无法去实施科学的行之有效的养生保健方法，这群人只能享有一定期限的寿命，当属"不精"的第一种人。

二、了解部分养生保健知识，容易以偏概全

这种人对养生保健知识有部分了解，但看问题往往不全面，很容易拘泥于养生保健的一方一法，往往认为养生保健知识只有这么多，无非是运动锻炼，吃得饱、睡得香，心态放宽，少管闲事，戒烟限酒，除此之外，没有什么深奥的，因此容易故步自封，不愿意接受更多更好的养生保健理论及方法措施，很容易固执己见，以偏概全。这种人，正是嵇康所说的"自用甚者"。"自用甚者"自以为是，拒绝接受养生的道理，不讲究养生的方法，不会按照养生的要求去行事。他们饮食时不会加以节制，因而导致多种疾病从口而入；贪恋女色无休止，以致肾精枯竭，未老先衰。他们更不知"亡之于微"的道理，不懂得要"慎众险于未兆"，任风寒侵袭或遭受各种致病物的侵害，往往英年早逝。有的至死也不明白为什么会如此早衰，这也是"不精"之表现。

三、懂得养生保健知识，但不能持之以恒

这种人了解养生保健知识，但不能持之以恒，坚持到底。如有的人明知吸烟有害身体健康，按照养生保健的要求就应该彻底戒烟，于是起意戒烟，讲好吸完这几包香烟就开始戒烟，但左一次几包，右一次几包，几包又几包，结果还是放弃了戒烟。有的人几次戒烟，一次戒烟时间达到数月或半年，后来还是经不起诱惑，复吸了。又如运动锻炼，大家都知道生命在于运动，运动锻炼能够增强体质，增加抗病能力。可是几次运动锻炼下来，他们全身肢节酸痛不适，或遇到天气寒冷，觉得野外还是没有被窝里舒服，天热时运动锻炼一身汗水，热得胸闷气促，还是不如空调房内舒适，于是，找个借口，别了运动锻炼。这些被舒适、诱惑、厚味、名利而放弃养生保健的人不少。还有的人认为，物诱就在眼前，而长寿的效果在几十年之后，心存疑虑，既恐失去当下的好机会，又担心长寿是否能够到来，权衡再三，结果还是图眼前利益，放弃了养生保健，半途而废。这也是"不精"中的又一种表现。

四、纵情放欲，造成心身伤害

人有七情六欲。喜、怒、忧、思、悲、恐、惊七种情志构成了七情。七情本属不同的七种情绪表达现象，若不加以节制，表达过度则对身体带来伤害，详见二十二章"认识病因是养生保健之要务"。六欲的内容各个学派说法不一。从养生保健角度来看，求生欲、食欲、睡欲、性欲、求知欲、交往欲可以作为人类生活之中的六种欲望。这六欲也是六种合理的生理需求。但是，某种欲望过分强烈，或超过人体正常需要则成为机体的负担，或虽然欲望不强烈，但不是通过正常的途径而获得（如为满足性欲，采取强奸的做法），这两种情况都会产生祸害。嵇康在《养

生论》中列举了"声色是耽，目惑玄黄，耳务淫哇，滋味煎其腑脏，醴醪煮其肠胃，香芳腐其骨髓，喜怒悖其正气，思虑销其精神，哀乐殃其平粹"，就是说，一个自然人，在遇到外界声色、滋味、醴醪、香芳等物诱时以及处在喜怒、思虑、哀乐的七情之中如何把握好适宜的度，这是养生保健工作之中一件至关重要的事情。如果适度的话不会损害机体健康，反而可以使身体受益；如果纵情放欲，乐此不疲，过度贪食、贪色，过喜、过悲将会给机体带来损害，影响人的寿命。正如嵇康所言：人的身躯不大，而侵害者众，内外夹攻，身子不同于木头、石头，怎么能得到长久的生命呀！这又是一种"不精"的现象。

五、养生保健方法单一

养生人如果不能杂合以养，不能采取综合施策，不能做到个体、家庭、社会三者相结合，只注意个体的养生保健，效果是不好的。在个体养生的层面上，如果只注重形体的锻炼，认为只要骨骼健壮、肌肉发达，体质就强壮了，身体就健康了，人就能长寿了，怀有这种看法的人推崇"生命在于运动"的宗旨，往往通过跑步、拳击、步行、各种球类、体操或借助健身器材等方法来锻炼身体。但是若忽视神形共养，对静养不感兴趣，把调心养神根本不当一回事，结果，形体是结实了，外表看似强壮了，但心态情绪就不会沉着稳重，遇事就容易急躁，人的欲望得不到敛止，世事亦不能洞达，神躁于内，形伤于外，神形不能相济，久之灾祸起，高血压、心肌梗死的发病率较高，有损人的寿命。嵇康在《养生论》中用出汗、食、睡、梳头、饮酒、怒等这些日常现象举例来说明神与形的关系如同国君治国理政一样，君昏于上，国乱于下，强调了精神意志对于形体具有主导的作用，提出养生保健需要神形共养，达到神形相亲、表里相济的状态才是养生保健所期望的境界。还有的人只知五谷为养，不懂得辅以药物养生。在养生保健措施方面，有不少的人主张"食养"，认为"药疗不如食疗"。从食物与药物的副作用、费用支出等角度来看，当然食物能解决的问题比用药物显然要好得多，可是不能一概而论，因为绝大多数的疾病还是需要药物才能治愈的，食物取代不了药物。要知道，先人在长期的生产生活实践之中，都是使用食物调养人的身体，可是当发生了疾病之后，这些食物不能奏效，于是才发明了药物，药物就有它的偏性，正是这种偏性才能治愈疾病。嵇康更遵从《神农本草经》中的"上药养命，中药养性者，诚知性命之理，因辅养以通"，特别提出，将上品中药材作为养生保健的辅助品很有必要。现实生活告诉人们，我们的祖辈都是以五谷为养，为什么不能够享尽天年呢？西医学科学研究的结果也证明，人的死亡绝大多数都是因病而引起的，组织器官的衰老绝大多数也属于病理性衰老。中医药有干预病理性衰老的作用。因此，要想享尽天年，忽视中医药这一块是难以实现的。

但也有人偏寓于"静养"。这类型的人主张"静以养神"，认为神为人的主宰，神安则体健，平时注重练静功，如面壁、打坐、辟谷、禅定等。嵇康在《答难养生论》中说，有人认为自己的修行超过曾参，胸怀仁义，守中庸之道，心中无大的牵挂，便认为自己对仁义的道理已经认识得很透彻了。在日常生活之中，他们不随意喜怒，心平气静，认为如此就应该得到长寿，可是仅注意仁义，守中庸之道，心平气静就可享以天年了吗？嵇康认为这样的事例还没有听说过。还有人认为，不谋求名利地位，心性如同高飞的鸟，或运用智慧去抵御世俗的诱惑，不生祸事，坚持自己的养生志向，这样就很好，就一定能长寿，嵇康认为这样的养生方式其实与乡间老人们的做法一样，通过这单一的养生方法，其养生效果都值得怀疑。还有人认为不和大家在一起，独自一人安心保持纯和之气，服食五谷、灵芝，这样就能长寿，其实这样的做法对达到天年的作用也不大。还有的人储备良药服用，调和阴阳之气，并能内视，做到返璞归真，内心于静僻之处，运气于天体之间，就一定能长寿。除此之外，各式各样的方法措施，举不胜举。这些养生方法，都可以延年益寿，但宜合并使用，不可顾此失彼。犹如一辆车子的四个轮子，缺一不可。

养生保健的内容贯穿人类的生活、生产、社交各个方面，与人类的一切社会活动有关，涉及个体、家庭和社会三个方面，涉及多学科、多领域。它是一个系统工程，需要全面系统、持之以恒地进行，才可能收到显著的效果。对于这样一个系统工程而言，采用简单的一方一法或将几种方法措施联合起来施行显然是不够的，达不到最佳的养生保健效果。

第二节　现代养生保健的"不精"

上一节的"不精"现象是嵇康《养生论》中所谈及的，它反映出作者所处时代人们的认识和做法。在当今社会里，现代人的养生保健也有许多新的"不精"，在个体层面，由于主观原因造成的表现如下。

一、不懂得养生保健知识的人太多

少年人，处于生长发育初期，刚参加启蒙教育，对养生保健知识不懂情有可原，本身他们处于长辈们的呵护之中。中青年人或忙于学习，或忙于工作、生活，对学习养生保健的热情不高。他们自认为年轻，身体处于生长发育和壮实的阶段，身体好，很少生病，无须额外的养生保健。老年人当中，只有一部分人会主动进行养生保健工作，真正能掌握系统的养生保健知识并能综合全面地实施养生保健方法措施的人少之又少。从整体来看，养生保健的宣传教育、推广应用还有很多的工作需要努力去做。

二、不按时作息，生物钟紊乱

电的发明，解决了照明的问题，夜同白昼，人们的夜生活丰富了。手机的普及，数字技术的运用，网络的沟通，方便了通讯、交易、查阅资料等，但同时开发的游戏、赌博软件使相当多的人沉湎于网络的虚拟世界里。这样不仅影响了学习、生活和工作，也给身体的健康带来了不良的影响。笔者就遇到过三位女生，一个是本科毕业学生，一个是硕士研究生，搞建筑设计的，另一个是新西兰留学的归国生。她们当中一个是因月经不调，另一个是因婚后二年未孕，还有一个是月经周期紊乱伴痛经而来就医的。问诊中发现她们有一个共同点，就是晚间睡觉都是在 0 点之后进行的，有的是因看手机、玩游戏，有的是因工作忙。这样一来，该休息的时候没有休息，长时间如此，人体的生物钟受到干扰，内环境不稳定，内分泌系统的功能也紊乱了，于是就有月经不调、痛经等疾病，重则不会受孕。

三、吸烟、吸毒对生命危害甚大

吸烟、吸毒对身体的危害可以说人人皆知，可是那些烟民、瘾君子却明知故犯。吸烟者的肺癌发病率显著提高。吸毒者，个个骨瘦如柴，没精打采，一旦停止吸毒泪涕交流，抓耳挠腮，惶惶不可终日。这两者实属"大不精"。劝戒烟，禁止吸毒，国家的宣传力度不可谓不大。香烟禁止打广告，香烟盒上强制要求必须印有醒目的"吸烟有害健康"的提示语，并采取提高香烟售价来抑制吸烟率，可是收效甚微，烟民人数没有明显的减少。对吸毒者进行强制戒毒措施，对制毒和贩毒分子从严惩处，课以刑罚并动用死刑来威慑，但这么多年下来，吸烟、吸毒者仍然存在。究其原因，吸烟者还是没有看到吸烟立即毙命的后果，而香烟对健康的危害若干年之后才能显现，为了应酬、为了过把烟瘾往往戒而不断；而吸毒者为了一时之欣快，宁愿付出生命的代价。因此，控烟、禁毒还需要加大力度，严格执法，继续努力，才可能把这种"不精"的现象消除掉。

四、生活方式、社会潮流沿着不利于养生保健的方向发展

当前，人们对高水平生活的向往已成为一股社会潮流。图享受、顾眼前，超前消费、过度消费已经成为大多数中青年人的一种选择。其中有一部分人，还本付息的压力不小，这群债务缠身的人，心情何来轻松愉快，何谈修性养神、安心全身。这对于他们的身心健康影响不小。

现代人的生活方式与魏晋时代的人相比，可以说是大相径庭，尤其是对欲望的放纵，有过之而无不及。可以用这样一首诗描述这种人："一日三餐加夜宵，生猛海鲜多烹调，膏粱厚味酒浸体，外加骄女活逍遥"。这种人整日沉浸于歌舞色情之中，眼睛被花花世界所迷惑，耳朵极力追求狂热的刺激音乐；还有的人放任辛辣、油

腻食品侵袭自己的脏腑，任由烈酒、饮料刺激自身的肠胃，导致慢性胃炎、肠炎、"四高"（高血脂、高血糖、高血压、高尿酸）、癌症等疾病的发生；也有人道德滑坡"饱享灯红酒肉味，榴裙衩倒醉春归"；还有人贪财成性。这些情况，尽管发生在少数人身上，但对社会的影响却不小，这样的生活方式正沿着不利于养生保健的方向发展，很有必要引起大家的重视并加以纠正。

娱乐过度也是一个不容忽视的问题。打扑克、搓麻将娱乐怡神，本是件对养生保健有益的好事，可是有些人娱乐过度，通宵达旦，劳命伤神，甚或赌博，关门闭窗，烟雾缭绕，伤风败俗，违纪违法，损害健康，危及性命！

时髦穿着亦不利于养生。现代人穿高跟鞋，整个人体的重心支点、运动姿态都发生了很大的变化，内在脏腑的稳定性受到挑战，外在可见步态不稳，容易摔跤或脚扭伤。衣裤的穿着本来是以不破不脏、适时适身为标准，可是当下是以露膝露肩、破破烂烂、参差不齐为美。殊不知，肩关节、膝关节有关节腔，关节腔内有关节液，这些液体最容易受外界气温的影响而变热或变凉，如果受到寒冷的刺激，久之容易导致关节炎、关节软骨损害。

现代人睡觉时讲究越软的垫子越舒服，却不懂这种过软的席梦思床垫，改变了人体休息位时的五个支点，因而导致腰椎间盘突出症的患者明显增多。还有短袜，尤其是便宜的丝光袜，为了不掉落，设置了一圈较紧的束带，一天下来，在踝关节的上方有一道深深的勒痕，勒痕的下方脚背甚至出现水肿。这样的袜子明显阻碍了下肢浅静脉的血液回流，使浅静脉内血液瘀积，这种瘀积是形成血栓的直接原因，如果这种血栓没有被及时溶解，就会出现肺栓塞、脑梗死、心肌梗死等危及生命的疾病。因此，呼吁朋友们别穿这样的袜子。放到养生保健的整体上来看，这些看起来不起眼的小事，潜在的危害性不小，不可轻视，应当加以改进。否则，过多的这种"不精"现象的叠加会造成：意欲长寿，"莫能得之"。

五、不愿干重活，体质下降，免疫力低下

现在的年轻人，不愿意参加体力劳动，种田的人很少，学手艺的人更少，更不愿意干苦力活，留在农村务农。进城干脏重活的大多数是50后、60后的人，70后的人就很少了。推进城市化建设，70后的后生基本上居住在城镇，远离农村，过着城里人悠然自得的生活。现在的年轻人肢体运动变少，嘴巴练得特甜特灵，八十岁的老婆婆亦称美女，再侏儒的男孩也叫帅哥。还有少数的"月光族""啃老族"，玩游戏，上网谈情说爱，夜间忙网络，白天睡大觉，大事做不来，小事不愿做，虽然好的东西没少吃，却仍然面无华色，没精打采，肢长纤瘦，手无缚鸡之力，年轻轻就得了颈椎病。这种状况表明，现代人的体质明显下降，免疫力低下，病痛增多。这种人对自身的前程也是模糊不清，对社会的责任更无担当，尽管放开第二胎，也不愿意生育。这类人不但自身的健康令人担忧，更影响到社会的繁衍和发展。

第三节　魏晋时期养生保健的"难精"

以上列举了各种不利于养生长寿的现象，正是嵇康笔下的"不精问题"。产生这些"不精问题"的主要原因，还是由主观意识造成的。其实在养生保健工作之中还存在"难精"问题，这些"难精"问题主要是由客观原因造成的。它制约着主观努力的发挥，有时还占据着主导地位。要是克服不了这些"难精"问题，同样制约着人们的生命寿期。

嵇康在《答难养生论》一文中就提出："养生存在五种难以克服的困难。一是名利欲望之心难以根除；二是喜怒哀乐不能自制；三是声色诱人难以抵制；四是美味佳肴难以拒绝；五是思虑牵挂不断，难得宁静。"这五种情况都存在的话，虽然你心里期盼长寿，口里念着养生的至理名言，嘴里吃着养生的良药，大口呼吸着清新的空气，身子晒着温暖的阳光，还是不能改变身体的状况，回到健康的道路上来，难以防止寿命的缩短。如果你没有这五种情况，则长寿的信心十足，诸事顺利，健康状况与日俱增，不求快乐，快乐自到，不言长寿而生命自然绵长。这就是养生大道理带来的结果。嵇康在此说的五难，是客观影响主观的因素，谈的还是在个体层面上。但是，嵇康忽视了社会层面的"难精"问题，即政治因素、社会因素制约着个体的养生保健。在封建社会，帝王的喜好、王权的威力都对养生保健构成直接的影响。如帝王喜欢瘦腰，宫廷之人都得节食减肥。帝王发动战争，征兵、征劳役，进行各种摊派，可使民不聊生，饿殍遍野。还有封建统治下的言论禁锢、文字狱等，说错话、写错字都有可能被处以极刑，剥夺生命。例如，康熙帝名玄烨，中药中带有玄字的如玄参、玄胡、玄明粉都得避讳改为元参、元胡、元明粉。还有株连九族的残忍法律，一人犯法，九族人受株连，这样的法律太恐怖了，人的生命存续不是自身能够驾驭的，而是系于整个家族。一个好端端的人，可能不知什么时候祸从天降，因亲人犯法而受株连。这样的养生保健环境就是很"难精"的。嵇康之所以没有提及这些情况，也有可能是惧于当时的王法。他自己也不知道多年后，只是因与司马昭的政见不同，又遇钟会的报复，仅因拒绝为吕巽作"伪证"的罪名就落得个午后问斩，终年于39岁。这些因素是社会层面的"难精"问题，同样影响着人们享尽天年的愿望。

第四节　现代养生保健的"难精"

现代社会科学技术迅猛发展，工业化的进程非常快，生产力的大发展给社会带来了巨大的物质供应，满足了人们对生产生活物质的需要，改善了生产条件，提高了生活质量，减轻了劳动强度。社会关系和生产关系随着社会的发展也发生了很大的变化。社会个体对社会组织的依赖度更高了，可以说，现代人离开社会，生活将寸步难行。与此同时，工业化、现代化也给人们带来了许多问题，形成了不利于人们健康长寿的因素，造就了新的"难精"问题。

一、化工产品伤害人的身体，影响健康和寿命

现在合成的化学物品数量达到千万种，这些化工产品对人体或多或少地存在着危害性。有的强酸、强碱，可以直接造成人体的损伤；有的剧毒品种，可以直接造成人体的死亡；有的化学物品可以造成人体的过敏反应；有的化工产品进入机体后，可以整合人体的基因片段，引起子代畸形，或胎死腹中，或流产、早产，有的引起恶性肿瘤。此外，石油及其中添加的防暴剂燃烧之后产生的汽车尾气，石油的副产品（如沥青等物品）对人体都有害处；各种黏合剂、塑料产品、合成的油漆，内含苯、酚、甲醛等都是较强的致癌剂；还有食品添加剂，如糖精、防腐剂、瘦肉精等对人体的肝肾都有损害。农药、化肥、除草剂、植物的催熟剂、青鲜素等都可能有致癌作用。

二、化学药品的损害不可小觑

化学药品对人体的危害特别的大。现在人们为了解决眼前的痛苦，或救命于危险之时，使用了很多的化学药品。尽管药品说明书中明确记载了药物的毒副作用，但是人们为了解决燃眉之急，哪里管得了许多，照样使用了它们。要明白绝大多数的化学合成药品都不是人体所需要的，它们对人体或多或少都有危害。主要表现为六个方面：①过敏反应：轻的过敏反应为过敏性皮炎，出现皮疹、皮肤瘙痒，严重的可致大面积皮肤剥脱。严重的过敏反应，有速发性和迟发性两种。速发性的可以在注射药品几秒钟之内出现休克、死亡；迟发性的可以在连续使用该药品几天之后，突然休克、死亡。②毒副反应：很多药品有一定的毒性作用和副作用，在使用之后出现不同的症状。如使用化疗药品后使人恶心、呕吐、难以言状的欲死感、脱发等，严重的可以引起死亡；又如阿托品使用后，可以出现面红、口干、烦躁、体温升高等症状。这些伴随着药物的治疗作用同时出现的不良反应就称为副作用。副作用虽然不会对生命造成巨大的威胁，但可以引起机体一定的损害。③对内脏的损害：很多药物对心、肝、肾会带来损害。如磺胺类药物带来的肾脏损害、抗生素带来肝肾的损害，可导致慢性肾衰；抗乙肝的拉咪呋啶对肝脏本身就有毒性作用，可导致肝功能变化，甚至肝衰竭；洋地黄苷可直接造成心脏停搏等。④致畸作用：很多药品，如抗生素、免疫抑制剂、化疗药物、激素类药物、抗精神类药物都可以导致胎儿畸形，或引起孕妇流产、早产等现象。⑤致癌作用：霉菌类抗生素、放射性药物、化疗药物、抗真菌类药物、雌激素、抗排斥类药物都具有致癌的作用，不可小觑。⑥改变人的正常生理状况：庆大霉素、链霉素、卡那霉素可以引起永久性耳

聋、眩晕；四环素可以引起牙齿变黑；止痛、抗凝药可以带来胃炎；氯霉素、合霉素、化疗药物可以抑制骨髓的造血功能，导致再生障碍性贫血；激素类药物的长期应用，可以导致高血压、向心性肥胖、骨质疏松、胃溃疡、月经紊乱、性功能异常、男女第二性征的改变等。可以这样说，化学药品治疗疾病，往往是这个疾病治好了，又引起了其他的药源性疾病。有的医生说现在的门诊住院患者中，药源性疾病占据了很大的比例。

三、工业污染使生存环境遭到严重的破坏

过多的资源开发利用，大量能源的使用，破坏了植被，使碳排放剧增、臭氧层空洞增大、气温升高、气候发生异常变化，使很多生物灭绝，生物链受到严重的破坏。作为同处于生物链之中某个环节的人类来说，同样受到伤害，人们的生活、生存环境变坏，影响了人们的健康状况、生命的延续。工业生产过程之中产生的废气、废水、废物带来严重的空气、土地、水源等污染，已经成为致病的因素，由此引起的疾病，病因更加复杂，病情更难对付。因而，传统的传染病少了，新的变异性疾病增加了；古老的地方病得到了有效的控制，但是新的地方病又出现了，如水俣病等。肿瘤、药源性疾病、精神性疾病也随之增加了。

四、交通损伤成为"文明杀手"

交通的便利和快捷是社会文明的产物。但是，各种交通事故导致的伤残、死亡数字确实惊人。全世界每年因交通事故死亡人数达到5200万人左右，已经成为人类死亡的第二大原因。与全世界新型冠状病毒肺炎（新冠肺炎）大流行相比较，可以发现，新冠肺炎从2019年12月开始至2021年5月为止，累积发病数为1.64亿人，累积死亡数为341万人，可见交通事故带来的死亡数字远高于新冠肺炎疫情的大流行。此外，交通损伤引起的致伤致残人数也不少，把这些数字合计起来算一算，交通损伤给人类带来的经济损失是巨大的，对人类的健康及生命的危害实在是太大了。

五、食品质量变差，餐桌安全成了问题

先看主粮，稻谷、小麦、玉米、大豆都有了含转基因的种子。种植过程之中，基本不用农家肥，使用化肥，应用化肥种出来的西瓜、甜瓜，个头虽大，口感不好，质硬且不甜；一季稻谷，施打农药很多遍，农药残留成了问题；为了除草不用耘禾，改用除草剂，虽然减轻了农民的劳动强度，但这些化学品于人体健康毫无益处。再看蔬菜、水果，同样有转基因品种，化肥、农药少不了施用，还要加催熟剂、催红剂，为了保鲜还要加防腐剂、添色剂。副食品，如猪、牛、鱼类，除了饲养过程当中使用饲料，还在饲料之中增添抗生素、生长素、瘦肉精等，使得肉类、鱼类品质下降。合成的食品调料之中，增添了许多附加成分，如食盐中加碘、加抗

结剂，罐装食品中添加防腐剂，牛奶制品出现过甲氰胺事件。米粉中增加塑化剂，白酒用工业酒精勾兑，啤酒、葡萄酒都发现了用水、色素、酒精、发泡剂勾兑的假酒。糖精易致膀胱癌，但仍然有人在食品中添加；香精、味精等矫味品对身体的危害不小；生抽、老抽、酱油都有假冒伪劣产品。长期食用这些食品及调料，对人体的健康影响是很大的。餐桌已经成为当代阻碍长寿的一个新的安全隐患源。

六、竞争压力大，精神负担重

近30年，我国进入了社会高速发展的阶段，出现了前所未有的变化。生活节奏加快了，各行各业激烈竞争，成为一种新潮流。人们普遍感觉到，这30年是个发财的好时机，造就了许多富翁。不可否认，其中有的是靠打拼，凭智慧技能，抓住了机遇，财富来得合法；但不乏有人，投机取巧，坑蒙拐骗，钻法律的空子，牟取不义之财。不管何种聚财方式，都少不了竞争，少不了费心思，少不了思想压力倍增，精神负担随之加重。因此，精神紧张是现代人普遍存在的现象。精神紧张就会带来人体的躁动，内环境就不能稳定，神经、体液、免疫三大调节系统就容易发生紊乱，体内的自稳机制就会受到破坏，很多疾病便找上门来，如高血压病、心理性疾病、心律失常、心肌梗死、肿瘤等，染上了这些疾病，若治疗不当，直接影响到生命的长短。

七、战争因素直接伤人毁物

近50年，大范围、大规模的世界战争没有发生。但是在某些区域还是发生了战争。如阿富汗的战争持续了20年，伤亡惨重；发生在伊拉克的战争，弹痕遍地，总统被擒，百姓遭殃；叙利亚战火不熄，民不聊生；加沙地区战火重燃，大量建筑被毁，死伤人员与日俱增，不少妇女、儿童倒在了血泊之中……战争是残酷的，直接伤人毁物，可以把活生生的正在养生保健的人们一下子拖入伤残或死亡。所以养生人要呼吁，停止战争，减少伤害，让人们自由自在地养生保健，享有天年寿命。

以上列举的这些"不精""难精"问题，都是人们养生保健前进道路上的绊脚石，人们只有把它搬开，健康长寿的道路才能畅通，也只有这样，人们期望的享有天年寿命才可以实现。但是，主观方面的问题人们可以自行克服或自我解决，而社会层面的原因，具有体量大而面积广的特点，这是个体难以克服的，必须唤起全社会的重视，使全民觉悟，大家一致行动起来，这些难办的问题才可能解决。

以上列举的"不精""难精"问题，无论是个体层面还是社会层面，尽管是少数或个别现象，在此都将其提出来，这是源于养生保健事业角度的考量，因为只有把这些不良的现象展示出来，人们才可以吸取教训，更好地改进方法措施，起到保障健康益寿延年的作用。

第八章

"守之以一"

"守之以一"是嵇康在《养生论》中提出来的一个概念。纵观全文,他没有明释这四个字,给后人留下了无限的遐想。不同的时期、不同的学者有不同的解释。

第一节 "守之以一"的五种见解

目前笔者搜集到的"守之以一"解释有下列 5 种:①"守之以一"是指中医的"精神内守",即神不外驰而守护元气。②"守之以一"乃意守丹田。这个观点以意守丹田来解释,容易与太极拳或气功的意守丹田相混淆,与嵇康原文本意出入较大,显然缺乏准确性。③"守之以一,养之以和"应当解读为:"精神专一,心态平和是养生的重要因素"。这个观点把"守之以一"理解为一种具体的养神的方法。④"守之以一"为"用纯一功约束自己"。纯一功指代什么?这样的注释,比"守之以一"更难理解。⑤"守之以一"是生命这个小宇宙在自然这个大宇宙中如何存在的一个智慧问题。这个认识深化了一大步!与嵇康的原文沾上了边,也为后学提供了思路。

考嵇康《养生论》原文:"善养生者则不然也,清虚静泰,少私寡欲……又守之以一,养之以和,和理日济,同乎大顺。"这段话里,嵇康已经把调理精神讲得很清楚了,"守之以一"是继修心养性后用"又"字引出来的内容,按照古人避复的写作习惯,"守之以一"的含义,绝不是谈精神方面的调养方法,而是另有含意。

第二节 "守之以一"字义词性以及句子分析

"守之以一"中,"守""一"两个字是个实词,"之""以"两个字都是虚词。"守"字具有"保持、卫护、看管、在一个地方不动、遵照、维持原状不想改变、操守"等含义。作操守解释时它是名词,作卫护、看管解释时它是动词。"之"字在句中起结构助词的作用,无特殊意义。"以"字在句子中起介词的作用,主要是介绍动作行为的凭借。"以""一"二字构成了介宾词组,名词后面带有介宾词组的，名词就要活用成动词。按照字不离句的译文原则，这里的"守"字应作动词使用，比较合适的释义选项还是以"遵守"或"服从"为佳。这个"一"字指什么？这里面就大有学问。"一"字至简至易，又深邃无穷。笔者认为：最能够反映中华五千年文化的核心内容就是"一"字的创造与发明，以及它的内涵和派生的阴阳学说。

这四个字的组合，应当翻译为：服从"一"的内容，或者依据"一"的内容来遵循。可见"一"字含义乃是本章重点的诠释对象。

第三节 "一"字的含义

《辞海》中的首条首字就是"一"，并将它定性为指事字，有数之始、同样、满、全、统一、专一、道、对立面的统一体、一概等15种注释。

东汉时期的许慎在《说文解字》中说："一，惟初太始，道立于一，造分天地，化成万物。"

《老子想尔注》亦谓"一者道也"，"一散形为气，聚形为太上老君，常治昆仑，或言虚无，或言自然，或言无名，皆同一耳"，并说"一不在人身，一在天地外，人在天地间，但往来人身中耳，都皮里悉是，非独一处"。

《云笈七签》卷五十六《元气论》曰："夫自然本一，大道本一，元气本一。一者，真正至元纯阳一气，与太无合体，与大道同心，与自然同性。"

《道德经·三十九章》说："天得一以清，地得一以宁，神得一以灵，谷得一以盈，万物得一以生，王侯得一而以为贞。""一"的含义如此丰富，"一"的功能如此强大，它高于天，高于神，高于王侯及万物。

在国外，英文中也以"The Great One"指代圣经中的上帝耶稣。看来西方世界也把这个"一"当作是开天辟地的原始东西。如此说来，东西方都把"一"作为神、主的代名词或者圣人的称谓。东方、西方像这样的文化一致性认同还是罕见的。

先哲们的这些注释就是说，一就是本原，初始，是道之本，是创造天地以及化生万物的本源物质。一就是元气，它存在于宇宙中，其大无外，其小无内，散则无形为气，气聚则有形为物。道教鼻祖太上老君也是一的产物。道教中所言的虚无、自然、无名等都是一的别名。

宇宙具体是方形还是圆形无人知晓，因为它大到无限，至今没有人能找到它的边缘。而"一"也是这样，大到用测量宇宙间天体相互距离的"光年"，也无法表示它的尽头，小到纵使肉眼看不到，哪怕是十万亿分之一厘米的粒子它还有一个位点存在。同样，"一"再微细，仍然有它的两端，中国人把它叫作阴阳两极，这样就形成了一分为二可以不穷尽地分下去，再细的二也永远离不开一而单独存在。宇宙就是由无数的"一"组成的。因此，笔者揣摩"一"字不但是个指事字，而且，还是个象形字。

张载认为：如果没有对立面就没有统一体。这个说法认为"一"是个哲学的原始符号。

所以笔者认为：一表示有，表示客观存在，是构成万事万物的基础物质，这就是一字的实质含义。它随着各个学科和各领域的运用而有不同的名称。如道家认为"一"就是道（道法自然）；中医学认为"一"就是元气（构成人体的本源物质）；易经认为"一"就是易（变化无穷）；现代哲学家把"一"看作是客观存在，对立统一体；天文学家也可以把"一"称为宇宙；养生者把"一"看作是自然规律。"守之以一"就是指养生保健要依照自然规律来遵守，或简称为遵守自然规律。

对"一"字的新见解就要颠覆很多的传统理论，如老子《道德经》的"道生一，一生二，二生三，三生万物"的理论，中医的"精、气"同为人体的本原物质的理论等。

第四节　"先天之精"不是人的本原物质

中医学的基本理论，存在把"先天之精"和"元气"两者当作人体的本原物质，但哪个是构成人体生命的原始物质，一直困惑着中医人，成为中医学界一个久拖不决的难题。

元气学说认为，一切有形的物体都是由元气所生成，元气是构成世界的本原物质，这个学说中医界是公认的。可是，有人认为"先天之精"也是构成人体的本原物质。《中医养生学》中对"精"是这样论述的："精，是由禀受于父母的生命物质与后天水谷精微相融合而形成的一种精华物质，是构成人体和维持人体生命活动的最基本物质，是人体生命的本源。"

"精为本原"的说法主要来源于《黄帝内经》。《黄帝内经》中就有"夫精者，身之本也"，以及"两神相搏，合而成形，常先身生，是谓精"。从表面上看，先天之精是先身而生，是繁衍人体的必需物质，把它当成人体的本原物质好像是合理的。可是，仔细分析一下，这种说法有悖逻辑。人类的出现，现代科学认为是物质长期运动变化发展的结果，是由人猿进化演变的产物。实验也证明，通过体细胞就可以克隆出动物来，这两者都说明了父母媾精不是唯一的新的生命体生成的条件。"先天之精"中医称作"天癸"，按现代的说法就是一种内含遗传基因的生殖细胞及性激素，它是人体生长发育到一定时期的产物。"精"内的物质主要是蛋白质及激素，与其他细胞的化学成分差不多。它的作用主要是用来繁衍后代。如果把这种生殖细胞与人体的元气说成是可以相互转化，是不切实际的。元气可以生成生殖细胞，但生殖细胞不可以直接转换成元气。父亲的精子与母亲的卵子相遇后变成合子，要形成新的个体，必须要在母亲的子宫内着床发育，有赖于多种特殊条件的辅助才能够成为胚胎，胚胎进一步发育成胎儿。先天之精如果失去这些条件的辅助，是不能变成新的个体的。因此"先天之精"并非本源物质。"精"只是元气的产物，它与元气的其他产物，如神、血、细胞、组织、五脏六腑一样。明确"精"非本源物质，对养生保健之中的"保精""固精"等养生之法就要有新的认识。

第五节　如何守一

查考嵇康与山涛的书信《与山巨源绝交书》以及嵇康在狱中所作的《幽愤诗》中记载"老庄，吾之师也"，"守道养生"。这两句话说明嵇康师从老子、庄子，并遵从老庄的学说，并将道家的养生术用于实践。又考道家书籍《道枢·真一篇》称：守一之法，又分为守真一、守玄一两种。守真一者，"在乎气液"，可得长生之根。据此，笔者认为嵇康的"守之以一"可能出于此处。"守之以一"不是嵇康的原创，而是他借用道家的养生经验。

《抱朴子·地真》中专言守一，称"人能守一，一亦守人"，"守一有成者，白刃无所措其锐，百害无所容其凶，居败能成，在危独安也"。这说明了"守一"的重要性和"守一"的非常效能。

前面提到了"守之以一"就是遵守自然规律。人们应当把它看成是养生保健的第一法则。养生保健之戒，就是要求不违背自然规律。

自然规律包括一般规律和特殊规律。一般规律包含着大到天体的运行规律，小到离子的交换规律。这些规律无不与人的生、老、病、死有密切的关系。特殊规律发生在特殊的个体，或特殊的环境，具有特殊的条件才能发生。

遵守规律，首先必须认识和掌握规律。规律存在于大自然当中，有数不尽的数量。规律不会直接告诉人们"这是规律"，它只会按照它的运行状态存续和进行着。人们只有通过大量的生产实践，加上智慧的力量去发现它。人类已经发现并掌握了许许多多的自然规律，也还有大量的自然规律未被发现（人们便用冥冥之中来称谓）。在已知的自然规律之中，并不是所有的人都能了解和掌握这些规律。要把别人已知的规律变为己有，就必须向人家学习，听人家讲解，这只是具有了一种感性认识。要把它运用到实际的生产生活之中，还需要大胆实践，才能由了解变成掌握运用，进而融会贯通。

认识和掌握规律之后，就要遵守规律。所谓的规律，是事物之间的内在联系。这种联系不断重复出现，在一定条件下起作用，并且决定着事物必然向着某种趋向发展。规律是客观存在的，是不以人的意志为转移的，人们只能发现它、利用它。这就是法则。规律法则容不得阳奉阴违。否则，就会受到自然规则的惩罚。本节略述与养生保健相关的几个重要规律，希望读者举一反三。

一、世界统一于物质的规律

这个规律告诉人们世界是由物质组成的。人的来源和存在也是受这个规律支配的。人不是靠神、主、上帝创造的，不是女娲用泥捏成的。人是社会发展进化的产物，是人创造了宗教，创造了神、主、佛以及它们的经书理论。人们造神也是适应社会发展的需要，是先人们的智慧，也是依据当时自然界出现的各种奇异的现象，如山火、鬼火、地震、海啸、雷电等，在不知其所以然的情况之下，创立出神鬼来解释这些难解的现象，并赋予这些神鬼超自然的力量。随着科技的进步，过去许多不明的奇异现象现在得到了科学的解释，人们渐渐认识到科学最终能战胜迷信。可是当下，一些迷信活动还有市场，还有执迷人群，如想依靠神、主、上帝来保佑平安、消灾灭病还大有人在。

特别值得一提的是中医所说的"神"，不是神鬼的神，它讲的是脑组织的功能活动。这种神是生命的主宰，它包括机体能量的转换以及物质代谢，包涵了思维、意识、情感和所谓的灵魂。神与形是对立统一体，神依赖形体而存在，反过来神又支配形体的一切活动。人一旦死亡，脑组织就停止了工作，这些思想、灵感、灵魂则随之消失。因此，人的灵魂不灭是没有科学依据的。若把今生未完成的事业或理想寄望于来生去实现是荒谬的！因此，人们的健康、命运应该掌握在自己的手中。放弃或消极的养生保健态度和做法都是不可取的。

二、生物的生长死亡规律

这个规律揭示了任何生物都有生、老、病、死的变化规律。在生、老、病、死的不同阶段可有不同的表现和形态，万物都有生也有灭。

人生病也是一种自然现象。但是在人群中，有的人可以少生病，有的人多病缠身，有的人可能只患轻症，有的人患的是危重症。为什么会这样？因为人的体质不同，生存的环境不同，个人的养生保健措施也不同。

人长生不老是违背自然规律的。因此，凡养生保健人把目标定为追求长生不老都是不能实现的。任何长生不老的方术、药物都是骗人的。这条规律告诉人们，人不能追求万寿无疆，只可以祛病延年。

三、物质的永恒运动规律

世界上的万事万物大到天体，小到粒子都处于绝对的运动之中，同时又存在相对的静止。运动是永恒的，运动带来事物的发生、发展、变化，相对的静止也是事物发展和变化的基础。动静交替造就的动态平衡使得事物朝着有序、规则的方向发展。养生保健就是要遵循这个规律，既要动起来——"生命在于运动"，又要静得下来——"静以养神"。任何偏重一方或脱离动静结合的运动都是违背自然规律的，时间一久这种违背规律所带来的不良后果就会出现，如竞技体育运动员多有伤疾，寿命也受到影响，过静的面壁、催眠、冥想、练透视眼等违背自然规律的功法，很容易造成人的精神失常，俗称走火入魔。

四、生态平衡规律

这个规律告诉人们，人与自然环境和社会环境存在着广泛的联系，这种联系是从人类诞生的时候就开始了。三四万以来，人类在自然界的摇篮之中成长，进化，求生存，谋发展，繁育后代，不断修身、改造以适应外界的自然环境。在生存发展的整个过程之中，人类作为自然界中的一员，与自然界打成一片，相互依存，相互利用，相互制约，形成了一个有机整体，组成了生态系统，达成了生态平衡。同时，人类自身也在适应自然环境和改造自然环境的过程之中创立了社会环境。社会环境由社会政治、经济、文化、教育、人口、就业、家庭、行为生活方式和卫生服务等因素构成。其中社会政治经济制度对人群健康起决定性的作用。自然环境，是相对社会环境而言，指的是由水土、地域、气候等自然事物所形成的环境，是人类生存和发展的物质基础。自然环境包括原生环境和次生环境。原生环境是指天然形成的，未受到或少受到人为因素影响的环境。严格地说，只有人迹罕见的原始森林、荒漠、冻土、海洋深处才是原生环境。原生环境之中的空气、水、食物及植被、适度的阳光、适宜的微小气候等对机体健康非常有利。次生环境是指人为因素影响下形成的和人工改造了的环境，如城乡居民点、厂矿、农场、风景区等。这样的环境是否适宜生存，就要看改造后的环境质量状况而定。实际上，人与环境之间从来就在不间断地进行着物质的交换和能量的代谢以及有机物和无机物之间的相互转换。一方面，人体从环境中摄取空气、水、蛋白质、脂肪、碳水化合物、无机盐和维生素等，这些物质在体内经过分解、合成满足人体生长发育和其他各种生理活动的需要；另一方面，人体在代谢过程中产生的各种代谢产物，通过排泄途径排入周围环境，完成了一个开放的代谢循环。

英国科学家调查了 220 名英国人血液中 60 余种化学元素的含量，同时测定了地壳中这 60 余种化学元素的含量，对结果进行比较，发现除碳、氢、氧、氮和硅外，其余元素的含量两者是一致的。由此可见，人类与自然界在长期的相处之中与其他生物群落和周围环境构成了相互作用的功能系统，并在一定时间和空间内，生物之间、生物与非生物之间，通过不断的物质循环、能量交换和信息传播而相互作用，构成一个相互依存的统一体，组成了一个完整的生态系统。这个生态系统，经过几万年的磨合，使能量和物质的输入和输出、生物种类的组成和各个种群的数量都处于一种相对稳定的状态，信息传递通畅，达到了一种和谐的平衡状态，这就叫作生态平衡。人类在这样的环境下，得到了全面的进步和生命的延续。近代，随着工业化的推进、科技的进步，人类改造自然能力的加强，特别是近百年来出现的人类社会高速发展期，煤炭、石油、天然气等资源被大量开采利用，化学合成物质数以万计地出现，空气、水遭到了污染，植被遭到了破坏，许多动物不断消失，自然界原有的生态平衡被打乱了，生态系统也遭到严重的破坏。这种生态系统的紊乱，已经影响到了人类的身体健康。世界卫生组织的资料表明，全世界每日有10亿人吸入危害极大的有害气体，每年有25亿人因饮用受污染的水而患各种疾病，数百万人（大多数为婴儿、幼儿）因此而死亡。这就是人类不遵从自然规律，只顾发展，过度开发，不考虑自然界的承受能力，破坏了生态平衡而带来的灾难。表面上看是地球受到了损害，可是地球只是个无言的承受者，它照常自转和公转，但是在地球上生存的人类，就适应不了这种变化，出现了莫名的疾病，死亡人数成倍增加。这一现象说明了保护环境、维护生态平衡的重要性和必要性。

五、天体的运动规律

地球绕太阳公转带来了春、夏、秋、冬的变化，地球的自转带来了昼夜的变化。四季的变更，就有了春温、夏热、秋凉、冬寒的气温变化，人们根据这些规律制定了四季养生计划，因而有"春夏养阳，秋冬养阴"之说。昼夜的变更带来了人们的日作晚息的生活规律。这些规律还为人们选择适时的、合乎人体需求的食物提供了帮助。例如，中医认为天有四季寒暑的变化，农作物也顺应季节的变化而消长，因此，人们的食品应选用当地、当时的物产。这就是对养生保健的因时、因地制宜最好的诠释，也是符合客观规律的。如果过多地吃异地反季节的蔬菜、水果就有违这一规律，久而久之必定会带来机体的损害。

六、饮食规律

饮食是补充人体营养所必需的行为。食物通过消化系统摄入、消化、吸收，是最安全、最有效、最廉价的、最符合生理需求的途径。任何企图通过呼吸、皮肤、血管、体腔注入等途径来供应人体所需的养分的方式，都是短暂而低效的，维系不了长久的生命需求。人有食欲才会产生觅食的行动，饥不择食也是一种普遍的现象。食材来源于自然界的动物、植物、矿物等，物种繁多，有益的、有毒的都有，食物之间的配伍禁忌也是客观存在的。食量、进餐次数都有一定的规律。因此，人们在选择食材时，要辨别食材的真伪、食材的质量，千万不能因饥饿而胡乱啃食不明的以及腐败变质的食物。一般情况下尽量做到以五谷为主，果蔬搭配，荤素结合，进食的量与间隔的时间都要有一定的配比和规律，遵守千年俗行的饮食习惯。如对食材的选择，野果、野菜的自摘自采要特别小心，不能辨别的野菇不能采吃，以防中毒。一日三餐的规矩还是要遵守的。现代研究认为，一日三餐有利于营养物质的充分吸收、利用和及时补充，且符合人体胃肠的容量及排空规律，对人体的作息也很有利。如果改为一天一餐，就容易出现胃病和营养障碍。不吃、少吃、多吃食物都是违背自然规律的。有些以瘦为美的年轻人，为减肥少吃或不吃主食，只吃些瓜果，结果人是瘦下来了，体质随之也下降了，弱不禁风，工作能力和效力低下了，有的人因此生病而求医，有的人染上了神经性厌食症，顽固不愈。还有的人，一日四五餐，过量的饮食，导致营养过剩，吃出了肥胖，"四高症"。这些都是违背饮食规律带来的不良结果，值得人们重视！

与人体健康的自然规律还有许许多多，如用进废退、热胀冷缩、引力效应、量子纠缠、阴阳平衡、物极必反等规律，限于篇幅，留给读者自己总结。

违背规律的不利影响是渐进的。少量的不符合规律的现象对身体健康不一定带来显性的变化，人们不一定可以立即感受到。但是，这种微量的变化，可以积少成多，久而久之可以由量变到质变，最终对人的身体健康是有影响的。嵇康防微杜渐的话说的就是这个意思。

还有一种现象，就是一群人生活在同样的污染环境，有的人得病，有的人没有得病，遇到这样的情况，很容易使人感觉，得病并不是环境的问题，而是其他原因造成的。其实，就是有了环境污染，也不是百分之百的人都患病，有的人抵抗力强些，有的人抵抗力弱些，抵抗力弱些的人先发病，抵抗力强的人后发病或不发病。还有些人长期接触某些有害物质，渐渐产生了一定的耐受性，也可能不发病。吸烟就是一个例子，有的人吸了几十年的香烟，其中有的人患了肺癌，有的人只有点支气管炎，还有的人没有异常感觉。这不是烟无害，而是个体差异不同，人们不能借此来否认香烟的危害，从而阻止戒烟的行动。

人来源于、生存于、繁衍于宇宙之中，与宇宙构成了一个有机整体。中医的"天人合一"理论就来源于此。"顺天者昌，逆天者亡"说的就是要人们遵守自然规律。按照自然规律去养生保健、学习和工作是"知一者"的智慧选择，是"守一有成者"的必然路径。

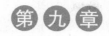

第九章

"神形相亲"

第一节　神形相亲的含义

　　"神形相亲"是稽康《养生论》三大养生法则之中的一项法则。他在文中提出："故修性以保神，安心以全身……又呼吸吐纳，服食养身，使形神相亲，表里俱济也。"从文句中可以看出，稽康所指的是通过各种养生方法措施来达到神形相亲、表里俱济的目的。神形相亲不是养生的一种具体的方法或措施，而是养生保健的一项重要法则。

　　如何来理解"神形相亲"呢？"神"的含义在中医学中有广义和狭义之分。广义的神是指人体生命活动的主宰及其外在总体表现的统称，狭义的神是指人的意识、思维、情感等精神活动。"形"指人的形体，包括皮肤、肌肉、筋骨、经脉、五脏六腑等组织器官。"相"从字义上来解释是指两者之间的意思。"亲"是指两者关系亲密或两者和谐相处。"神形相亲"就是指外在的形体与内在的精神活动要高度的统一。从中医学的角度来看，神形相亲，表里俱济的提法更符合中医的阴阳学说中的阴阳平衡。这是因为神是生命的活动及功用，属于阳的范畴；形是物质的体现，属于阴性的范畴。表是位于外部、体表，属于阳的范畴，里是位于内部、内里，属于阴的范畴。神形相亲，表里俱济就是阴平阳秘、阴阳动态平衡的别称。

第二节　神与形的关系

　　神与形的关系，实际上就是物质与精神的关系。形是第一性的，是物质基础，是本。神是第二性的，是生命的活动及功用。两者之间的关系正如稽康所说："形恃神以立，神须形以存。"它们之间是相互依存，不可分离的。神虽然来自形体，但反过来又作用于形体，稽康把它形容为"精神之于形骸，犹国之有君也"，特别强调了神对形的主宰作用。现代中医学也认为：神是人体生命的主宰。它不但主导着人体的精神活动，也主宰着人体的物质代谢、能量代谢、调节适应、卫外抗邪等功能活动。

"形与神俱"说明了两者的不可分性，没有了形体，神就无所依附，神自然没了。如果没有了神的主宰，形体就如行尸走肉。倘若神形分离，生命即告终止。神与形的关系，不容易被初学者理解，下面列举哭这一表情动作，进一步来说明神与形的关系。哭，人们普遍认为是一个表情动作，与"神"没有多大的关系，但仔细分析哭的现象及内在因素，就可以发现哭有有神的哭和无神的哭之区分。真哭是神与形相济表现出的有神之哭，假哭为神形不济时的无神之哭。我们可以观察代人送殡哭丧的场景。这些职业哭丧人，临场嚎啕大哭，泪流满面，可以说形似逼真，但这种神形不济的哭象，旁观者一眼就可以发现是假的，她的肢体是硬而有力的，一离现场便可大口喝水，大块吃肉，健谈无比。而神形相济之哭，则表里一致，满脸愁容，哭声悲哀，寝不思，食不香，行动慢而轻，就有"曾子衔哀七日不饥"之状况，这就是神在支配形的现象。又如书法艺术家对一幅字画的评判标准，往往不是看字的排列整齐与否，或字体的构架规范如何，而是看其运笔的气势，书写的意境，是否出神入化，与自然是否达到了统一，与内容是否达到了和谐。这些藏于笔墨轻重浓淡的变化之中，产生出诱人的感官效应，其中的奥妙就是"神"使然。

《素问·上古天真论》曰"故能形与神俱，而尽终其天年"，还说"独立守神，肌肉若一，故能寿敝天地，无有终时"。这都说明古人把养生保健的重点都放在协调好神与形的关系之上。神与形的相济是健康长寿的基本要求。《黄帝内经》之中还有一句名言"精神内守，病安从来"，特别强调了养神的重要性。养好了神，神安以后，疾病从哪里来呢！

第三节 神与形暗喻阴阳

通过对神与形两者属性的分析，不难发现，神与形两者之间存在着一种联系，即神与形、表与里都具有对立统一的关联。这种关联与一生二（阴阳）的自然规律相吻合。嵇康在"守之以一"之中明确告诉人们养生保健首先必须遵守自然规律。其次，他用神形相亲、表里俱济来形容养生措施的总要求。神与形、表与里这两对矛盾均是阴阳总纲之下的具体内容。但嵇康在《养生论》之中没有提及阴阳二字，这难道是嵇康忽视了阴阳理论在养生保健之中的指导地位吗？或者说，阴阳学说不被嵇康所推崇？抑或是阴阳学说在养生保健工作之中毫无用处呢？带着这些疑问，笔者做了一番考证。

嵇康自谓："老庄吾之师也。"他崇尚道学，并按道家要求践行养生。道学是研究"一"和"阴阳"变化的学问。嵇康是当时最有权威的理论家，作为集文学家、哲学家、思想家、养生家、音乐家于一身的嵇康来说，不懂阴阳学说，不应用阴阳学说来推论事物，这是不太可能的事情。

嵇康在《养生论》中所言"形恃神以立，神须形以存"这句话，本来源于《黄帝内经》。所以，嵇康在写《养生论》时一定参考了《黄帝内经》。《素问·阴阳应象大论》说："阴阳者，天地之道也，万物之纲纪，变化之父母，生杀之本始，神明之府也。"这么重要的纲领性论述，嵇康不会视而不见，不会不加以引用。

再看嵇康在回答向子期的《答难养生论》一文之中，就有"玩阴阳之变化，得长生之永久，任自然以托身，并天地而不朽"的词句，就说明他熟练地掌握了阴阳的规律，并把阴阳的变化与养生的成败联系在了一起。尤其是用了个"玩"字，简直妙极了。可想而知，他对阴阳学说的理解达到了炉火纯青的地步，同时，还可以发现他本人正在努力实施着平衡阴阳的养生作法。

回顾《养生论》中的一段论述："岂惟蒸之使重而无使轻，害之使暗而无使明，薰之使黄而无使坚，芬之使香而无使延哉？"这些话都具有唯物辩证的思想，体现出将事物一分为二的观点，也反映出道家"万物负阴而抱阳"的本质。

综上所述，笔者认为嵇康是有意隐晦阴阳，而采用不明言阴阳而实效阴阳之作法，这是一种特殊的写作手法。故此，得到的结论是，"神形相亲""表里相济"实质上是暗喻阴阳平衡。有于此，笔者认为有必要将"神形相亲"还原到阴阳平衡的角度来讨论这个问题。

第四节　阴阳学说在养生保健中的运用

阴阳，是"一生二"的产物，是对立统一的阴阳两面，是化生万事万物的基础。中医学把阴阳学说引入之后，立即成为中医学的基本理论，并渗透到中医人体解剖、生理学、病理、药理、诊断、治疗的各个方面。《景岳全书·传忠录》说："凡诊病施治，必须先审阴阳，乃为医道之纲领，阴阳无谬，治焉有差？医道虽繁，而可以一言蔽之者，曰阴阳而已，故证有阴阳，脉有阴阳，药有阴阳……设能明彻阴阳，则医理虽玄，思过半矣。"这段话，把阴阳学说提高到医道纲领的地位。既然阴阳学说是医道的纲领，把它作为养生保健事业的准则，也是恰当的。

阴阳学说认为阴阳具有对立的属性，任何事物及其运动状态，都可以用阴阳来概括。如天与地、上与下、左与右、动与静、明与暗、寒与热等，都是以对立的形式而存在的。在对立存在的同时，它们又是一个统一体，任何一方都不能脱离另外一方而单独存在。正因为如此，就决定了事物的无限可分性。寒属阴，热属阳。没有寒的属阴，就没有热的属阳。上属阳，下属阴。没有上的属阳，就无所谓下的属阴；没有下的属阴，也就无所谓上的属阳。这就是分析事物的阴阳属性时，要以阴阳依存来作为依据。不仅如此，阴阳依存还是事物发展变化的条件。阴阳对立的两个方面，并不是平平静静或各不相干地共处于一个统一体内，而是时刻在互相排斥和互相斗争着。正是这种相互斗争的绝对性，决定了事物是在不停地运动、变化、发展之中。阴阳之间还存在着消长的变化，亦阴消阳长，阴长阳消。例如四时气候的变化，从冬至春及夏，气候由寒冷逐渐转暖变热，即是阴消阳长的过程；由夏至秋及冬，气候由炎热逐渐转凉变寒，即阳消阴长的过程。就人体的生长发育过程而言，胎儿期、婴幼儿期、学龄前期、青春发育期、青年期，都是以组织细胞增长为主的时期。到了中年期，就进入鼎盛时期，发育成熟，体质健壮，可是就在这鼎盛的时期，衰退就开始了，就出现了机体功能逐渐减弱的态势，进入老年期。这个时期组织细胞以异化代谢为主，代谢率降低，机体功能减弱，体质下降渐至衰老，最终死亡。这就是阴阳转化，也是客观规律。

阴阳的属性不是绝对的而是相对的，就是说阴阳在一定的条件之下，是可以相互转化的。古人认识到事物必须发展到"重"的程度与"极"的阶段，才能发生转化。如《素问·阴阳应象大论》说，"重阴必阳，重阳必阴"，"寒极生热，热极生寒"。这就是现代所说的"物极必反"。消长变化是量变的过程，转化是质变的现象。这个原理告诉我们在平衡阴阳的过程之中，要注意掌握适度和量。否则，就会出现相反的方向转化而发生质变。

阴阳学说如何在养生保健工作中得到正确的运用，这是一个现实的问题。中医的传统理论告诉人们，阴阳是组成人体形态结构及其功能的物质基础，人的各种变化也是围绕阴阳的消长变化而发生的，阴阳的平衡是健康者的常态，阴阳的失调是疾病的根源，人的死亡是阴阳离决的结果。故中医认为"阴平阳秘，精神乃治"，把调整阴阳作为养生保健的主要手段和目的，把平衡阴阳作为养生保健的主要抓手，这显然是正确的。

涉及养生保健各个方面的阴阳相关知识如下。

阴阳在人体结构功能方面，就性别而言，男性属阳，女性属阴；五脏（心、肝、脾、肺、肾）属阴，六腑（小肠、胆、胃、大肠、膀胱、三焦）属阳；气属阳，血属阴；形体属阴，神（功能）属阳；上属阳，下属阴；前胸属阴，背部属阳；表属阳，里属阴；外属阳，内属阴。

体质是人体在遗传性和获得性的基础上表现出来的功能和形态上的相对稳定的固有特性，也可以说是形与神的综合体现。在阴阳的框架下，每个人都有自己对应的体质，笔者认为体质分为三种。

第一种，阴阳平和质。阴阳平和质是指功能较协调的体质。其表现为身体强壮，胖瘦适度，或虽胖而不臃滞，虽瘦而有精神，面色与肤色虽有五色之偏，但都含蓄明润，目光有神，性格随和、开朗，食量居中，二便调畅，对寒暑有较强的适应能力，精力充沛，工作潜力大，夜眠安稳，休息效率高，舌质红润，脉和有神。这种人不易感受外邪，很少生病，即使患病，往往不药而愈或易于治愈。

第二种，偏阳质。偏阳质是指具有偏于亢奋、偏热、多动等特性的体质。偏阳质多形体偏瘦，但较结实，面色多略偏红或微苍黑，或油性皮肤，性格外向，喜动，易急躁，自制力较差，食量较大，消化吸收功能健旺，平时畏热，喜冷，或体温偏高，动则易出汗，喜饮水，精力旺盛，动作敏捷，反应快，性欲旺，唇、舌偏红，苔薄黄。此体质者，对风、暑、热邪的易感性较强（同性相趋之故），受邪发病后多表现为热证实证，并易化燥伤阴，皮肤易生疔疮，内伤杂病多见火旺、阳亢或兼阴虚之证，容易发生眩晕、头痛、心悸、失眠以及出血等病证。

第三种，偏阴质。偏阴质是指具有偏于静、偏寒等特性的体质。偏阴质多形体偏胖，但较弱，容易疲劳，面色偏白而欠华，性格内向，喜静少动，或胆小易惊，食量较小，消化吸收功能一般，平时畏寒、喜热，或体温偏低，精力偏弱，动作迟缓，反应较慢，舌质偏淡，脉多缓弱。此体质者，对寒湿之邪易感性较强，受邪后多从寒化，表现为不发热或发热不高，并易传里或直中内脏，冬天易生冻疮，内伤杂病多见阴盛阳虚之证，容易发生湿滞、水肿、痰饮、瘀血等病证。

对于不同体质的人，应当采用不同的养生保健方法。针对不同的体质，注意生活起居和饮食方面的宜忌，如阴盛体质宜温忌寒，阳盛体质宜凉忌热等。这就是养生保健"因人制宜"的理论基础。

致病因素方面，寒、湿属阴，风、燥、热、暑、火属阳；兴奋的、多动的属阳，抑制的、凝聚的属于阴。

五行方面，木、火为阳，土、金、水为阴。

数理方面，奇数为阳，偶数为阴；多为阳，少为阴；增加为阳，减少为阴；正数为阳，负数为阴。

在环境方位方面，天为阳，地为阴；太阳为阳，月亮为阴；春夏为阳，秋冬为阴；日为阳，夜为阴；东南方为阳，西北方为阴。

天干方面，甲、丙、戊、庚、壬为阳，乙、丁、己、辛、癸为阴。

地支方面，子、寅、辰、午、申、戌为阳，丑、卯、巳、未、酉、亥为阴。

气机变化方面，气升、气出、呼气属阳，气降、气入、吸气为阴。

舌苔方面，舌质红、绛为阳，舌质淡白、紫为阴；舌苔黄为阳，舌苔白、腻为阴。

脉象方面，数、实、弦、洪、大、长等脉为阳脉，细、弱、濡、软、短、微、小、缓、迟、牢、芤、沉、伏等脉为阴脉。

药性及食物属性方面，寒、凉属阴；温、热属阳；辛、辣、甘、淡属阳，酸、苦、咸属阴；水属阴，火属阳。所食用的肉类、五谷杂粮、蔬菜、水果都有温、热、寒、凉四性，都可以划分出阴阳，归属于阴阳二类。如狗肉、羊肉属阳，猪肉、鳖肉属阴；辣椒、大蒜、胡椒、生姜属阳，冬瓜、苦瓜、丝瓜属阴；西瓜、香瓜、桃子属阴，橘子、核桃属阳。调料中，食盐、猪油、菜油属阴，食糖、味精、花椒属阳。

烹调方法方面，蒸、煮、炖等属阴，煎、烤、炒、熏等属阳。

功法方面，动功属阳，静功属阴；虚属阴，实属阳；进属阳，退属阴；开属阳，合属阴。

阴阳生万物，万物负阴而抱阳。以上列举的阴阳属性大到天体、时间、空间，小到机体的舌苔脉象，广到音乐、食物，这些东西无有不可以分阴阳者，都可以证实阴阳的存在。因此，把调理阴阳作为养生保健的原则、方向这就对了。有了这个指导原则和行动的方向，就能寻找到适合自己的养生保健方法和措施，还可以辨别真假是非，不会人云亦云，跟风而动，或"以多为证，以同自慰"，更能取得理想的养生保健效果。

下面举两个不结合自身实际情况，只顾生搬硬套权威的说法或效仿新潮养生保健作法的例子来说明养生保健方法措施要因人制宜。

第一个例子是位男性患者，是一名退休的县级干部，因患冠心病，用西药氯吡格雷、硝酸酯类等药物及中成药丹参滴丸、地奥心血康、速效救心丸等药物治疗了3年，未愈。有一天，他找上门，请笔者诊治，笔者做了一些体检后，发现他的舌质淡白，舌苔白而厚且腻，脉滑，辨证处方后，嘱咐他别吃油腻的食品，如猪油、鸡、鸭、鸽子、牛奶等。当他听到牛奶不能吃时，便满脸不悦，反问道："北京的心血管专家某教授不是撰文说，喝牛奶补钙，中国人就是缺钙，特别是老年人缺钙更为严重，因而建议中国人每天加服一袋牛奶（300mL），这就等于补充了300mg的钙，只有这样才达到了钙的进出平衡，吃乳补钙要从一岁时开始直至终老。"还说："日本有句话，一袋牛奶振兴了一个民族。这位教授的建议，很有号召力，周围人都是这么吃，也没有发现什么不好。"笔者回答说："根据中医的辨证，你的证候属于湿困痰阻，不宜喝牛奶及食用油腻物品。"患者还是不肯接受。笔者进一步开导说："你说你没有感觉到不好，那么请问你，你吃了3年的中西药物，经过3年的不间断治疗，你的病是治愈了？还是好转了？"患者一思，回答说："这3年来，我的病的确没有好转，而且有加重的趋势。"回家后，患者开始禁食了牛奶及油腻之食品。经过2个月的中药治疗，他觉得好多了，胸不闷，体力增加，运动后呼吸困难的现象也消失了，舌质变为淡红，舌苔变成薄白，脉象也不滑了，倒置的T波恢复了正常。

第二个例子，患者是位五十开外的女干部，她前来就诊的主诉是下肢沉重、胃部不适、食欲减退半年。诊察时发现她面色少华，舌体胖大，舌边齿痕较深，舌苔白而厚。笔者对她的诊断是脾虚湿困。当即开了"五苓散加人参"7剂，意在健脾利水。1周后复诊时，她说治疗效果不明显，笔者一愣，凭经验感觉这个病情应该好转，这是怎么回事？于是，追问她近几天的饮食情况，她说："和平时没有多大的区别，早上起床喝500～600mL的温开水，吃饭及菜肴都没有太大的变化。"笔者立即发问，你喝这么多的水干吗？她说："我听人家说，每天早上喝温开水，可以洗肠排毒、补水健身，周围有很多人都是这么做的，我也喝了十几年了，感觉还好。"笔者说："别人的情况我不了解，但现在你的情况是脾阳虚，脾的运化功能下降，体内水湿停留，现在不是缺水，而是水多了，水化成了饮停留在胃肠、肢体等处，故有纳呆、胃部不适、肢体沉重等症状。"笔者没有更方，嘱再续7剂。这位患者接受了我的建议，次日开始早上不喝温开水，服完 7 剂药后来复诊，她大加称赞，说道："你的分析判断非常正确，上个星期没有喝温开水，现在食欲增加了，下肢的沉重感也消失了。真良医也！"

以上两个例子说明，每个人的身体状况，包括体质，都可因不同的时期、不同的环境、不同的因素影响而有不同的变化。人们不能拘泥于某种权威说法或追逐某种新潮的养生保健方法措施，必须把握自身的特点，选择适宜自己的养生保健方法及措施，只有这样，养生保健的效果才会好。

第五节　如何保养神与形，调理阴和阳

保养神与形是养生保健工作的关键问题，应该如何来保养神与形、调理阴阳呢？《黄帝内经》提出，"寒者热之，热者寒之"，"补其不足，泻其有余"。意思就是说，你的体质是偏寒（阴）的，或目前的状态是处于偏寒的时候，那么你就要摄取带有阳性的物质给予补充，达到寒热平衡；如果你的体质是偏热（阳）的，或目前状态是处于偏热的时候，那么你就要摄取带有寒性的物质给予中和。总的原则是：阴阳不足补充阴阳，阴阳多余就应该除去，达到阴阳的平衡。

关于养神，嵇康提出养神就是要闲志少欲，虚怀若谷，知道争名利地位会损害德行，所以，弃而不争。在《答难养生论》中，他还列举了楚国子文三次升官，并不喜形于色，柳下惠三次遭罢官，也不感到伤心的例子。这就是告诉人们，对荣辱要有一种正确的应对态度，得荣不宠，受辱不惊，保持淡泊名利的心态，这就是养神的要求。唐代白居易曾在《闲卧有所思二首》中写道："权门要路是身灾，散地闲居少祸胎……虫全性命缘无毒，木尽天年为不才。"这就告诉人们权势虽然显达，但又具有祸源的另一属性。如果公权力不能用于大众，而是借权势谋利于己，结果会导致身败名裂，甚至获牢狱之灾，这样会给人的身体健康和寿命带来极大的伤害。要做到淡泊名利，也需要学习、掌握这些富含哲理的知识。

《养生论》还告诫世人：膏粱厚味的食物会伤害人的身体，应当毫不顾惜地不吃它；但凡外界事物能增加心理负担的就不往心里头去，使精神情志淳朴单纯，胸怀开朗没有忧愁，心情平静没有杂念。嵇康在《答难养生论》中提到窦公只通过弹琴养神而达到 180 岁的寿命，这说明音乐调神具有益寿的功效。从整篇文章之中可以看出：嵇康养神的方法措施是主张"静以养神，乐以怡神"。对于形体的保养只谈了呼吸吐纳，服食养身、润以醴泉，晒以朝阳，没有谈及运动锻炼，这是一个欠缺，将在以后的章节之中加以补充。总之，平衡阴阳，是养生保健以及防病治病的总开关，如果把阴阳这个问题弄通了，养生保健的窍门就掌握了。

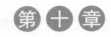

"养之以和"

"养之以和"是嵇康养生三大法则之中的第三大法。"养之以和"的准确意思就是养生保健要遵守"和"的理念。重点和难点就在这个"和"字上。"和"字有平和、和缓、和谐、和睦、结束战争或争执、不分胜负等十种解释，与"养之以和"比较贴切的意思还是"和谐"。"和谐"是指配合得很适当。本文从养生人应当与四个方面配合恰当来诠释这个"和"字。

第一节　与生态系统和谐相处

前面已经讲过，人类生存和活动的空间无非是自然环境和社会环境。养生保健人就是要与这两个环境和谐相处。这两个环境处在永恒的变化之中，养生人如何根据变化了的环境状况做出适应性的改变，以求与它们保持动态的、相对稳定的和谐关系，首先必须了解和掌握这两个环境的一般规律，然后遵守这些规律，做好自己应当做的事情。

人们已经认识到世界是由物质组成的。这些物质的形态，大体有实物形态（包括机械的、物理的、化学的、生物的）、场的形态（如引力场、核力场、电磁场等）以及各种物质关系。这些物质的形态和关系有机地结合在一起，构成了一个完整的大的生态系统。这个大的生态系统又是由无数的小的生态系统集合而成。在微小的生态系统中，动物、植物、微生物、无机物等都有明确的分工，各自悄无声息地完成自我的职责。它们一环扣着一环，形成了相互依存、相互制约、相互利用的关系。

一个生态系统是由四个部分所组成：①生产者：主要指绿色植物，凡能进行光合作用制造有机物的植物，包括单细胞和多细胞藻类均属于生产者，还有某些能利用化学能把无机物转化为有机物的微生物。它们是人类和其他生物的食物和能量的供应者。②消费者：主要是指食草和食肉动物以及人。③分解者：指具有各种分解能力的微生物，也包括一些微型动物，如鞭毛虫、土壤线虫等。它们将动植物尸体分解成简单的化合物，归还给环境，重新供植物利用。这种作用保证了生态系统的物质循环。④无生命物质：指生态系统中各种无生命的无机物、有机物，以及各种自然因素，如大气、水、土壤和各种矿物质等。这些无生命物质为各种生物有机体提供了必要的生存条件。

生态系统中的能量流动和物质循环是通过食物链进行的。食物链按照食物关系把多种生物连接起来，一种生物以另一种生物为食，形成的一个索链关系。植物从土壤中摄取营养元素，如氮、磷、钾及其他微量元素，动物则通过食草、食肉、草肉同食以维持生存。在生态系统之中，能量交换和物质循环经过几万年的磨合，使能量和物质的输入输出、生物种类的组成和各个种群的比例都处于一种相对稳定状态，信息传递通畅，达到了一种平衡的状态，这就叫作生态平衡。有了这个平衡的生态系统，宇宙间的各种物质都可以有条不紊地进行着各自的生存、繁衍和发展活动。

人是生态系统的一部分，担当着消费者的角色，与生产者、分解者、无生命物质是平等的朋友关系。如果人类认识不到这一点，以为自己是世界的主宰，可以任意行为，破坏这种平衡，造成生态系统紊乱，就会出现生物灭绝、水土流失、植被破坏、环境污染、温室效应、气候变化、沙尘雾霾等异常现象。这些异常现象反过来作用于人体，则使人类自身受害，轻则生病，重则危及人类的生存。因此，养生保健人的首要任务就是要敬重构成生态系统的其他生命体，包括动物、植物、微生物，要把它们看作是知己，不可滥杀其他生物，不可滥砍滥伐林木，不可乱毁草地、湿地，做到开发有度，保护好生态环境，维护好生物链，与自然和谐相处。这样做的目的不但保护了自己的生存环境，而且，能够使人们在更好的环境之中更加稳定地生活，更好地繁衍，更好地发展，争取更长的寿命。

第二节　与社会和谐相处

人具有生物和社会双重属性。人类在长期的生产、生活过程之中，不但进行劳动，还建立了各种关系，如生产关系、家庭关系、民族关系、阶级关系等。这些社会关系约束着人们劳动生产的分工协作、生产效率、物质利益的分配，以及人们的生活方式、习俗爱好、理想信念、战争与生存等事情。在这些社会关系之中，有个人与个人、个人与群体、群体与群体之间的关系。这些关系包括个人与家庭的关系、个人与国家的关系、家庭与其他家庭的关系、家庭与族群的关系、家庭与国家的关系、族群与个人的关系、族群与族群的关系、族群与国家的关系、国家与国家之间的关系，以及国家与世界组织的关系等。这些关系在面临区域性或全球性的灾难性问题时，可以发挥组织、协调、领导作用，可以调动局部的或全世界的力量，共同应对灾难，解决大问题，体现出社会关系对社会的贡献。这是有利的一面。但是，这其中的不同的个人、不同的族群、不同的国家，会有不同的文化、不同的信仰、不同的利益诉求，因而在为集体出力或分享集体利益时，又难免产生不同看法，或存在分歧争议，出现不协调、不和谐的现象。这种现象可以引起相互怀疑，产生隔阂，关系对立，甚至导致战争。这样的情况就是消极的一面，对社会极为不利。

　　个人离不开集体，集体少不了个人。个人在群体面前，永远是弱势的。因此，当个人利益与群体利益发生冲突时，一般选择个人利益服从集体利益，尤其是通过程序制定的规章制度或法规条例，都带有一定的强制性，个人都得遵守执行。如酒驾，不能认为没喝醉，未造成严重后果，就没关系，法律的规定是醉驾入刑，超过法律规定的酒精含量，达到醉驾标准，不论是否带来恶果，都要追究刑责，对此不能因个人的理解或个人的意识而改变。因此，只有服从才可以避免不必要的麻烦。如何处理好个人与集体的关系，首先还是要提高个人的认识，需要加强道德修养，学习法律知识，遵纪守法，具体的内容在后面的有关章节会做详细的介绍。

第三节　保持自身的和谐统一

　　上面讲的"与生态系统和谐相处""与社会和谐相处"，谈的是处理个人与自然和群体的关系。"保持自身的和谐统一"是要求人们通过内省、内视，与自身的内环境和谐相处，为自己的心灵保留一个自由的空间，形成一种内在的、从容悠闲的生活方式，保持心平气和的状态。

　　人体内部有一个密闭的、鲜为人知的内环境系统。内环境系统的稳定同样是决定个人养生保健成败的关键因素，直接影响到人的寿夭。内环境系统如何才能稳定，首先就要认知到内环境的客观存在，其次是不要扰乱、打破内环境的稳定，顺从其自然规律，以达到阴阳平衡为目的。学过医学知识的人都知道，人体由八大系统构成。这八大系统又是由四种基本组织（上皮组织、肌肉组织、结缔组织、神经组织）所组成，而这四种组织又是由四种不同的细胞有机地堆集而成。分子生物学的研究表明，细胞主要的内在成分就是核酸和蛋白质。不同细胞所含的核酸和蛋白质不同、基本结构单位和数量不同、排列组合不同，于是就构成了丰富多彩的生物世界。一个体重百余斤的机体，也是由无数的细胞构建起来的。这小小的细胞既是形体结构的基础，又是物质代谢的基本单位和场所。因此，细胞环境的好坏决定着组织的功能状态，组织功能状态的好坏决定着器官、系统功能的好坏，器官和系统功能的好坏决定着机体整体功能的高低。所以维护好细胞的功能状态，就是保全人体的整体功能状态。

　　细胞的生存和活动需要有一定的条件，它的生存环境叫作内环境。当内环境理化性质相对恒定的时候，细胞的代谢和功能活动才能正常，医学上把这种状态称作内环境的稳态。内环境的稳态所需要的基本条件有：①细胞内外有充足的水分。②

有适宜的温度，温度恒定在 36 ～ 37.5℃。③酸碱度合适，细胞外液要求是弱碱性的。④氧气供应充足。⑤细胞所需的营养物质和代谢所需的酶要充足。

复杂的人体功能是怎样达到有序并协调一致的呢？这主要是因为人体内的神经、体液、免疫三大调节系统在工作。神经的调节是通过神经反射弧而起作用的；体液调节是通过内分泌腺分泌的激素作用于靶器官而调节的；免疫调节是通过机体内的免疫系统（淋巴）进行调节的。这三大调节系统又受大脑皮质的控制，换句话说，大脑皮质只有在相对安静的状态下才能把这些细微的调节功能发挥到极致。如果精神处于高度紧张、躁动不安，或思虑过度、悲伤至极时，机体便处于一种高度的兴奋状态，或称作应急状态，这时正常、有序的调节会受到影响，进入特定的应急状态。如果这种紧张的状态持续时间太久，正常有序的调节长时间被打乱，势必造成内环境稳定的破坏，导致体内的能量流动、物质交换、信息传递都发生紊乱，于是阴阳失衡，疾病则因之而生。中医的养神，实质上就是维持内环境的稳定。嵇康提出的"神形相亲"的养生理念，把养神看成是养生保健的关键点是正确的。与己和就是要"养好神"。

举一个大家都知道的高血压为例，来说明体内机制是如何调整血压的。高血压是指动脉血管内的压力超过了正常值。影响动脉血压的因素有心脏每搏输出量、心率、外周血管阻力、主动脉及大动脉的弹性贮器作用、循环血量和血管系统容量的比例。在这五个构成血压和维系血压在正常范围之内的因素之中，外周血管的阻力和心脏的射血量占据主导地位。当一个人情绪激动时，机体处于一种应急状态。这时交感神经兴奋，肾上腺素分泌增加。该激素进入血液循环后，使人体周围血管收缩，外周血管的阻力明显增加，心跳加快，心搏出量也增加，此时人体可以因为周围血管收缩、血流减少而四肢变冷、心情紧张、坐立不安、频频有尿意，血压一量便升高了。当休息一阵子，心情平静了，血压又恢复了正常。可见，血压升高就是内环境失去稳定，分泌了肾上腺素，人体进行了应急处置；休息以后，情绪紧张得以解除，内环境趋于正常，神经体液参与调节，导致血压恢复正常。但是长期的精神紧张，经常的应急反应，发生多次后，会使正常的调节反应失灵，久而久之就会带来器质性的损害。因此，长途汽车驾驶员、文职人员等，长时间处于精神紧张状态之中。这些工种的工作人员，就容易发生高血压病。血压调控的机制是肾小球入球小动脉处有一个牵张感受器，另一个是致密斑感受器，它们是人体血压的稳定装置。当动脉血压降低时，循环血量减少，入球小动脉的压力也下降，血流量也减少，于是对小动脉壁的牵张刺激减弱，这便激活了牵张感受器，同时，由于肾小球滤过率减少，钠离子滤过量亦减少，于是激活了致密斑感受器，两种感受器共同作用后，使肾上腺素分泌量增加，肾上腺素作用于血管，可以使周围血管收缩，外周血流阻力增加，血压升高。当血压升高时，其调节的过程与此相反，于是动脉血压又出现下降。正因为机体有这样的自稳系统以及它们的双向调节作用，使得机体的血压波动不大并维持在一定的范围之内。长时间的血压升高则是这种维稳机制的失灵或失效。

嵇康批评有的人以为"一怒不足以侵性，一哀不足以伤身，故轻而肆之"，这句话说得非常有道理。人体虽然有这样的自身调节系统，但不能过分依赖，反复的刺激它也会失灵的。人体的自我调节不仅仅是血压一种，还有对视力的调节、对听力的调节、对体温的调节、对血糖的调节、对运动平衡的调节、对生长发育的调节、对呼吸的调节、对食欲的调节、对水液代谢的调节、对电解质的调节、对酸碱平衡的调节、对冷暖适应的调节、对睡眠的调节、对月经周期的调节等等，举不胜举。通过科学家们的努力，这其中的原理有的已经探明了它们的调节方式，弄清楚了调节的物质，有的建立了动物模型可供检测验证，也还有许多的内在调节机制未被发现。

总之，这些调节功能是人体自带的，具有高度自动、精确有效等特点，中医把它们统统用一个名词来概括，这个词就是"神"。现代科学也证明，这种内在的自动控制系统是很容易被外界因素所干扰的。例如，过度紧张的工作就会忘记饥饿和疲劳，导致废寝忘食。如何克服外在的干扰，保持自身平和的心态和稳定的情绪，关键就是要做到劳逸结合。无论体力劳动或脑力劳动，都要设置工间休息，休息时要安静，停止思维，全身肌肉放松，均匀呼吸，闭目养神。

第四节　适度为和

"适度为和"是指人们的生活节奏、欲望需求、处事做人、情绪反应都要控制在一定的速度和范围内。合适的度，指速度不快不慢，范围不大不小，自身受得了，别人接受得了。"适度为和"在养生保健事业之中的运用太普遍了，它涉及养生保健的各个方面，以上讲的与自然和、与社会和、与自身和，都存在这个适度的问题。

人在生态系统里，本是一个消费者，不消费不行，消费太多又不行；人与社会的关系，亦有共同利益需要合作的地方，又有各自利益必须争论的问题；与己和，亦有七情六欲的生理需求，又有如何通过合法途径获得，还有不可过于奢求的问题。这些都反映出要遵守适度的原则。"过则为灾"，这就是物极必反的规律。如《素问·宣明五气》提出："久视伤血，久卧伤气，久坐伤肉，久立伤骨，久行伤筋。"其中"久卧伤气"，指睡卧过久可致阳气敷布失常，气滞为病。"久坐伤肉"，指蹲、坐过久，可致四肢血脉运行不畅，新血不能达于四肢，使骨骼肌肉不荣，瘀血内生而为病。人离不开视、卧、坐、立、行这五种动作行为，但是每种动作时间过久，就变成了"五伤"。"五伤"就是过度失和造成的。《中庸》说"喜怒哀乐……发而皆中节谓之和"，就是说"七情"发生后，在一个适中的程度就叫和。"七情"是时时都在发生的事情。"七情"太过，给人体带来的危害容易被发觉，但

"七情"不能正常表达给人体带来的危害就容易被忽略。如有的人认为思虑过度或忧伤太过会给身体带来不利的影响，主张"两耳不闻窗外事"，"静心绝欲入虚境"，这实质上也是一种消极的养生观。这种消极的养生观不但不能提高养生保健的效果，而且还会阻碍人类社会的进步。

第五节　寡欲保精

有人把"精"看作是人体的本原物质，还说精气可以互生，因此，视"精"为生命之本，强调寡欲以保精，存精以养神，提出六十之后禁欲而闭精。关于精的本质和属性，在前面文章中已经论述过，"精"不是人体的本原物质，精是元气的产物。对于保精禁欲的做法，历代也有不同的看法。如《礼记·礼运》道"饮食男女，人之大欲存焉"，说明男女依存是天性之需，是生理和生活情趣上不可缺少的活动。从养生的角度来看，只有合理满足人的生理欲望和需求，才能有健康平和的心理，才能保持形健神旺。如果过度抑制这种正常的欲望，反而会给身体带来不利的影响。对于老年人来说，就要视其健康状况，分别对待。有精神需求、有欲望想得到满足，这是人之本能，也是老年人的合理诉求，不可过分干涉。然而，欲望不可强抑。《抱朴子·释滞》指出："人复不可都绝阴阳，阴阳不交，则坐致壅阏之病……唯有得其节宣之和，可以不损。"所谓"节宣之和"，实指行房有度，合房有术。但也不可纵欲，如《列子》曰："少不勤行，壮不竟时，长而安贫，老而寡欲，闲心劳形，养生之方也。"古人的这些教诲对性欲适度的问题做了很好的概括，希望读者能在养生保健的实践之中，全方位去把握这个"适度为和"的原则。

醇酒可口，不可贪饮；佳肴味美，切勿暴食；静功养神，不可太过；动功健体，适可而止；当官荣耀，切忌贪腐；钱财虽好，多则非善。一定要用唯物辩证观去认识事物，驾驭全局，自觉地把各个方面的欲望调控好。

中华传统文化认为"和为贵"。和是团结，和是不分胜负，和是不偏不亢，和是善良。儒家文化主张的中庸之道，其实也是悟出了阴阳平衡的规律。用和的理念来调节处理人与自然、人与人之间的各种矛盾也是最好的选择，于养生保健的功绩大焉。

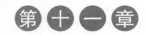

第十一章
"呼吸吐纳"

　　"呼吸吐纳"是嵇康《养生论》提到的一种具体的养生方法措施,可是,嵇康没有过多介绍其方法、要领。现代人都觉得人的呼吸运动是与生俱来的,出生的第一刻就会呼吸,不需要教学,也没有什么内容好学。而笔者不这样认为,呼吸吐纳是养生保健的一项重要方法措施,切不可掉以轻心。

第一节　呼吸运动的特点

　　呼吸,从表面看,就是一个简单的呼吸运动,吸入的是空气,呼出的是二氧化碳。但呼吸运动带来的作用和重要性未必是一般人所知晓的。以下这四点往往被人忽视:①呼吸是人体与自然界交换物质量最大、最重要的活动。正常成年人每日呼吸约 20000 次,平静呼吸时的每分通气量为 6 ~ 8L,一日 24 小时与外界气体交换的量达到 10080L,是进水量的 504 倍。若剧烈运动时,肺通气量增大,每分钟可达 70 ~ 120L,比平静时增加 10 ~ 15 倍,而人体一天摄入水分 2L 左右,食物也不过一日三餐,总量也不过 3kg。人体的呼吸一刻也不能停止,即使是静止闭气的世界纪录也仅为 11 分 35 秒。滴水不进人可以熬二三天,食物一点不进,但如果有饮水,人也可以熬过 7 ~ 10 天,呼吸不进行就只能维持十来分钟,久之则会因缺氧而死亡。②运气是很好的健身方法之一。气功就是意气结合的功法,它是在全身放松、意守丹田的基础之上,调理呼吸,内运于气,达到神形共修的目的。它具有很好的健身作用,几千年来一直被国人所钟爱,至今仍被许多人运用。③呼吸系统疾病对健康的危害性极大。中医藏象学说以五脏(心、肝、脾、肺、肾)为中心,其中的肺直接与外界相通,因此,呼吸系统疾病的发生率很高。新生儿肺炎、老年人肺炎、肺源性心脏病都是高死亡率的疾病,对人体的健康长寿威胁很大,值得养生保健者高度重视。④呼吸及肺组织的功能还有待进一步研究。肺脏除了从不停顿地与外界进行大量的气体交换之外,现在还发现它具有内分泌功能,这种分泌物对全身组织细胞有一定的调节作用。

　　与西医学相比,中医学对肺脏功能的认识有不同的看法。中医认为肺的主要功能是：司呼吸（完成通气和换气功能），主气，通过宣发和肃降调节全身的气体分布，使清气上升，浊气下降；又主通调水道，通过宣发的作用，使水气如雾气一样升腾于上焦，借肃降的作用，把浊气下注于肾、膀胱、大肠、小肠排出体外。中医还把肺形容为"华盖"，视为"娇脏"，与鼻孔、皮肤相表里。肺位于胸腔之中，在胸中之气统称为宗气。溶于血液中的气体叫营气。营气随着血液脉络运行至全身表里、内外，营养着脏腑、四肢百骸。目得气血而能视，耳得气血而能听，足得气血而能行，脑得气血而能思……气起着推动血液运行，输布各种精微物质的功能。此外，气还有温暖机体、保持体温、卫外防御等作用，还可以维系新陈代谢、固摄血液、固摄津液以及固定脏腑的位置。气主要通过升、降、出、入的变化，来完成其气化功能，使整个机体互相沟通，全身调配，形成一个有机的整体。根据所在的不同部位，气还有不同的名称，如在皮肤腠理间的气称为卫气，在血液及组织内的气称为营气；在五脏六腑之里的气称为脏腑之气，如在心的气称为心气，在肝的气称为肝气，在胃的气称为胃气……这个气与元气不同，它们是母子关系，元气是母，一般的气是子。总之，呼吸运动并非简单的通气、换气功能，还有很多秘密有待揭开。

第二节 呼吸道的构造及换气

西医学认为机体活动所需要的能量和维持体温所需要的热量，都来自体内营养物质的氧化。氧化过程是消耗氧并产生二氧化碳的过程。呼吸就是机体从外界吸入氧气，呼出二氧化碳的过程。因此说呼吸是维持机体新陈代谢和功能活动所必需的和最基本的活动。人体的呼吸过程是通过三个环节来完成的。一是外界与肺泡之间、肺泡与肺毛细血管血液之间的气体交换，这称为外呼吸；二是组织细胞与组织毛细血管血液之间的气体交换，这称为内呼吸；三是血液的气体运输，把肺部摄取的氧及时运送至全身的组织细胞，另一方面把全身的组织细胞产生的二氧化碳运送到肺排出体外。

呼吸系统是由气体通道（气管、支气管、细支气管）和交换气体的肺泡两部分构成。鼻、咽、喉为上呼吸道，气管和支气管称为下呼吸道。呼吸道是一条较长的管道，其黏膜内壁具有丰富的血管网，气管内有黏液腺分泌黏液。这些结构特征，使吸入的空气在到达肺泡之前就能得到湿润和温暖，并对吸入气体中的尘埃，或通过鼻毛阻挡其进入，或是通过黏膜上皮的纤毛运动，将其排出，从而使肺泡获得较为洁净的空气。正因为这些解剖特点，故养生保健要求用鼻孔呼吸，这样空气不但洁净而且温润，有益健康。吸烟人出现咳嗽是一种本能的排出异物的保护性反射，一旦这种保护性反射消失，烟尘则直接入肺，使肺泡直接受损。为预防肺不张和窒息，对婴儿、吞咽障碍者、神志不清者，就要求特别加强呼吸道的护理。小孩不吃米团、花生仁等食物，对吞咽障碍者进行鼻饲，对神志不清者，主张侧卧位或托起舌根，以防异物或舌根后坠阻塞呼吸道造成窒息。

肺泡是气体交换的场所。成人大约有 5 亿个肺泡，平铺约占 90 ㎡的面积。肺泡的呼吸称作外呼吸。外呼吸主要是通过气压差的弥散而完成气体交换。当出现大面积的肺炎或硅肺时，由于肺泡的充血水肿或粉尘的阻隔，使肺的交换气体功能下降，而出现呼吸困难，体内缺氧，二氧化碳潴留。为了保护肺脏，就要求人们呼吸洁净的空气，空气被污染、空气中的杂质超标时则会伤害肺脏，引发疾病。在一些尘埃超标的工作场所，要采取不同的除尘措施，降低空气中的尘埃密度，个人也要采取戴口罩等措施来阻止尘埃的吸入。肺通气的动力来源于胸廓节律性的呼吸运动。胸廓运动主要由肋骨和胸骨的运动以及膈肌的升降而产生。以肋骨和胸骨的运动为主的呼吸运动称为胸式呼吸；由膈肌的舒缩而引起的呼吸运动称为腹式呼吸。在正常情况之下，这两种呼吸形式可同时存在，只有在胸部或腹部的活动受到限制时，才单独出现一种呼吸。在练气功时，有人主张先深呼吸后平静呼吸，还有人提出反式呼吸。平静呼吸主要由胸式呼吸运动来完成；当深呼吸时，主要依靠腹式呼吸运动来完成。常做深大的呼吸对提高肺活量有直接的作用，此外还可以减少肺泡的无效腔隙。

第三节　大气及空气离子

围绕地球四周的空气称为大气。它是人类及其他生物赖以生存的重要外界环境因素之一。大气自地球表面向上分为对流层、平流层、中间层、热层和逸散层。对流层与人类的生命活动最为密切，空气总量的 95% 都集中于此层，且排入大气的污染物也绝大多数在此层。

空气是由氧气、氮气、二氧化碳等多种气体组成的混合气体。在标准状态下，大气压为 760mmHg，其中氮气分压占 78.09%，氧气占 20.95%，二氧化碳占 0.027%，氩气占 0.93%，氢气、氙气、氖气、氦气、臭氧等仅仅是微量。空气中的氧气含量降至 12% 时，可引发人体代偿性呼吸困难；降至 10% 时，机体可出现恶心、呕吐、智力活动减退等；降至 7% 以下时，则可以出现呼吸心跳停止而死亡。二氧化碳含量升至 2% ~ 3% 时，可引起呼吸加深加快及冠状动脉和脑血管扩张；若二氧化碳含量超过 8%，可致呼吸麻痹而死亡。气体在血液中以两种形式存在：一是物理性溶解状态；二是与血液内的物质形成化学结合状态。氧主要与血红蛋白的可逆分子结合。二氧化碳则是与强盐基（如钠和钾）结合成碳酸氢盐，另一种是与血红蛋白的氨基结合成为氨基甲酸血红蛋白，前者约占总量的 87%，后者约占 7%。

空气离子是指空气中的气体分子受到外界某些理化因子的作用后，而形成的阳离子和阴离子。每个阴阳离子又能将周围 10 ~ 15 个中性分子吸附在一起，形成轻阳离子，或轻阴离子。这类轻阳离子或轻阴离子还能与空气中的悬浮物、水相互结合，形成直径更大的重阳离子或重阴离子。重、轻离子的比值可以用来评价大气的洁净程度，比值大于 50 表明空气污浊。大气中适宜浓度的阴离子对机体起镇静、镇痛、催眠、降压、增进食欲、改善注意力、提高工作效率等良性作用，阳离子则相反。一般树林、瀑布附近、风景区、海边等自然环境中阴离子较多，有利于机体健康。由此可以看出空气的质量（洁净度、气温、气压、气体成分及其比例）对于维持正常的呼吸功能和机体的需求至关重要。因此，养生保健的锻炼场所就应该选择在空气清新、富含阴离子的地方，这对于促进身体健康十分有利。春暖花开时，南风吹来，人们有舒适欲睡的感觉，这就是南风湿润，内含阴离子较多的缘故。故中医提出"春三月，此谓发陈，天地俱生，万物以荣"，这是一年中最好的利生季节。古人直接感受而得出的体会，与现代科学研究的结果高度一致，使人不得不佩服先人们的智慧。

第四节　呼吸吐纳的功法练习

呼吸吐纳，今人多言空气质量，古人更注意呼吸方法，可能是因为古代空气质量的确很好，无须去考虑空气污染的问题。现代人不注重呼吸方法，是因为对中医关于气的作用和运行的理论不够熟悉而造成的，加之当前空气污染被提上议事日程，自然对空气质量倍加关注。

呼吸的方法，包括通气和运气两个方面。通气是指气道的畅通无阻。当感冒鼻塞时，鼻通气就受到阻碍，呼吸道或肺部炎症出现水肿，或异物阻塞也会出现气道受阻。支气管痉挛、尘肺等都可以导致气道通气不畅。所以，这些有关影响气道通畅的因素都要设法排除。平时，注意用鼻呼吸，平静呼吸，经常进行深呼吸训练，这样可以加大肺活量，正确的呼吸运动有助于锻炼相关的呼吸辅助肌肉，减少肺内的残气和死腔，还可以通过胸廓、膈肌的运动使肺的牵张反射加强，通过胸腹腔的压力变化为调节血液循环带来好处。

中医理论认为在做呼吸功的时候，一定要保持全身放松，意念集中，不得胡思乱想，机体处于入静（入定）的状态，这时才能神形归位，才可调心、神、意于一体，通过以形引气、以意引气、以音引气等运气三法使吸入的气体与水谷之精融为一体，然后接受肺脏的布气以及肝脏的疏泄调节，使气出现升降出入等运行变化，把气输布至全身各个角落，周流不息，完成全身组织器官养料供应的任务，并带走代谢产物，减少无效循环，解除某些组织器官的缺氧状态，达到"导气令和，引体令柔"的效果。这种功法其实就是西医学所讲的对内呼吸的调节。内呼吸是组织细胞与毛细血管网之间的气体交换，这个层面的呼吸，其范围和气体交换的程度，直接影响到细胞的物质交换，并决定着细胞的功能状态，进而影响到的组织和器官的功能状态。所以，这是人体养生保健中最为隐蔽而又至关重要的环节。呼吸功法有人总结为："拿住丹田练内功，哼哈二气妙无穷；动分静合屈伸就，缓应急随理贯通。"可供大家参悟。

中医对气机运行看得非常重要，有其独到之处。如在致病因素方面，因气的原因引起的疾病非常之多，主要的病机有气虚、气逆、气陷、气郁、气滞、气结六个方面。气虚时，人感到头昏、气短、乏力。气逆时，肺气逆可引起咳嗽、哮喘、呼吸困难；胃气上逆可致呃逆、呕吐；肝气横逆时，可引起腹胀、胃痛、胁痛、纳呆等。中气下陷时可引起子宫下垂、胃下垂、肾下垂、脱肛等。气郁多为肝气抑郁，表现为愁眉苦脸、胸胁闷痛，郁而化火还会出现易怒烦躁、口干舌苦等。气滞可伴有血瘀，引起胸痛、头昏、眩晕、冠心病、中风等。气结可出现瘿瘤包块等疾病。从理论上讲，益气是使气不足得到补充；行气是指使凝滞的气得以流动，闭结之气得以开散复通；调气是指该升的气往上升，该降的气往下降，横逆的气归回原位，抑郁之气得以舒展无踪。因此，气功可以防治疾病，机制大概由此。

第五节　关于气体的质量

一、影响大气环境的因素及防护措施

影响空气质量的主要是工业企业，如工业燃料的燃烧，尤其是煤和石油的燃烧可排出大量的烟尘和二氧化硫，还有工业生产过程中产生的粉尘（如铅、砷、汞、锌、锰等金属粉尘）、废气（如氯、苯、二氧化硫等有害气体），这些物质可造成机体的急、慢性中毒。其次，交通工具，如汽车、飞机、轮船的燃料燃烧可产生大量的一氧化碳、氮氧化物及碳氢化合物等多种有害物质。再次，火山爆发、意外事故、生活炉灶和采暖锅炉产生的烟尘和有害物质也可以影响空气质量。这些有毒有害气体散发到大气之中，粗颗粒物质增加，重轻阴阳离子比值改变，使空气变得混浊，甚至出现异味，空气质量明显下降，出现雾霾。对于这种情况的防护，除了社会层面加强环境保护之外，个人的防护就是注意避其锋芒，如减少外出，不在污染的环境里练功，戴口罩防尘等。

二、影响室内空气质量的因素及防护措施

室内空气污染主要来源于烹调油烟和燃料燃烧。这里面的有害物质有二氧化碳、二氧化硫、氮氧化物、砷等金属离子及悬浮颗粒物。烹调油烟是肺鳞癌和肺腺癌的危险因素。其次是人的活动，主要是吸烟，吸烟可产生大量的有害毒物。多人聚集在一室呼吸会造成室内氧含量下降，二氧化碳和水分增多。生活活动也可使携带病原菌的尘埃和飞沫在空气中飞扬。再次是建筑材料及装饰用品，其中含有的主

要污染物是以甲醛和苯为主的挥发性有机化合物，主要来源于胶合板中的黏合剂、化学合成的油漆。此外，氡及放射性核素、氨等也是室内空气污染的重要来源。这些物质主要来源于石材、水泥、混凝土外加剂（防冻剂、膨胀剂、早强剂）等。高层建筑的玻璃幕墙中含有钴。钴可以造成放射性污染，同时玻璃的反射作用还会造成光和热的污染。这些物质有的有异味，有强烈的刺激性，可导致机体免疫力下降，影响人体中枢神经功能，可以导致变态反应，损伤造血系统和肝脏。另外，室内喷洒的杀虫剂、清洁剂、除臭剂，微波炉、电视机、电脑等家用电器的电磁辐射也是污染源。

外界不良空气的进入以及植物的花粉、孢子、动物毛屑、昆虫鳞片也是变应原物质。室内空气的质量还是比较好调控的。例如，开窗通风换气，厨房、卧室分开，勤整理内务，装饰及建材选符合环保要求的材料，少用或不用化学合剂，室内栽种一些能吸收或清除有毒物质的花草，如吊篮、芦荟、紫菀等。

三、影响工作场所空气质量的因素及防护措施

工作场所的空气质量也要引起重视。如油漆工种，应该倡导使用植物原料的油漆，少用或不用化学合成的油漆，并做好个人的防护。凡有粉尘的工作场所，要严格按照有关职业安全防护标准操作，减少粉尘的产生，加强防护，定期体格检查，一旦发生早期病变，及时更换工种。动物的毛屑、细小的纤维都容易造成尘肺，因此，皮毛服装行业的工作人员要搞好个体的防护。

第六节　吸烟的危害

吸烟是一种不良的生活习惯，可是有吸烟嗜好者大有人在。戒烟的宣传不能说不充分，禁烟的法律法规也不少。公共场所、高铁车厢内禁止吸烟，对在这些地方吸烟者的处罚是不轻的。香烟的盒子上也都印上了"吸烟有害健康"的警示语。各种媒体禁止发布烟草广告。国家甚至通过提高香烟的售价来控烟，结果收效甚微。这说明吸烟的积习难改，禁烟措施还不给力。由此看来，对健康长寿的追求也不是每个人的向往。

吸烟的危害到底有多大？先从香烟本身谈起。香烟在燃烧的过程之中，会不会毒随烟灭呢？不会。纸烟燃烧后产生的烟雾在缭绕上升时散发的"香气"，可以使人有闻香的欲望，对于吸烟者来说有种舒适的快感。可是这燃烧的烟雾之中，含有一氧化碳、氢氰酸、乙醛、丙烯醛、一氧化氮、亚硝胺、尼古丁、烟焦油等有害物质。其中氢氰酸、乙醛、丙烯醛能伤害支气管上皮细胞，并抑制其纤毛的运动能力，使其清除呼吸道异物的功能下降，而导致呼吸道病原微生物及粉尘的积聚，继而引起呼吸道疾病的发生。一氧化碳容易被氧化为二氧化碳而对呼吸道产生刺激作

用，是导致慢性支气管炎的病因基础，继之可出现肺气肿、肺源性心脏病。尼古丁是外文的翻译名，其实就是烟碱。烟碱有多大的毒性呢？科研人员做了动物实验证明：1 支烟中的烟碱能毒死 1 只小白鼠，1 滴纯烟碱经肌肉注射可以致 3 匹马死亡。烟碱对人的急性致死量是 40 ～ 60mg，相当于 1 包半至 2 包香烟内烟碱的含量。吸 1 支烟，大约要吸入一氧化碳 20 ～ 30mL。一氧化碳和血红蛋白的亲和力是氧气的 200 倍。吸烟多的人，约有 15% ～ 20% 的血红蛋白丧失了运输氧气的能力，可使身体组织的细胞缺氧，新陈代谢受到影响，终致心肌因缺氧而肥大，诱发心绞痛。组织缺氧的表现是嘴唇呈紫色。烟碱的慢性毒性表现为使人记忆力减退，罹患慢性支气管炎，还可以使血管痉挛、血压升高、心率加快、心电传导异常，并可使动脉管壁增厚、血管硬化，还能使胃液改变酸碱度，扰乱幽门正常活动，造成十二指肠液返流入胃，引起消化不良、胃溃疡等疾病，此外，还可以出现视觉障碍。妊娠期吸烟的女性所分娩出的婴儿，其体重及智力发育水平可能低于一般婴儿的平均水平。烟碱及烟焦油及其衍生物有诱发或促进唇癌、鼻咽癌、食道癌、肺癌、胃癌、肝癌的发生和发展。吸烟对人的最直接的影响就是导致人体发生多种疾病，乃至缩短人的寿命。

18 世纪的欧洲，有一种清扫烟囱的职业，这些男性工人患阴囊癌的概率较高，经医学研究发现，病因与烟尘中的烟焦油有直接关系。扫烟囱的工人还穿着较厚的衣服，有衣服作为屏障还会患阴囊癌，而吸烟者将烟尘直接吸入肺中，危害就不言而喻了。在解剖尸体时发现，正常的肺组织呈粉红色，吸烟人的肺组织呈黑褐色，黑褐色就是烟焦油沉积于肺泡的结果。从 20 世纪 50 年代起，医学家就注意到肺癌患者中，大多数都有吸烟的经历，后来通过医学流行病学调查，表明吸烟是导致肺癌的主要原因。各种调查结果都明显提示肺癌死亡率与吸烟程度成正比，同时，还提示开始吸烟的年龄越早，肺癌的死亡率就越高。

吸烟还分吸二手烟和三手烟。直接吸入香烟烟雾者为吸一手烟；散发在空气中的烟雾被周围人吸入的情况称吸二手烟；当烟雾残落在周围的衣物或用具之上，再次接触或吸入为三手烟。二手烟、三手烟都是有害于身体健康的。对于耐受性差的人来说，吸二手烟和三手烟的危害性更大。科学家还对戒烟的效果进行了研究，戒烟 10 年后，肺癌的死亡率明显下降；戒烟 15 ～ 20 年后，肺癌的发生率就和不吸烟的人基本相似了。因此，请吸烟者们，为了自身的健康，为了周围人的健康，为了家庭以及后代的健康，请你们拿出毅力，与烟诀别吧！

笔者再次建议，千万不要轻视了这个不要钱的空气，不要忽视了这 5 亿个肺泡的功能，不要疏忽了空气质量，不要轻视了这简单而又重要的呼吸运动！

第十二章

"清虚静泰，绥以五弦"

《养生论》中提出："善养生者，清虚静泰……绥以五弦。"这是嵇康"静以养神""乐以养神"的两种具体养生方法措施。"清虚静泰"是指精神上的清静和形体上的相对安静。"绥以五弦"是指借助音乐来愉悦人的心情，达到精神上的快慰，进而使神安志定，内环境稳定，阴阳平衡，达到养生保健的目的。

第一节　静以养神

中医有"静以养神"的养生理念，指出只有安静的状态才能使神得以安定，得到休息。关于神的概念前面已经介绍过。现在重点讨论静何以养神。中医理论认为：心藏神，心为君主之官。《素问·灵兰秘典论》说："主明则下安，以此养生则寿……主不明则十二官危……以此养生则殃。"这里的"主"就是指心，"明"就是指心处于正常的功能状态。意思是说：心功能处于正常的状态，其他四脏及全身各组织、器官都能够相安无事，以调理心神的方法措施来养生保健则寿命会延长，如果不以心神调养为要务，则心神不安，心神不安势必影响其他组织、器官的功能活动，带来危害，结果使人体的寿命缩短。既然神为心生，养神也可以理解为养心，养心必须以安静为要。

心神具有任万物而理万机的作用，常处于易动难静的状态。人们从醒来的那一刻开始，意识就开始活动，如何来安排今天的事务，怎样去学习、生活、工作、竞争，获取更大、更多的效益。体力劳动者奉献着体力，脑力劳动者贡献着心力，有的劳动者，中午不休息，晚上还加班，大脑一刻也未得到停息。睡眠后，日间的工作，还要思索过滤，检点总结，如此紧张的工作，心神就不能得到宁静和休息。老子主张"致虚极，守静笃"，即要求尽量排除杂念，以"致虚""守静"，达到心境宁静的境界。由此看来，养心有两个关键点：一是躯体要安静下来，全身肌肉放松，各种形体活动停止；二是心里没有负担，将各种欲望、烦恼皆抛于一旁。躯体的安静可以用导养的方法来练习。只要静下心来，暂时停止其他的思维活动，选择舒适的体位，有流动的空气，有安静的环境就可以进行习修。习修中做到全身肌肉放松，平静呼吸或辅助些深大的呼吸动作，眼微闭，但不睡，保持清醒状态，静坐静卧都行，或辅以"静时固戒动，动而不妄动，亦静也"，每次 30 ～ 45 分钟就够了。但是，要做到第二点少私寡欲，心无旁骛，恬淡虚无，这就艰难了。这需要有高尚的道德观，以及看破红尘的洞察力。所以，要完全达到这种境界就不能一蹴而就，只能一步一步来，先求在安静的环境里，控制激动的心情，减少过度的欲望，安分守己，使大脑得到休息，心神得到调养，情绪得到稳定，心中自然愉悦，同样可以收到一定的养生保健效果。

第二节　乐以养神

养心调神的方法之中，除了"静以养神"之外，嵇康还提出了"乐以养神"的观点。他指出："绥以五弦。"绥为安抚的意思。五弦即为五音。五音为角、徵、宫、商、羽，分属木、火、土、金、水五行。五行与五脏形成对应关系，肝属木对应角音，心属火对应徵音，脾属土对应宫音，肺属金对应商音，肾属水对应羽音。嵇康的意思就是用音乐来安抚我们的身心。

为什么音乐对养生保健有作用呢？《史记》载"音乐者，所以动荡血脉，通流精神而和正心也。故宫动脾而和正圣，商动肺而和正义，角动肝而和正仁，徵动心而和正礼，羽动肾而和正智"，意思是五音对应五脏，外化为圣、义、仁、礼、智。

音乐具有陶冶心灵、修身养性、启发思维、治疗疾病等作用。苏东坡认为音乐有"散我不平气，洗我不和心"的功效。现代研究认为，人脑的左半球主要是进行逻辑思维，右半球主要是进行形象思维，多听优美的音乐，有利于左右脑的互相协调，平衡发展，并能促使体内释放乙酰胆碱和一些有益的化学物质，从而改善与发展大脑的记忆功能。听一曲刘紫玲的《珊瑚颂》，那优美的曲调以及甜美的嗓音随着"风吹来，浪打来"的唱词，立刻把人带入泛舟海上的环境，令人心旷神怡，再焦躁的心情也能平静下来。再如欣赏京剧大师李胜素、于魁智的《梨花颂》，其音色圆润、华丽、明亮，节奏舒展平稳，唱腔婉转，气势恢宏，意境华美，把人带进那种倾吐真情实意的境界，引起人们对真情的向往和对恋人的思念。听歌的人往往会把自己融入其中，如痴如醉，忘却了紧张，忘却了烦恼，使人得到轻松和愉快。这样就达到了调理情绪的作用，这样的结果就有助于养心怡神。怪不得达尔文会这样说："要是我能重新安排我的生活，我必须规定自己读一些诗篇，听相当数量的音乐，用这种方法，或许能使正在衰退的大脑增强活力。"达尔文的感悟，给人们的启迪是，不要等来生，从当下就开始读诗书、听音乐多好！

现代神经生理学认为，音乐能够直接影响大脑边缘叶和脑干的网状结构，对调节内脏与躯体有直接的作用。缓慢、轻松的音乐，柔绵婉转，清幽和谐，能够使神安心宁，消除紧张烦躁的情绪，并能镇静催眠，使人舒适平静，有利于大脑皮层的休息。节奏流畅，抑扬顿挫的音乐，可以使头脑清醒，思路开阔。长期伏案工作者听此音乐，可以解除大脑疲劳，有助于思维。曲调柔和，韵律含蓄的音乐，可以使人血脉流畅，有助于孕妇保健和养胎，对胎儿的智力发育及母体健康均有良好的影响。平和舒畅，优美动听的乐曲，能引起人的共鸣，消除心理紧张，提高对疼痛的耐受力。凄切悲凉之曲，能起到"悲胜怒"的效果，是治疗神情损伤的一剂"良药"。但是一些节奏快、音调高、旋律不整的音乐，对听众极为不利，很容易引起血压升高、心跳加快、心情烦躁，对演唱者也极易造成损害。例如个别演员，在舞台上声嘶力竭地叫，把一副好嗓子唱成了哑嗓，唱出了慢性咽喉炎，甚至因这种狂欢，把自己的方寸唱乱了，唱进了监狱。所以听歌曲，还是要听经典、优美的名曲，多听"阳春白雪"的高雅乐曲。这些乐曲对养生保健大有益处。一些低俗的、噪音性的乐曲，还是少听为好。保持"本性好丝桐，尘机闻即空。一声来耳里，万事离心中"的心态去欣赏音乐，这就是"乐以养神"的最高境界。

第三节 睡以养神

睡眠养神，也属于静以养神方法之中的一种，但它与觉醒状态下的静是有区别的。睡眠是一种周期性的可逆的静息现象。人生大约有三分之一的时间在睡眠之中度过。睡眠是人类生命活动的一个重要的生理过程。睡眠时，机体的许多生理活动会有所变化，整个机体的功能处在休息和恢复状态中，表现为：视觉、听觉、嗅觉等感觉功能减退，对外界的反应能力显著下降，直至消失；全身骨骼肌松弛，反射运动减弱；副交感神经兴奋占优势，血压下降，心率减慢，瞳孔变小，新陈代谢减低，呼吸变慢，肠蠕动增强等。睡眠对人的精力和体力的恢复极为有利，清醒后可以保持良好的觉醒状态，以充沛的精力进行学习、工作和生活。

现代研究表明，睡眠分为快速动眼睡眠和非快速动眼睡眠两类，有梦睡眠占整个睡眠的 20% ～ 25%，一夜做四五次梦属于正常状况。睡眠的质量判定标准包括睡眠的深度和睡眠的时间两个方面。高质量睡眠的标志是醒后周身舒适，疲劳感消失，头脑清醒，精力充沛。影响睡眠的因素有五个方面：①心理因素：学习、生活、工作中的挫折或困难而引起的焦虑、抑郁、紧张、激动，意外事故的侵袭、重大工作任务完成前的担忧等。②生理因素：睡前过饱或过饥，体力或脑力过于疲劳，生活无规律等。③环境因素：喧闹的环境，室内灯光太强，空气污浊、潮湿或有异味，室温过高或过低，床铺枕头不合适，长途旅行的时差变化，日夜班工作的频繁变动等。④疾病因素：精神病及各种疾病引起的疼痛、呼吸不畅、尿频、皮肤瘙痒等。⑤药物因素：各种兴奋剂，不合理使用安眠药，浓茶等。这些不利于睡眠的因素倘若存在，可以按照不同的情况采取不同的方法纠正之。

睡硬板床符合人体睡时的生理曲线，值得提倡。过软的床铺受力点不符合生理需求，还会引起一些疾病或导致生长发育期的儿童发育畸形。枕头的高度也很重要。去枕容易患落枕病；高枕非但无忧，还会引起呼吸不通畅或脑供血不良。枕头合适的高度为 9 ～ 15cm。最简便的测试方法是：自己握拳，枕头的高度与立拳高度一致就行了。

按照中医学的观点，睡眠—觉醒—睡眠是一个阴阳转化的自然规律，是动态与静态变化的自稳调节系统，是极好的养神活动。子时和午时是一天之间阴阳交替变化的两个节点。子时是阴极转阳的时刻，午时是阳极转阴的时刻。因此，古人根据气血流注的规律，制定出除晚上睡眠之外，还要午时小憩这个作息规律；并根据地球运动的特点提出，卧位宜头向东西方向，卧姿宜如弓形；睡前不宜过饱，有"胃不和则卧不安"之说；还提醒动静要适度，有"久卧伤气"之戒。

在嵇康的《养生论》之中，养神的方法措施除了上述三个主要方面之外，还特别强调应加强道德修养以养神，如"无犯王法"而保神。这些内容以后还会专题论述。但对于进行形体的锻炼达到或促进养神的问题，嵇康的《养生论》基本上未涉及。但是，历代的养生家以及现代医家提出的"生命在于运动"的观点，还是正确的。适度的体育锻炼，不但可以使肌肉骨骼健壮，而且也具有促进阴阳平衡、调心养神的功效。事实证明，历代医家及养生家和体育工作者，发明创造的许多健身功法和体育运动器材，对提高人们的身体素质，保障人们的身体健康做出了一定的贡献。鉴于此，下一节将补充"动以养神"的内容。

第四节　动以养神

动就是指躯体运动起来。躯体运动是受交感神经支配的，而迷走神经兴奋是使躯体运动静止下来。交感神经与迷走神经就是中医所说的一对阴阳关系，交感神经属阳，迷走神经属阴。两种神经亦对立又统一，担负着全身运动的调节。根据阴阳消长的规律，阳长阴消，阴长阳消，如果交感神经兴奋了，躯体就会快速运动起来了，而迷走神经则受到抑制，与躯体运动无关的组织器官则处于休息的状态。运动劳作时，大脑就不会胡思乱想，胃肠蠕动减少，消化吸收功能暂时停止。所以，躯体运动时，神在内部得到休息，这就是"动以养神"的机制。养生保健的千百种功法当中，归纳起来，无非是动功，静功，或亦动亦静、动静结合功，仅此三类。动功包括各种体育锻炼项目。徒手的有各种拳术，如大洪拳、小洪拳、长拳、泰拳、少林拳、武当拳、跆拳道等，步行，蹦迪，拳击，散打，相扑，跑步，踢踏舞，广场舞，交谊舞，跳高，跳远，跳水，骑马，游泳，登山，广播体操，自由体操，健美操等；各种球类运动有排球、篮球、足球、棒球、门球、乒乓球、网球、羽毛球、柔力球、橄榄球、冰球、保龄球、链球等；带器械的运动有刀、枪、剑、扇、戟、鞭、链、棍等；借助运动器材的有单杠、双杠、鞍马、跑步机、哑铃、吊环、弹力器、射箭、射击、转轮等。这些动功主要是修炼形体的。静功包括气功、导引术、辟谷、打坐、面壁、禅定、催眠术等，主要是用来养神的。动静功包括太极拳、木兰拳、瑜伽、耳功、神形桩、五禽戏、八段锦、易筋经等，对神形均有调养作用。

一、动功

这类动法是通过躯体的活动，使人体的关节得到伸屈，肌肉得到收缩，气血得到流动，经络得到疏通，细胞组织代谢得以旺盛，肺活量得以增加，心搏出量增加，心脏贮备能力得到加强，食欲得到增进，睡眠得到安宁，阳气得到化生，形体得到健壮，意志得到磨炼，耐力得到提升，抗病能力得到加强，因而寿命也会得到延长。这类运动，有一些是用来全民健身的，有一些是作为体育项目竞技的。前者健身运动是随意的，主动自愿的，运动的强度是可以自控的，只要掌握好一般的技巧及注意事项，一般来说，对人体的健康利多弊少，健身的效果也是不错的。但后者却不同，竞技场上的竞争是激烈的，运动的强度是非常之大的，超负荷、超强度、少氧或缺氧运动是经常出现的，有些训练和比赛是残酷的，锻炼者是不能随意支配的，有着严格的纪律约束。因此，过度的劳损对机体的损伤是难免的，有的运动员甚至猝死在比赛场上。所以这些运动的强身作用也是一分为二的，适度的运动有益于人体健康，过度的运动有可能危害身体健康。

进行动功锻炼时，有如下几点事项值得注意：①尽量到户外进行运动，负离子越多的地方越好，如森林、海边。这种锻炼，可使血液循环加快，组织细胞代谢旺盛，需要将大量的糖原转化为能量来保证这些组织细胞的正常工作，而糖原转化为能量的分解过程需要有足够的氧气参与。氧气充分时，糖原就会完全分解成为能量、二氧化碳和水；如果没有足够的氧气，糖原就会出现酵解，分解不完全，产生大量的乳酸等有害物质，堆积在体内。故超量的缺氧运动之后，引起的肌肉酸痛、发硬、紧张等现象就是由于乳酸类物质堆积在肌肉内引起的。笔者曾经遇到一位20岁开外的小伙子，借助健身器材健身，花钱买了健身房的月票，每日坚持到健身房去锻炼一定的时间，谁知健身不到半个月，意外就发生了。有一天，健身房里的人员较多，场地也不够大，通风条件也不是很好，他在跑步机上没有跑多久，突然头晕，摔了一跤，虽然没有发生生命危险，但两个门牙没有了。这就是氧气供应不足惹的祸，像这样的锻炼得不偿失。②以养生保健为目标的运动应是全身运动。任何组织、器官都需要新陈代谢，吐故纳新，躯体的每个部位都少不了运动。如果你专门从事某一种体育训练，那么与这一运动相关的肌肉、肌腱、骨骼得到运动，会显得发达些，但其他的地方则没有得到运动，或只有微小的运动，它们仍然处于静态之中，这一部分组织就不能随之改变，久之就会出现职业性的体型或职业性运动病。如举重运动员多是矮胖型的，网球运动员最容易患一种叫作"网球肘"的疾病。有相当多的竞技运动员患有慢性软组织劳损的病症，留下终生的慢性疼痛。很多年前有一位教授，提出了一个论点说："走路是世界上最好的运动。"追随者不计其数，至今，持这种说法的人还觉得一点不错。仔细分析一下：走路的姿势，就是双脚轮替的移动，加上手的摆动，带动躯体的活动，走路运动的幅度有一定的限度，如上肢的运动多是肩关节的前后摆动，而肩关节的上举运动、环转运动就没有进行，手指关节、腕关节的运动也较少，腰胯、髋关节的下蹲、旋转动作基本没有进行，这种非全身性的局部运动与养生保健要求的全身运动是不匹配的，尤其是与养生保健要求的神形俱修，达到神形相亲的要求更是相差甚远。因此说，走路只能说是世界上最简单的运动，而不是最好的运动。③动功锻炼要遵循渐进的原则。笔者曾遇到过几位参加健美操训练的女性，由于没有遵循渐进性的原则，急于求成，导致关节、肌腱损伤。除此以外，还须注意运动量要适度，运动的强度不可过大，时间不宜过久，做到"小劳则已"，不可大汗淋漓，气喘吁吁。这样的做法，无益于养生保健，相反损失人的阴液，耗去人的正气，引起机体内外受损，久之，反损身折寿。动功锻炼也要因人而异。从事体力劳动的人，静止就是休息，宜选择静功修炼；从事脑力劳动的人，运动就是休息，宜选择动功练习。体质虚弱的人宜选择运动量较小的功法锻炼；体质强的人宜选择静功锻炼；阳虚的人多选择动功锻炼，阴虚的人多选择静功锻炼。

二、静功

静功是以养神为主的功法。这类功法可以使人的意识活动保持虚静，肌肉松弛，达到无思、无念的一种精神状态。古人认为在这种状态下，神识无外界的干扰，人才能进入"一"的境地，可以使意识活动归零，潜意识才能够展现开来，神才能得到真正的养护。在这种状态下，人体内的生命活动会发生有序的变化。各种功法还需要不同的暗示或意念，以增强修炼效果。如气功在虚静松弛的基础上，加上平稳深沉的呼吸，并按照上、中、下丹田，或大、小周天的路径将气运至全身各处，内贯脏腑，外达经络肌肤，营养全身。催眠术在虚静松弛的基础之上，根据预先设计好的方案进行语言诱导，达到治疗疾病的目的。在这种状态之下，人的识别能力会下降，受支配的意识会增强，不当的意念加持很容易出现幻觉（俗称走火入魔）。笔者曾遇一群习练中功的人，其中，有一位中功爱好者，在这种虚静松弛的状态之下，去练透视眼。师傅的教导是，练至一定的程度，可以透过人的体表组织，直接看到人体内部的脏器，发现五脏六腑的病变，发现病灶之后，还可以运用气功的力量消除病灶，达到治愈疑难杂症的效果。并说道：这种治法和效果是现实生活中的医院和医生无法达到的，也是现代科学知识无法解释的，这就是特异功能。于是，他笃信师傅的教导，练着练着，开始他自己也感觉到自从练此功法之后，身体状况有了很大的变化，表现为精力充沛，思路敏捷，步态轻盈，写作时左右逢源，在一次考试之中还名列前茅。他继续习练，更加投入时间和精力，更加相信师傅的话千真万确，甚至还以为自己快要达到透视眼的功力了。不知何因，有一天早上，他突然从三楼跳下，幸好下面是平房，掉在房顶上，将瓦及檩料砸碎和折断（起了个缓冲作用），虽然生命无大碍，旁人把他送至医院，医生认为他患了精神分裂症，强行送往精神病专科医院进行封闭式治疗。有一年，笔者到安徽黄山旅游，路过望仙岩时，导游这样讲解：这个望仙岩的来历是，曾经有十八个和尚在此处念经，念着念着，突然间，其中有一个和尚叫了起来，"快看啦！西边的天门开了"，于是其他的和尚，循着他指的方向望去，但大家并未吱声，又一个和尚说："看到了，看到了，西边天空金碧辉煌，好看极了"，接着第三个和尚也说看到了，接着第四个、第五个……结果全部的和尚都看到了。于是乎，这群和尚欢呼雀跃起来。其中又有一个和尚叫起来，"我们修成了正果，天门开了，我们去西天哟！"接着带头纵身一跳，掉下悬崖，余下十七个和尚也先后全部跳下悬崖，全部摔死在深渊里。为此这个地方就叫作望仙岩。这个例子，是否真实？我们不去考究它。但是，这种集体被催眠产生的群体幻觉的现象还是客观存在的，是可以通过实验来证实的。这两个例子说明静功可修，但要适度，尤其不能加入虚幻的意念。否则，不但起不到养生保健的作用，相反还会带来对身体的伤害或生命的丧失。

三、动静结合功

动静结合功，亦是动功静功兼修的功法。这种功法的特点是动静结合、神形俱修，既讲心静气和，全身放松，意守丹田，又讲呼吸吐纳，运气于内，外加肢体的运动，起到练神、练意、练气、练形的作用。这类功法，与神形相亲的养生保健理念很吻合，值得推广应用。太极拳是最具特色的传统的养生功法之一，是中华传统文化的形体语言，其历史源远流长。太极拳名为太极者，盖取法于《易经》阴阳动静之理，盈虚消长之机。在整个运动过程之中，太极拳始终都贯穿着"阴阳"平衡的理念，有进就有退，有左就有右，有上就有下，有虚就有实，有开就有合。其运动作势，圆活如环之无端，循环往复，在基本的掤、捋、挤、按、踩、挒、肘、靠等基本动作之中，每个拳式都蕴含着"圆与方""浮与沉""柔与刚""收与放""动与静"的阴阳变化之道。太极拳结合呼气、运气，将意、气、形结合成一体，达到人体神形俱修、阴阳平衡的和谐状态。这样的结果不但使经络气血畅通，脏腑功能旺盛，形体健壮，而且可使神守于中，精神饱满，精力充盛，免疫抵抗力大增，能达到无病防病、有病早康复的特殊效果。

《吕氏春秋·尽数》说："流水不腐，户枢不蠹。"古人都知道运动具有防腐防坏变的作用。《真人养生铭》亦说："人欲劳于形，百病不能成。"这又说明，运动可以防止疾病的发生。华佗亦指出："动摇则谷气消，血脉流通，病不得生。"因此，他创造了《五禽戏》，让人们模仿五种动物的姿势进行运动锻炼，从而达到祛病延年的作用。经过 1000 多年的传承，现在，还有许多人在习练此法。可以发现，但凡经过体育锻炼的人肌肉发达、粗壮，精神矍铄，食欲增加，肤色红润，体质增强，抵抗力明显上升。

《素问·六微旨大论》指出："成败倚伏生乎动，动而不已则变作矣……不生不化，静之期也……故非出入，则无以生长壮老已；非升降，则无以生长化收藏。"中医学认为：动生阳，静生阴，动与静，一阳一阴，相互依存，不可偏废，也不可太过。过度安逸，也会导致气机闭阻，气滞血瘀，久之则患病损寿。因此，适当的运动锻炼是人体生长代谢的本能需求，也是养生保健不可或缺的内容，更是"一"这个自然规律的属性。

人类的许多活动，诸如上述所讲的各种功法、健身措施，还有琴棋书画、诗词歌赋、钓鱼遛狗、养花种草、旅游观光等，无一不是借动以健身，乐以怡情，以情舒而利神，以形神相亲而达到阴阳平衡。阴阳平衡了，百病不生，生命自然延长了。因此，琴棋书画、诗词歌赋等活动在养生保健之中的作用就无必要分述了。至于哪个健身功法最好，笔者评判的标准就是：哪个功法的功理有益于神形俱养，阴阳平衡，那么这个功法就最好。再好的功法，在具体运用之中，还要因人、因地、因时不同而不同。

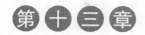

第十三章

"晒以朝阳"

　　"晒以朝阳"是指沐浴早晨的太阳以增进健康。嵇康提出这一养生方法时，没有对此做详尽的解释，乍看起来很简单，很好理解，可是要弄清楚其中的原理，还得花一番功夫。这其中存在三个问题必须弄明白：一是为什么要晒太阳？也就是说晒太阳有什么好处。二是为什么要晒朝阳？朝阳与午阳、夕阳有何区别。三是晒太阳的方法如何？

第一节　太阳光的效用

　　在回答人为什么要晒太阳这个问题之前，有必要了解阳光的构成及其效用。阳光是太阳迸发出的光芒，它是由可见光和紫外线、红外线等混合光线所组成。阳光有以下九个方面的作用：①提供光源：可见光给人们带来了光明，为人们辨别事物的形态和方向提供了方便和可能，也为完成工作任务提供了光照条件，并带来了昼夜的分界，引领着人们的劳作与休息。②带来热能：给人以温暖。红外线是太阳热能的主要辐射方式。太阳不但给人们带来了温暖，还给整个地球带来了热能。③形成大气环流：太阳的蒸发、水气的上升，加上地球的公转和自转形成了大气环流，大气环流形成了风、云、雨、雪、冰雹、雷电、台风，带来了四季的变化，产生了自然界的万千气象。④光合作用：光合作用是植物光合制造氧气的过程。地球上的绿色植物有了阳光才能进行光合作用，产生氧气并维持大气之中的氧气占比，供人类及自然界其他动物、植物使用。⑤杀菌灭病毒作用：太阳光中的紫外线具有强大的杀菌作用，能使菌体蛋白质发生光解和变性，导致细菌死亡。病毒及一些霉菌在阳光的作用下可以直接灭活。⑥保障食物链的形成：万物生长靠太阳，有了太阳，万物才能生长、成熟，才有了生物所需要的食物并形成了食物链。有了食物链，生态系统才能相互依存、相互化生。⑦对人体的调节作用：根据现代研究，太阳光中的可见光按照其不同波长，可以排列成光谱。依据颜色可分为红、橙、黄、绿、靛、蓝、紫七色光。这七色光的波长在 390～760nm。其中，红色光的波长最长，当这种光照射人体时，便可通过视觉分析器作用于人体中枢神经系统，使人感到心情舒畅，改善情绪，提高劳动效率。⑧蒸发干燥作用：太阳的蒸发作用可以带走水分，从而使物质中的水分减少，达到干燥的目的。这种作用可以使人们的衣服、被褥脱水得到干燥，穿着、覆盖时有爽身的感觉。粮食经过日晒，可使含水量下降，又可以通过阳光的杀菌作用防霉变，便于粮食的收藏和保管，延长粮食的保质期。⑨提供环保的能源：太阳能可以为人类提供低碳的洁净能源。

第二节　晒太阳的作用及机制

正因为太阳有以上九大功能，其中的每一项功能都与人们的养生保健息息相关，可以说没有太阳就没有人类。一般而言，太阳按照自己的规律升降出没，普照大地。那么为什么还要把这种大自然无偿的恩惠作为一个问题提出来，并劝导人们去晒太阳呢？笔者认为阳光是一把双刃剑，既有为人类造福的一面，又有对人类伤害的一面。适量的光照对人体健康有益，过度的、强烈的阳光不但可以造成人体温升高，患热射病，还可以直接导致死亡。过量的太阳照射可以使皮肤变黑，还有诱发皮肤癌的风险。因此，如果对阳光危害的一面进行过多的解读，人们为了美容和防病，就会使用遮阳物品，来减少阳光的照射。更有甚者视太阳为致害物，讨厌太阳，因而老是待在室内，躲避阳光。所以对这群人来说，还是要将晒太阳对人们养生保健所起的作用进行宣讲，使他们主动加入晒太阳的行列。在阳光下，人体的衣物及皮肤可以得到阳光中紫外线的照射，可消毒杀菌。经过阳光的消毒，室外空气中的微生物含量会下降许多。阳光中的长波红外线能被皮肤表层吸收，使皮肤感到温热；短波红外线具有较强的穿透能力，可使深部组织得到温暖，增加人体的热能，可起到防冷御寒的作用。适量的红外线照射能促进造血器官的造血功能和机体的氧化过程，提高肌肉关节的灵活性，使人体的酶系统更加活跃，亦可改善神经系统的功能，调节体温，增加末梢血液中的白细胞含量，增强网状内皮组织的活力，激活吞噬细胞并增强其功能，从而提高人体的免疫能力。除此之外，红外线还有加强新陈代谢、促进细胞增生、消炎镇痛等作用。其他色光对人的精神和情绪亦具有独特的效能，如紫色光和蓝色光能起到抑制情绪活动的作用，靛色光有镇静催眠的作用。总之，阳光具有调整人的睡眠节律、缓解全身的紧张度、改善组织新陈代谢、促进氧气的吸收和二氧化碳排出的作用。太阳光中的紫外线除能杀菌消毒外，还能使人体皮肤中的 7- 去氢胆固醇转变成维生素 D_3。维生素 D_3 对促进钙、磷在肠道内的吸收以及促进骨基质的钙化十分重要。婴儿如果少晒了太阳，尽管补充了钙或增食牛乳，仍然难免患上佝偻病。成年人，尤其是孕妇和哺乳期女性，因消耗了大量的维生素 D_3，容易造成维生素 D_3 的不足，而导致软骨病。因此，对这些人群来说，通过多晒太阳来预防软骨病是有效的。紫外线的另一个效应是致斑作用。它能使上皮细胞释放出类组胺样物质，使皮肤血管扩张充血形成红斑。这个过程对改善局部血液循环很有利。同时，紫外线还能使皮肤中的黑色素原转变成黑色素，形成色素沉着。这种色素沉着能很好地保护皮肤并防止内部组织过热。

中医对太阳的认识可以说是很特别的。中医阴阳学说的形成就是以太阳为中心。阴阳词汇的创立就是以太阳的向背而命名的：向着太阳的为阳，背着太阳的为阴。从直观感觉来区分，光亮的、温暖的属于阳，黑暗的、寒冷的属于阴。依据太阳的功能来看，向上的、运动的属于阳，向下的、静止的属于阴。在此基础之上，中医又发现了阴阳的互根互用、此消彼长、阴极变阳、阳极变阴，以及阴阳对立统一等现象，并进一步上升为理论，并以此理论来探讨中医的病因、病机及临床的辨证论治。

中医认为阳气与阴气是元气的一体两面，是构成人体的本源物质。阳气在人体内主温暖，主动。有了温暖就可以破除寒凝，产生动力，有了动力就可以使经络气血畅通，经络气血畅通了就会带来人体的生机及变化。《黄帝内经》中提出的"春夏养阳"，就是认为春夏这两个季节是一年中阳气从弱到强的时节，在此两个季节应当多摄取自然界的阳气，并积蓄在体内，以供冬季御寒防病之用。

第三节　朝阳与午阳、夕阳

朝阳与午阳、夕阳有何区别呢？朝阳、午阳、夕阳分别指早晨、中午、傍晚三个时段的太阳。从太阳光的强度来比较，朝阳和夕阳都属于较弱的阳光，午阳的强度最大。日光浴最好是选择弱阳，因为强烈的阳光对机体有害。

从五行学说的角度来分析，朝阳属于弱阳，出自东方，东方属木。"木曰曲直"，曲直就是指其属性具有可伸可屈的特点，象征着生长发育。东方主生，有利于万物的成长。故用朝阳照射人体具有补益的作用。午阳属于盛阳，尤其是夏季和初秋季节的午阳，可谓烈日炎炎。阳气太过会给人体带来直接的损害，不但皮肤容易受损，还可因热度过高而中暑，因而要避之。现代研究表明，过强的紫外线、红外线对组织细胞都有破坏的作用。瑞典癌症委员会的说法是：75% 的舌癌、黑色素瘤和皮肤鳞状细胞癌与紫外线照射有关。臭氧层被破坏产生的主要后果是辐射到地面的紫外线剧增，从而导致皮肤癌的发病率增加，对生态产生不良影响。红外线大量的侵入，可使地表温度不断上升，对自然环境的影响亦极大。夕阳同样属于弱阳，但夕阳在西方，西方属金。"金曰从革"，革具有消杀之意，对人的生长发育不利，故不主张晒夕阳。另外，从阳光的发展趋势来看，朝阳与夕阳也有区别，朝阳呈现一种渐进渐强的趋势，而夕阳西下呈现一种渐退渐衰之势。如同人们烤火取暖，火势越来越强，人们感到周身暖和，心情舒畅；如火势越来越弱，使人得不到温暖，就会产生颓废的感觉。沐浴夕阳就如同烤快要熄灭的火一样，不但得不到应有的效果，反而会影响人的情绪。从以上几点分析来看，稽康主张的"晒以朝阳"

还是真知灼见。

第四节　晒太阳的方法

随着地球的公转和自转，地球与太阳的距离发生着变化，阳光直射的位置也不一样，于是地球出现了寒热不同的温差，产生了一年四季的气候变化。春季阳光和煦，宜人和植物的生长，人们可以多多沐浴春天的阳光，借以增强养生保健的效果。夏季日照时间长，光照充足，地球表面的温度升高，湿度也增加，加上人们衣着单薄，皮肤暴露的面积大，能在户外自由运动的人群一般都不会缺乏光照。相对来说，这个季节，更重要的是躲避阳光的直接照射。尤其是晌午前后，光照强烈，容易造成机体受损，要采取遮阳措施，避其锋芒，免受其害。秋季的阳光仍然炽热，这个季节仍需以晒朝阳为宜。冬季日照时间短，阳光弱，有阳光就要抓紧时间享用，无须受"晒以朝阳"的限制。

生活中有一群人特别需要注意多晒太阳，如新生儿、婴幼儿、怀孕的妇女、长期在室内的工作人员、长期卧床的患者等。这类人群中，有的是因生长发育过程中、物质需求量大，需要多晒太阳。如儿童骨骼生长过快，需要吸收、利用大量的钙质，这样就会消耗大量的维生素 D，因此，多晒太阳就可以产出更多的维生素 D 以供需求，避免佝偻病、骨质疏松症的发生。还有一部分人是因长期不见阳光或少见阳光，引起皮肤苍白、贫血、水肿、软瘫等病症。

晒太阳，一般根据季节不同，春秋季节应选择晒朝阳，夏季应躲避烈日的直接照射，冬季逮住机会就应多晒太阳，一般时间在 25 分钟左右，尽量暴露更多的体表皮肤。在晒太阳的过程当中，婴幼儿要注意循序渐进，先从下肢开始，逐渐增加裸露部位，时间从 5 分钟开始，逐渐增加至 25 分钟左右。注意小孩的阴囊和眼睛不可以直接让阳光照射，要有遮盖措施。冬季晒太阳，无论大人、小孩都要注意避风保暖，不可受凉。为了避免晒太阳所致头面部皮肤变黑，影响颜值，晒太阳时头上可以戴上太阳帽。

晒太阳是件很小的事情，容易被人们忽视，可是，往往这些不值钱的东西，又是非常重要的东西。晒太阳在人体的养生保健工作之中的作用非常大，缺之不可！如果把晒太阳作为养生保健的一个基石，一点也不过分。因此，特提醒养生保健的人们：要珍惜大自然的恩赐，多晒点太阳！

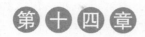

"润以醴泉"

"醴"，字典中有两种解释，一是指甜酒，另一个是指甘美的泉水。"润以醴泉"的"醴"字应以甘美的泉水为宜。嵇康此话是指使用甘美的泉水来滋润人体，以达到养生保健的良好效果。

水是一切生物生存的必备条件，也是构成人体的重要成分。鱼儿离开了水，马上会死亡；人离开了水，也活不了几日。水对人的生存是那么的重要，因此对水的了解和认识不可疏忽。下文将从水的种类和质量、水在人体中的代谢、当前饮用水的状况、如何选择水等方面来进行诠释。

第一节　水的种类和区别

太阳系中，水这一重要资源是地球所特有的，月球、火星中都没有水。地球上，水的存在可以说是早于动物和植物。水的来源有人说是天上下的雨，笔者不这样认为，这个问题还是由地球物理学家来回答。水是以液体的状态储存于海洋里，以固体的状态（冰雪）储存于南北极和海拔很高的山峰之中，此外还有一部分以气态的形式环行于大气层之中。

存在于海洋中的水称为海水。海水中氯化钠的浓度较高，呈咸味，不适宜人类的饮食和灌溉。通过太阳的蒸发，海水可以形成水蒸气，水蒸气遇冷后变成云团，云团聚集，水就会以雨雪、冰雹的形式落到地面，构成了无味的淡水（地面水）。

地表水存贮于江河湖泊、水库水塘之中。相对于地下水，地表水中的矿物质含量较少，故称为软水。此水中氧含量较高，水的自净能力较强，但容易受外界环境的污染。

地下水是由地表水渗入地下而形成的。由于地下矿藏的存在，有些矿物质溶解于水中，于是地下水中的矿物质含量较高，故称为硬水。硬水的菌落数较地表水为少，水中氧含量较低，过去人们普遍以这种水为饮用水。随着工业化进程，许多偏僻的小山村都建立了工厂，加之监管难度大，地下水受污染的情况不容忽视。

现今，地表水为人们生产生活所常用。地表水容易受到外界环境的影响，特别是化学品的污染。根据污染物的不同以及产生的后果各异，可将污水分为污染水、疫水和毒水。

污染水，指被工业的废气、废弃物，或含有农药、化肥、除草剂、动物排泄物等污染后的水。这类水不适宜饮用，微生物含量超标，许多化学物质甚至是毒物掺杂于其中。人类容易因摄入污染水中致病菌而发病，有的化学毒物还会导致一些怪病或诱发癌症。20世纪70年代，笔者被分配到占圩公社卫生院当医生，那个时期的医生要治病，又要防病，还要担负宣传督促改建厕所、改饮井水的工作。在工作中，笔者就发现一个村庄村民的饮用水就是在村前的一条小溪旁，挖了一个小坑，深不到2米，用几块石头围起一个井圈，井水和沟水是相通的，全村人就饮用这里的水。小溪的上游就有农田、猪圈、厕所，农田里的农药、化肥，猪圈里的粪水都可以沿小溪而下，进入这个小坑中。这样的水达不到饮用水的标准。所以，这个村庄胃肠道疾病患病率很高。现代开采和冶炼铅锌矿排放的含镉的废水，污染河水后，可致水稻和大豆含镉量增加，人吃了这些粮食易造成慢性中毒，发病时以全身肢节肌肉非常疼痛为特征，整日疼痛不休，医学上把这种疾病叫作痛痛病。此外，日本水俣湾也曾因水污染而导致水俣病。这样的水，不适宜人们使用。

疫水，是指水源中含有致病的微生物，而且这种致病微生物具有致病性和传染性，危害性较大。20世纪50年代，江西省境内的余江，因江水中含有血吸虫，曾造成"千村薜荔人遗失，万户萧疏鬼唱歌"的凄惨景况。这样的疫水不但不宜直接饮用，即便用来洗澡、洗菜也容易导致疾病的发生。

在烟瘴地区，有一种水不能直接饮用，饮用后人必生病或死亡。这种水就是毒水。这可能与一些湿地水源有关。这样的地方属于沼泽地，腐烂变质的动植物较多，水中含有一定数量的有毒物质，会使人体中毒。

嵇康笔下的"醴泉"，本质就是没有被污染的自然水。这种水清澈透明，饮之还有清淡微甜之味，内含一定数量的矿物质和微量元素。它不但有滋润人的五脏六腑的功能，还具有防癌的作用。这样的"醴泉"一般是来自深井里的水，或是坎儿井里的水。2006年，我国发布了《中华人民共和国国家标准生活饮用水卫生标准》。一般而言，符合这个标准的水都是可以用来饮用的。

第二节　水在人体中的作用

水约占人体体重的64.7%，在人体中的代谢过程相当复杂，其重要性和需求的紧迫性仅次于空气。保证供给质优量足、安全卫生的饮用水，对提高人们的生活质量、防患疾病、促进健康、延年益寿都具有十分重要的意义。

水的特性在五行学说中形容为"水曰润下"。"润"是指水具有滋润的作用；"下"是指水有趋下的性质，水往低处流就是这个意思。水的性质属阴，具有对抗火的作用。水的分子式是 H_2O，中性，透明，无气味。正常温度下，水处于液体状态，当加热后可以变成水蒸气而挥发掉，当遇到零度以下的温度时，又可以变成固体的冰，具有坚硬的特性。液态的水，可以灌溉植物，供给动物饮用，并且是许多化学物质的溶剂。此外，水还有水平特性，可用来制作水平仪；有冷却作用，可用于机械降温、灭火等。

那么水在人体内扮演的是什么样的角色呢？水是人体内组织、细胞的构成成分，尤其是各种体液都是以水为主要成分。水作为溶媒，与许多种化学物质结合并以水解的状态而存在，起着滋润皮肤、调节体温、润滑关节、维持血压、湿润空气、润泽五官七窍、营养肌肉、稀释毒素、排除毒物以及代谢产物等作用。水经由口腔进入人体，主要经大肠吸收。水分从人体内排出的途径有四个：一是尿道，二是呼吸道，三是肠道，四是皮肤。尽管水分有进有出，但在神经和体液的调节下，一般处于动态平衡之中。正常成年人一天水的进入和排出量各为 2500 ～ 3000mL。如果因饮水不足或病理性因素可导致身体缺水，会出现细胞体积变小，口渴、皮肤失去弹性、眼球凹陷，出现血液浓缩、黏稠，血液轴流发生改变，出现边流现象，容易出现凝血，血容量减少，血压下降，尿少，体内水解代谢功能减退，代谢产物不能及时排出，导致代谢性酸中毒。脑细胞因缺水，可导致脑功能受损，出现发热、意识不清等现象，严重时出现休克、多器官功能衰竭，甚至死亡。如果水的摄入过多，或者肾脏的排尿功能障碍，可以导致水在体内潴留，导致局部或全身水肿。水肿严重时，还会加重心脏的负荷，甚至造成肺水肿、脑水肿、心力衰竭、脑疝等疾病。这些疾病进一步发展可以导致死亡。因此，水的进出平衡对保障机体正常的生理代谢、预防疾病的发生有着特别重要的作用。

城市里的人们的饮用水，主要是由供水公司提供的管道自来水。国家制定和发布了《中华人民共和国国家标准生活饮用水卫生标准》。如果供水公司能够按照这个标准供给合格的饮用水，卫生监管部门能够督促检查，认真履行义务，那么就可以放心饮用。但是，管道供水也存在一定的隐患，如铁管长时间埋在地下容易锈蚀，使水的颜色变黄，影响水的质量。人们往往强调饮用水需要消毒，特别注重水中的菌落数这个指标，于是在自来水池中加用漂白粉、氯气来进行消毒杀菌，结果细菌被控制住了，菌落数也达标，但是，忽视了氯离子对人体的危害。有科技人员提出氯离子与水中的腐殖质等有机物形成三氯甲烷为致突变物质，就是说，这种三氯甲烷具有致癌的作用。在第 12 届国际癌症大会上，有专家提出：80% 的癌症来自呼吸的空气、喝的水和吃的食物。现在癌症的发病率居高不下，与这些化学物质进入人体密切相关。

现在，很多家庭加装了净水设备，以求获得更好的饮用水。通过过滤，水中的杂质得到清除，但是溶解于水中的化学物质还是清除不了的。还有一些家庭和机关单位，饮用的是瓶装矿泉水。这些水的使用有了很多年头，到底有无危害？危害有多大？目前还没有看到相关的报道。但是，笔者极少喝瓶装水，理由有二。第一，水搁置的时间较长，对人体无危害之说值得怀疑。一瓶桶装水的周转期少则一周，多则十天半个月，搁置这么长的时间，是什么原因使它不变坏呢？烧开了的水，放在保温瓶中到了第二天，味道就有所改变，人们一喝就会觉察到这是宿水，弃之不饮，而放置十天半个月的瓶装水，难道就没有变化吗？这与古人所说的"流水不腐"之道理相悖了。其二，有人认为瓶装水是采取了防腐措施或经过了消毒，所以保质期要长一些。可是，人类每天要饮用水的量是 2 ~ 3kg，日复一日，年复一年，时间长了，数量就巨大了，哪怕是加入了微量的防腐剂，也可以因为时间长久，积少成多。这些物质可不是机体所必需的呀！当这些多余的化学物质积蓄到一定数量时，对人体的危害是必定的。

现在，农村也用上了自来水，但在边远地区，有些村民用的是井水，部分村民用的是压水井，极个别的地方用的仍是地表水。井水为地面水渗入地下，在土壤和岩层的间隙中过滤而形成的地下水。这种水矿物质含量较高，但不同的地区所含的矿物质不同，饮用后，发生的效用也不同。现在，人们所担心的问题是水中的化学物质的污染问题。这个问题的解决需要全社会的重视和努力，要加大环境保护力度，避免地表水和地下水的污染。

第三节　如何饮水

饮用水的水源，农村最好是选用深水井的水。有研究证明：取水的深度如果超过 8 米，则属于深井水的标准，水质较好；如果深度在 8 米以内，仍与地表水的性质差不多。

城市最好是选择符合国家饮用水标准的自来水。

现在，人们基本上都喝开水，改变了过去喝生水的习惯，即便是喝凉水，也是瓶装矿泉水，或标示可以直接饮用的自来水。因此，水中微生物的危害已经很小了。沸腾后的开水，其中的大部分细菌可以被杀灭，可以达到对饮用水消毒的目的。这种物理消毒法，可以替代化学剂消毒，可以减少化学消毒剂给人体带来的伤害。

饮水时应选择喝温开水。过热的水，会造成口腔、食管、胃黏膜的损伤。有人认为长期喝过热的水容易引起消化道损伤及癌变。喝冰冷的水，对口腔及食管也是一种刺激，容易引起食管痉挛。虚寒体质的人喝冰冷的水，更会感到胃部不适，造成胃胀、胃痛、腹泻等症状。在夏季，也是最好喝冷开水，要少喝冰水。中医认为冰水很伤胃阳，久而久之很容易导致胃病。

饮用水的数量，人们也有不同的理念和不同的习惯。有人主张多多喝水，认为水能降火，能利尿，能促使代谢产物的排泄。有人认为"茶透聪明水透乖"，把多喝水与增加人的聪明才智联系在一起。还有的人认为"不渴不饮"。也有的人只顾埋头劳动，一心为完成工作任务，而忽视补充水分，并认为劳动时喝水越多，出汗越多，亦不能解渴，又影响劳动效率，一点口渴还是忍着，因而机体老是处于一种轻度的脱水状态。这样的人皮肤容易变得粗糙，皱纹增多，且容易患尿路结石、胆结石等疾病。

到底一天喝多少水为适量，前面已经讲过，一般情况下进水量在2500～3000mL，这其中包括了食物中所含的水分。如果是个体力劳动者，特别是在夏季，这个数量显然是不够的，甚至要增加数倍的摄入量。因此，要因人而异，具体情况具体对待。笔者的观点是，正常的人，平时多喝一点开水是有好处的，理论根据来源有二。一是中医认为"阳常有余，阴常不足"，"五志皆可化火"，意思是人体内致热致火的因素很多，一般人都容易上火，而中医认为水为寒性，要是平时多饮点水，就可以通过水之寒来平抑火之亢，达到阴阳平衡。二是西医学认为水是许多电解质的溶剂，水能稀释体内的毒素和代谢废物，并能加速这些毒物、废物的排出，有益机体健康。从中西医的理论来看，多饮点水的确有好处。再说，只要身体调节功能正常，多喝了点水，也没有多大关系，无非是多排两次小便就没事了，通过机体的自动调节，又可以达到新的体液平衡。但是脾阳不振或体质偏阴寒的人，这种人常常表现为形寒怕冷、食欲不振、肢体水肿、舌体胖大、舌苔白腻。这种人体内的水分本来就发生了潴留，甚或化痰成饮，呼吸困难，多喝水则会加重水在体内的潴留，故应当控制水的摄入，否则，对其胃肠、心肾都有害无益。

缺水补水看起来是一件很容易理解的事情，但是当遇到天热大量出汗、腹泻或呕吐，这时人体出现了体内水分的减少（医学称为脱水），此时患者感到全身乏力、口干、尿少，很多人会认为缺水了，快拿饮用水来给予补充。在这个时候有一点要提请大家注意，如果这时候单纯补充大量的水分，患者不但症状不缓解，反而会出现更为严重的状况。这是因为患者在丢失汗液、消化液的时候，丢失的不光是水分，还丢失了电解质，如氯、钠、钾等，如果单纯补充水分，不补充电解质，就会很容易出现稀释性低钠血症、低血钾症，就会产生严重的后果。因此，在饮水中要加入少量的食盐，浓度约为0.85%；或加入市售的口服补液盐，口服补液盐里面含有氯、钠、钾等离子，这样的配方更接近体液的电解质比例，可起到既补充了水，又补充了电解质的作用，既有效又安全。

以上谈的主要是饮用水的问题，外用的生活用水也是传播疾病的途径，同样需要注意做好个人的防护，避免因防护不当而感染一些疾病。例如，在血吸虫病疫区洗菜、洗澡，下田干农活，旅游时洗手、戏水，或抗洪救灾时，没有做好个人防护，人们的皮肤直接与水接触，存在于水中的血吸虫幼虫就可以通过皮肤而进入人体，发育成长，繁殖，侵害人体的组织器官而致病。钩虫病也是通过皮肤感染的，还有很多的皮肤病也与不洁的外用水有关。所以，外用水也要注意洁净安全。

第四节 "润以醴泉"考

初读《养生论》时，我曾质疑过嵇康为什么要提出"润以醴泉"这个问题，总感觉那个时候没有现代工业，因而也就没有工业废水及工业废物，纵使有冶炼金、银、铜、铁的作房，但规模很小，并不会造成大面积的水污染，因而对嵇康提出的这个问题困惑了很多年。后来，回忆起在占圩工作时建议村民挖口水井，由吃溪边水改饮井水，村民们却不同意，理由是，祖祖辈辈都是这样吃，再说这个村庄的风水，不宜挖井。有了这个例子，仔细一想，嵇康所处的那个时代，教育落后，迷信盛行，人们容易忽视水质问题，一些沿江沿河的居民直接饮用江河水。沿江沿河的人们将生活生产废水直接排入江河中，所以饮用江河之水并不是那么安全，饮用这样的水对人们的身体健康肯定是有影响的。于是乎，嵇康提出饮用泉水的主张很容易被理解，可是他又提出要饮用醴泉，这又是为何呢？估计先贤们，遍行天下，饮多处井水，并做了大量的观察与比较，从实践之中得到水有优劣之分的结论。嵇康在《养生论》中就提到"颈处险而瘿"，意思是说生活在深山或险阻之地的人，吃的是山上的地表水，故粗脖子病很多（现代称地方性甲状腺肿病）。又考《吕氏春秋·尽数》中讲"轻水所，多秃与瘿人；重水所，多肿与躄人；甘水所，多好与美人；辛水所，多疽与痤人；苦水所，多尪与伛人"，这说明在春秋时期，人们就发现了水质有多种，饮用不同水质的人群会出现不同的表现。想到此，我对嵇康"润以醴泉"的提法就释然了，并得出了"润以醴泉"告诫的正确性的结论。

第五节 附议饮茶

茶是国人常用的饮料。由于茶的普遍应用，已经形成了一个完整的茶产业链。这个产业链融种植、加工、销售、食用、茶艺、科研等为一体，不但解决了许多人的就业，还成了社会经济的一大支柱。茶文化，凭其强大的内在活力，不但起着交流友谊的作用，而且还承担着除病祛疾的养生保健作用。所以在此加以阐述。

一、茶的历史

茶，始于神农，兴于唐代，陆羽著《茶经》，盛于宋代，宋徽宗著《大观茶论》，普及于明清，茶由皇宫、贵族庭院、庙堂之上转入平民百姓家。现在全世界有一百多个国家把茶当绿色饮料。

儒、佛、道均对茶文化感兴趣。汉族人把茶当成礼文化。少数民族视茶叶为生活中不可缺少的食物，如蒙古族人，把奶和茶并在一起叫奶茶。

二、茶文化

茶文化是在饮茶的过程中形成的，包括茶道、茶具、茶画、茶学、茶故事、茶歌、茶舞、茶艺等。如陆羽著的《茶经》有，古人品茶有"一人得神""二人得趣""三人得味"之说法。

古人品茶讲究六境：择茶、选水、侯火、配具、环境、品茗人的素养。如泡茶水，以天水（雨、露、雪）为最好。水的温度以三沸水为佳。陆羽在《茶经》中说："其沸如鱼目，微有声，为一沸；缘边如涌泉连珠，为二沸；腾中波鼓浪，为三沸。以上水老不可食也。"

自来水在生活饮用水中最为常见，虽然自来水属于严格加工处理过的天然水，可以安全饮用，但因氯的含量较高，气味较重，严重影响茶汤的品质。

在唐代，我国就形成了茶文化。如唐朝僧人皎然写道："一饮涤昏寐，情思朗爽满天地。再饮清我神，忽如飞雨洒轻尘。三饮便得道，何须苦心破烦恼。"又如佛家称饮茶为六度：遇水舍己，而成茶饮，是为布施；叶蕴茶香，犹如戒香，是为持戒；忍蒸炒酵，受挤压揉，是为忍辱；除懒去堕，醒神益思，是为精进；和敬清寂，味甘一如，是为禅定；行方便法，济人无数，是为智慧。

三、茶的分类及名称

茶树属于山茶科，山茶属。树种可分为乔木和灌木，有大叶种、中叶种、小叶种。

根据配制的方法不同，各地有不同的茶叶特产，如太湖有熏豆茶，苏州有香味茶，湖南有姜盐茶，台湾有冻顶茶，杭州有龙井茶，福建有乌龙茶等；根据采摘的时间，茶叶有春茶、冬茶之分；根据茶叶的嫩老，有毛尖、白毫等不同；根据形态不同，可分为饼茶、陀茶，现在有的加工为茶末；根据区域不同，有西湖龙井、黄山毛峰、洞庭碧螺春、庐山云雾、君山银针、祁门红茶、安吉白茶、安溪铁观音、武夷大红袍、冻顶乌龙、白毫银针、云南普洱、信阳毛尖、六安瓜片等。

四、茶叶的有效成分及作用

茶叶泡煮，可有苦味、涩味、甘味、鲜味。苦味与茶多酚有关，涩味与咖啡因有关，甘味与糖分有关，鲜味与氨基酸有关。茶汤中还含纤维素、维生素、矿物质等，有营养的作用。

茶叶分为六大类：绿茶，为不发酵茶，氧化度为5%；黄茶，为轻微氧化；白茶，为轻微发酵茶；乌龙茶，为中度发酵茶；红茶，为发酵茶，氧化度为95%；黑茶，为后发酵茶。

不同种的茶中，所含的成分大同小异，主要有水分、粗纤维、胶质、叶绿素、生物碱（咖啡因、茶碱、可可碱、黄嘌呤）、黄酮类（槲皮素、山柰素等）、鞣质、维生素 A、麦角甾醇、挥发油、茶丹宁，以及少量的烟酸、叶酸、蛋白质、矿物质等。

其中的咖啡因有兴奋中枢神经的作用，饮茶后易兴奋，有助于恢复精力，增强记忆力，提神解乏。咖啡因能扩张冠状动脉，抑制肾小管再吸收，促进血液循环，加强心肾功能，强心利尿。

茶中的挥发油和鞣酸有助于消食解腻。鞣酸还有收敛、止血、杀菌、中和碱性食物的作用，还可以与重金属结合，减少其吸收和毒性作用。

茶能解酒，主要是通过对抗乙醇对中枢神经的抑制作用，同时又能利尿，促进排泄。

红茶与绿茶，加工方法不一样，茶叶氧化酵解的程度不一样，其作用功效是有区别的。一般来讲，红茶偏热，消食的作用较强；绿茶偏凉，清热解毒的作用较强。偏阳性体质者宜饮绿茶；偏寒性体质者，宜饮红茶。

经国内外科学家研究，茶叶具有抗衰老、抗肿瘤、减肥健美、清热降火等特殊功效，主要机制如下。

1. 抗衰老　人的衰老与体内的不饱和脂肪酸的过度氧化有关，化学活性高的自由基可使不饱和脂肪酸过度氧化。茶叶中的多酚类化合物能防止过度氧化，嘌呤生物碱可间接起到清除自由基的作用，从而达到延缓衰老的目的。

2. 防治糖尿病　糖尿病是以糖代谢紊乱为主的全身慢性进行性疾病。得病与体内缺乏多酚类物质有关，如维生素 B_1、泛酸、磷酸、水杨酸甲酯等成分，使胰腺功能下降，糖代谢发生障碍，体内血糖剧增，代谢作用减弱。日本医学博士小川吾七郎等人认为，经常饮茶可以及时补充人体中的维生素 B_1、泛酸、磷酸、水杨酸甲酯和多酚类，能防止糖尿病的发生，能使中度和轻度糖尿病患者的血糖、尿糖减少，或完全正常。

3. 抗肿瘤　饮茶可以防癌抗癌已被公认。有研究认为：山茶甙于大鼠或小鼠口服 1 ～ 3 个月，可抑制移植性软组织肿瘤的生长，并抑制 9,10- 二甲基 -1,2- 苯骈蒽引起的成横纹肌细胞瘤的形成。

4. 清热降火　李时珍《本草纲目》载："茶苦味寒，最能降火。"茶叶是防暑降温的好饮料。

5. 防治龋齿　现代科学分析，茶叶中含有较丰富的氟，其中的氟化物 40% ～ 80% 溶解于开水，极易与牙齿中的钙质相结合，在牙齿表面形成一层氟化钙，可起到防酸抗龋的作用。宋代苏东坡在《茶说》中云："浓茶漱口，既去烦腻，且能坚齿、消蠹。"

6. 杀菌止痢　茶多酚进入胃肠道后，能使肠道松弛，减慢肠道运动；同时，因为细菌是由蛋白质构成的，茶多酚能使肠道细菌的蛋白质凝固，导致细菌死亡，起到保护肠胃黏膜的作用。

7. 减肥健美　茶多酚不仅可以提高脂肪分解酶的作用，而且可以促进组织中的中性脂肪酶的代谢活动，因而，饮茶能改善肥胖者的体型，有效减少肥胖者的皮下脂肪和腰围，减轻其体重。

五、如何饮茶

工夫茶，讲究茶艺，操作复杂，适宜有条件的品茶之人。平民饮茶，大都出于解渴或醒酒的目的，一般茶叶用量偏重，饮用量偏大，茶叶质量一般。而品茶之人，对茶叶、茶具、茶境的要求较高，且在饮茶的过程当中，还要进行交流，茶座、茶堂里还会演绎出许多故事。现只从养生保健的角度谈几点关键的知识：一，茶叶所含的化学成分对人体的影响有利有弊，因此，临睡前不要喝茶，以免影响睡眠；二，在服用中西药物期间，有许多药物与茶有配伍禁忌，要遵医嘱，以免发生不必要的损害。

第十五章

"服食养身"

"服食养身"是继"呼吸吐纳"之后的又一项具体的养生方法。"服食养身"，从字面上理解就是通过口服食物来达到养护身体的目的。吃是人们赖以生存的本能行为，是补充营养物质最经济、最安全、最有效的途径。饮食量的多与少、食材质量的好与坏、食品搭配是否合理、烹饪方法是否恰当，这一系列的问题都影响着人们的膳食质量，进而影响机体健康，最终影响寿命的长短。"食养"在现代社会也很受养生保健人推崇，现代人食养的食品一般指的是五谷杂粮、水果、蔬菜、鱼、肉、蛋、酒及各种饮料等。现代食养的食品种类与嵇康提出的食品内容是有所不同的，探讨如下。

第一节　古今食材的比较

魏晋时期人口很少，自然资源丰富，一般情况下人们维持生计是不成问题的，可是那时战争不断，大批的劳动力投入战斗，伤残、死亡的人数无法统计。战争损耗巨大，导致人们居无定所，不能安心就业，甚至四处逃命，生活极为贫苦，以矿石、树皮充饥的人数不少。但是，远离战场或在战争间隙期的人们的食材还是可以解决的，而且是纯天然产品，野生的动植物较多，人们种植或养殖的食材可以称得上是人放天养，具有安全无虑、可以放心食用的特点。而现代人种植和养殖的食品，品种多，加工花样多，反季节水果蔬菜多，农药、化肥、除草剂、植物激素残留多，含有添加剂的饲料喂养出来的动物肉类品质下降，各种化学合成的调味剂、色素、防腐剂、防结剂、保鲜剂等的加入，使食材品质明显下降。食品的现状令人担忧，餐桌的安全成为一个大问题，已经成为许多疾病的新病因，对人体的健康具有一定的危害性。

第二节　饮食的四个层级

饮食也和养生保健一样有层级之分。饮食的层级可分为四个层级。

第一层级，满足食欲的需要。食欲是人之"六欲"之一，饥饿状态时产生了食欲，食欲激发了觅食的动机，有了这种动机，就会产生饮食的行为，进食后饱了腹，满足了食欲，人就变得安静。饥饿令人坐立不安，为满足食欲人们可以"饥不择食"，只要能咽下的物质都会拿来充饥。只求果腹，不求食材的质量，这就是第一层级饮食的特点。

第二层级，补充营养物质的需要。生命要存续，机体要新陈代谢，消耗掉的能量要补充，食物可以满足补充营养物质的需求。当食材充足，可供人们选择的时候，人类便会考虑择食，选择最可口、最富含营养的食物优先食用。这就是满足了充饥的条件之后，便讲究营养搭配和口感了。

第三层级，怡神悦目的需要。在满足果腹及营养的基础之上，人类就会对食品有更高的要求，这时候会讲究菜肴的形状、颜色、香味、可口性、用餐时的气氛等。有的人以此来显示素养、地位、富裕程度，追求精神上的欢乐。

第四层级，延年益寿的需要。这个层级是以健康为目的的。在以上三个层级的基础之上，更多地考虑如何吃得健康，对身体有益，会主动、科学地合理搭配膳食，有取有舍，做到饮食的量、次、温度、进食的方式、烹调方法等，都按照有利于延年益寿的目的而调整。

饮食具有饱腹、满足食欲、保障营养物质的供给、保障健康的功能，除此之外，还具有广泛的社会功能，如交谊的功能、庆喜的作用、旅游的吸引等作用。

第三节　中医的饮食观

人类在漫长的岁月之中不断进化，从茹毛饮血，到发明了火并开始吃熟食；从天然的动物、植物之中不断探索出可用来维系生命的食材，发展到人工种植、养殖食材，大大增加了食品的产量以满足人民的需要；在烹调加工食品方面，从单纯的烧烤蒸煮发展到专业的烹调，佐以调味品，使食物色、香、味、形俱美，既悦目怡神，又味美可口；从堆积在山洞内的水果自然发酵得到的果酒，到发明用粮食人工酿造出白酒。古人为后代探寻了人类赖以生存的食材，同时，积累了鉴别有毒食材的方法经验，使食材相对安全。这些经验也被一代代人传承了下来，使后代们掌握了食品的鉴别方法，并对食品进行加工，用以减毒或去毒，便于贮存和安全食用。中医还总结出了食物、药物之间的相伍、相须、相克、相畏、相杀等理论，用来指导养生保健和治疗疾病。先民们还总结出"民以食为天"的格言，用以说明谋求食物是人之生存的头等大事。我国历史悠久，幅员辽阔，民族人口众多，文化先进，食品种类极多，加工艺术繁杂，吃的艺术一直领先于全世界。

中医认识到饮食与人体健康存在关系，来源于人们长期的生活实践。从事医药工作的先民，根据中医理论把食材的性味、归经、效用上升为理论，并提出"药食同源"的观点，把自然界中的动物、植物、矿物质，以及空气、阳光、水等都作为人们的生存基础，从饮食的饱腹作用到利用食物来防病治病，达到延年益寿的功能，做出了重大的贡献。早在周代，《周礼·天官·冢宰》就有："食医掌和王之六食、六饮、六膳、百羞、百酱、八珍之齐。凡食齐视春时，羹齐视夏时，酱齐视秋时，饮齐视冬时。凡和，春多酸，夏多苦，秋多辛，冬多咸，调以滑甘。凡会膳食之宜，牛宜稌，羊宜黍，豕宜稷，犬宜粱，雁宜麦，鱼宜苽。凡君子之食恒放焉。"这里说的是远在周代，王室内就有专门的营养医师，用来负责王室成员的饮食；从所列的食品清单，可以看出其食品多样，烹调制作复杂，食品之间的配合很有讲究，食物制作方法都是随季节的变化而更换，并给出了肉类食物与五谷之间的合理搭配方案；还将这些知识告知天下，供国人效仿。

《素问·脏气法时论》提出："五谷为养，五果为助，五畜为益，五菜为充，气味合而服之，以补精益气。"现代研究证实，根据国人的膳食习惯，只要主食和副食、荤和素合理搭配，就可以使人获得合乎营养要求的蛋白质。中医学还利用阴阳两大属性将各种食物，依其性味，按寒热分类，以与个人的体质相适应，提出"补其不足，伐其有余"，缺什么补什么。如蛋白质缺乏就补充蛋白质，缺少维生素就补充维生素，阳不足补阳，阴不足滋阴；多余的就要去除，如火热之人，就要少吃温热的食物，不要用烧、烤等烹饪的方法，需要吃些寒凉之食物，直折其热性。烹饪的方法可以使食物的性质随之而变。如蒸煮的方法，其性偏凉，适宜老人、小孩以及偏阳质的人群使用；炒、烤、爆等烹饪的方法其性质偏热，适宜偏阴质的人群使用。

中医还将食物的五种颜色、五种味道与人体五脏相搭配，依据五行相生相克的理论以推断食物之间的配伍禁忌。在《灵枢·五味》中说，"五味入于口也，各有所走，各有所病。酸走筋，多食之，令人癃；咸走血，多食之，令人渴；辛走气，多食之，令人洞心；苦走骨，多食之，令人变呕；甘走肉，多食之，令人悗心"，指出了五种性味的食物，各有各的归经，进入不同的脏腑，如果多食之则有害。

中医制定的"三因制宜"原则，也应用到了饮食方面，提出饮食要因人、因时、因地而不同。因人制宜，包括前述的各种人体体质的不同，采用寒热不同的食品，另外，还要根据不同的人群，如儿童、妇女、老年人选择不同的食品和不同的烹饪方法。因时不同，包括一天进食的餐数和时间。如早、中、晚三餐间隔的时间在 4～6 小时，这与胃的排空、消化液的分泌、胃肠休息的规律很相符。苏联科学家研究证实，每天吃两餐，蛋白质的吸收率仅为 75%，而一日三餐蛋白质的吸收率达到 85%。中国传统的一日三餐，设计还是非常合理的。三餐的进食配比是早、中餐各 30%～40%，晚餐占 30% 左右。除此之外，因时制宜还包括随四季的变化选用不同的食材，夏天多吃绿豆、西瓜、丝瓜、冬瓜等清热解暑的食物，冬季多吃姜、蒜、辣椒等补阳祛寒的食品。因地制宜是指因地区不同，选择不同的食品。我国地大物博，地表元素略有差异，经纬度不同，光照、温度差别很大，动植物的分布亦不同，人们的生产方式也不同，因而也就有不同的生活习惯。"一方水土，养一方人。"如南方人，体质偏弱，粮食宜精，多食鸡、鸭、猪肉；西北之人，形体粗犷，粮食宜粗，多食牛、马、羊肉。

中医还提出"饮食有节"，指出"食能以时，身必无灾"，意思是饮食有所节制，不但是食量的节制，防止暴饮暴食，还有食性的节制，如阴寒盛的体质，不宜吃冷饮或寒凉属性的食物。"食能以时"就是提醒人们要注意时节的变化更换食物。现代人特别要注意，不可多食反季节的蔬菜、水果。

古人还有"食不语"的说法，教育人们在进餐、饮食时不要讲话，以免分散了注意力，造成吞咽时食物误入气管。此外，还有进食要"细嚼慢咽"的总结，这个吃法有利于食物被牙齿撕碎和磨烂，使食物与唾液充分搅拌，形成食团以利咽下，在细嚼慢咽的过程之中，有利于消化液的分泌，也有利于消化道贲门的开放，对食物的消化吸收都有帮助。

"食后含漱"是指餐后将水含在口中，反复漱口，这样可以避免食物残渣沉积在齿缝之中，有利于保护牙齿。"食后摩腹"这个动作，有利于肠气舒畅，加速食物的消化吸收。

在《金匮要略·禽兽鱼虫禁忌并治》中载有："肉中有如米点者，不可食之。"《金匮要略·果实菜谷禁忌并治》中指出："果子落地经宿，虫蚁食之者，人大忌食之。"现代提出过期变质、来自疫区、放射区的食物不要吃，野外生长的不知其名的食物不可食，这些经验为预防食物中毒起了很大的作用。《黄帝内经》中也指出"高粱之变，足生大丁"，指出多食肥腻食物或酗酒不节，容易生疔疮。人们饮食要"薄滋味，去肥浓"，讲的就是现在所说的清淡饮食。嵇康《养生论》中提到的"豆令人重，榆令人瞑，合欢蠲忿，萱草忘忧……薰辛害目，豚鱼不养"，就是说豆类食物多食则胖人，榆树皮食后使人镇静欲睡，薤、蒜类食品多食使人视物模糊，河豚有毒，故人们不饲养它。这些说法告诉我们，食物有毒的应避之不食；有的食物有双重作用，既有营养人体的作用，又有不利身体健康的另一方面的作用。现代研究发现：发了芽的土豆、部分野生的蘑菇、蟾蜍对人体都有毒性，不宜食用；有遗传基因缺陷的人吃蚕豆后会出现黄疸。

中医"保津""咽津"的提法。经现代研究证实，唾液中有唾液淀粉酶、溶菌酶等，这些酶对食物的消化吸收和杀菌、调节人体酸碱平衡都具有直接或间接的作用。因此，中医把唾液当作金津、玉液来看待是有其科学道理的。

这些饮食观念，一直影响着国人的生活方式和习惯，经过几千年的实践运用，证明它为我国人民的生存、发展、繁衍起到了积极的作用，是值得人民遵循的。

第四节　西医的营养观

西医学对食品的研究更加注重质和量，即食品所含的营养成分和含量。生理学已经揭示了这些营养成分在人体内的代谢过程及其作用机制，其科学性、权威性毋庸置疑。西医学认为，人体最需要的营养物质包括蛋白质、脂肪、碳水化合物、无机盐与微量元素、维生素、水和粗纤维七个方面。某种营养物质摄入不足，可引起营养缺乏症，而某种营养物质摄入过多也可以带来不良的影响，有些疾病可以通过营养调整和控制而起到辅助治疗的作用。下面就这七个方面的营养物质分述如下。

一、蛋白质

蛋白质是人体第一营养要素。它是构成人体细胞核蛋白、激素、酶、抗体等的重要组分，还和体内酸碱平衡、水盐代谢、遗传信息的传递以及许多主要物质的转运有关，并能提供部分热量，是促进生长发育、预防疾病、保持健康、维持生命的物质基础。蛋白质由二十多种氨基酸组成，其中有八种氨基酸在体内不能合成，称为必需氨基酸。这八种必需氨基酸只能从食物中得到补给。蛋白质如果长期供应不足，会导致青少年的生长发育迟缓、体重不足、智力发育障碍、记忆力减退、对传染病的抵抗力明显降低；女性可出现月经减少或闭经，严重时可出现下肢或全身水肿。蛋白质的主要来源是蛋类、乳类、肉类，以及米、面、大豆等。成年人平均每日每公斤体重约需 1 ～ 1.5g 蛋白质。

二、脂肪

脂肪分为定脂和动脂。定脂是构成细胞的成分，如磷脂、胆固醇等，对生长发育很重要。动脂是储存于皮下、腹腔和内脏器官间的脂肪，供应热能，每克脂肪可以提供 9kJ 热能，是人体热量的重要来源，同时也是体内的一种能量贮备。当摄入的能量过多，人体就可以将能量转变成脂肪存起来，当机体剧烈运动，需要耗费大量能量时，则可以分解脂肪提供热量。体内的脂肪还具有隔热保温的作用，支持和保护体内的脏器及关节。脂肪还能促进脂溶性维生素的吸收。脂肪在胃中停留的时间长，有较高的饱腹感。食入脂肪过多，又少运动，容易引起肥胖，并且容易出现高脂血症，易诱发冠心病、高血压病等。食用油、动物性食品、花生、核桃等坚果中富含脂肪。正常成人一般每日需要 50g 左右的脂肪。植物油中的不饱和脂肪酸较多，对人体有利。所以，平时少吃动物脂肪多吃植物油，对预防心脑血管疾病很有帮助。

三、碳水化合物

碳水化合物是由碳、氢、氧三种元素组成的化合物，又称糖类。碳水化合物是葡萄糖、果糖、蔗糖、乳糖、淀粉、纤维素和果胶的总称，其中纤维素和果胶不能被人体消化吸收。碳水化合物在体内能较快放出热能，是最主要的热能来源。它以糖蛋白、黏蛋白、糖脂、核糖等形式参与构成不同组织细胞并维持正常的生命过程，与脂肪和蛋白质代谢有密切关系。糖类摄入不足可造成能量不足，生长发育迟滞，体重减轻；摄入过多，可转化为脂肪，引起肥胖，并可造成血中甘油三酯增高，从而引起动脉粥样硬化。粮食和薯类是碳水化合物的主要来源。成人每日需要糖 400～500g。

蛋白质、脂肪、碳水化合物三种营养物质供给热能的比例，以蛋白质占 10%～14%、脂肪占 16%～20%、碳水化合物占 60%～70% 为基本适宜。正常情况下，成年人只要自觉吃饱了，且保持一定的体重，就是热能供给足够的表现。若摄入热量不足，体内的蛋白质和脂肪就会被异常分解来供给热能，体重便会下降。

四、无机盐与微量元素

无机盐和微量元素是构成机体骨骼支架的成分，可以维持神经、肌肉的正常生理功能，参与调节体液渗透压和酸碱度并组成多种酶。人体内含量较多的无机盐，主要有钙、镁、钾、钠、磷、硫、氯七种，其他如铁、碘、氟、锌、铜、钒、硒、锰、镍、钴、铬、锡、硅等在体内数量极少，称为微量元素。目前认为，上述 13 种微量元素是动物或人类生理代谢的必需物质。钙、磷是构成骨骼和牙齿的主要物质。铁参与血红蛋白的生成及多种能量代谢。由于偏食可造成缺铁性贫血，影响体力、智力和免疫力；部分地区缺碘可引起甲状腺肿；克山病与缺硒有关；缺锌可造成生长发育迟缓，性器官发育幼稚化，伤口愈合慢，味觉异常。这些物质中较易缺乏的是钙、磷、锌，为了保证人体内有足够的钙、磷、铁、锌，可多吃些奶类、瘦肉、海产品、动物的肝脏、绿叶蔬菜和水果。

五、维生素

维生素是维持人体生命的要素。人体需要维生素的数量很少，但其作用巨大，缺之不可。维生素 A 有促进生长发育、维持上皮细胞代谢、参与视网膜内视紫质的形成等作用，缺乏时易患夜盲症、上皮组织角化、小儿发育缓慢、抵抗力降低和角膜干燥等病。维生素 B_1 参与人体糖代谢和末梢神经的正常传导，缺乏时会影响到糖代谢，易患多发性神经炎、脚气病等。维生素 B_2 又称核黄素，它是人体许多重要酶类的组分，参与细胞的呼吸和氧化还原过程，缺乏时易患舌炎、皮炎等。烟酸是维生素 B 族的一个重要成员，它是生物氧化过程中脱氢辅酶的重要成分，缺乏时可引起皮肤粗厚、干燥多鳞、腹泻、舌炎，有的表现为精神障碍或神经过敏。维生素 C 可以促进细胞间质中胶原的形成、促进生物的氧化过程、增加细胞的致密性、增强抗病能力，此外对肿瘤的发生也有阻止的作用，缺乏时容易引起坏血病。维生素 D 在体内主要是调节无机盐的代谢，促进钙和磷的吸收，与骨的钙化和牙齿的正常发育有密切的关系，缺乏时儿童易患佝偻病，成年人易致骨软化症。维生素 K 参与人体内的凝血、止血机制，有止血作用。

维生素的种类很多，按其溶解性可分为水溶性和脂溶性两大类。水溶性维生素容易在烹调加工过程中损失，而脂溶性维生素与机体对脂肪的消化吸收有关。脂溶性维生素包括维生素 A、维生素 D、维生素 E、维生素 K，其中维生素 A、维生素 D 容易缺乏。水溶性维生素包括维生素 B 族、维生素 C、叶酸等。谷类、豆类、动物内脏、蛋类含有丰富的维生素 B 族；维生素 C 在水果、蔬菜中含量丰富，如橘子、柠檬、山楂等。维生素 E 与生殖和衰老有关，主要来源于麦胚油、棉籽油、花生油、绿叶蔬菜、肉、奶中。

维生素不但存在于食物之中，小肠中的细菌也能合成部分维生素。

六、水

人失去体内全部脂肪及蛋白质的一半，生命还能维持，但失去体内水量的20%，一切生命过程无法进行，人很快就会死亡。有关水在人体内的代谢及其作用前面已经论述过了。

七、粗纤维

纤维素虽无直接的营养价值，但是却可以刺激肠管蠕动、帮助消化、促进排便，对于预防肠癌、维持血糖的正常水平也起着重要的调节作用。摄入一定量的粗纤维对机体的健康很有益处。

第五节　食物的消化吸收过程

食物入口后在口中经牙齿撕切和咀嚼，加上唾液的混合，舌体的搅拌，便将分散的食物制作成一个个小的食团，经会厌下咽，通过食管、贲门入胃，在胃内经胃液的作用和胃的机械运动，将食团变成食糜，胃可以吸收乙醇和部分水分，再经幽门进入小肠，在小肠内食糜变成食糜，经小肠消化吸收后，营养成分经肠壁吸收入血或淋巴管，残渣进入大肠，在大肠内吸收水分，使食糜变干，食物残渣进一步形成条状大便，经肛门排出体外。

蛋白质要分解成氨基酸，脂肪要分解成脂肪酸和甘油，碳水化合物要分解成单糖，才能被机体利用，在这个复杂的过程之中，需要大量的消化液和消化酶的参与才能够完成。胃液中的胃蛋白酶和盐酸，除促进蛋白质的消化外，还有杀菌作用。小肠中有胰液、胆汁、小肠液。胰液含有胰蛋白酶、胰脂肪酶、胰淀粉酶、核酸酶等，这些酶可以促使蛋白质、脂肪、糖类的消化。胆汁中含有胆盐和胆酸，可以乳化脂肪，促进脂肪吸收并使胰脂肪酶活跃起来，有利于脂肪的消化吸收。小肠液含有肠激酶、肠肽酶、麦芽糖酶、乳糖酶等，能促进蛋白质和糖的消化吸收。正常成人每日消化液分泌的总量为 6000 ～ 7000mL，其中胃液 1500 ～ 2500mL，胰液

1200～1500mL，胆汁 800～1000mL，小肠液 1000～3000mL。

食物在胃肠中得以下行是依靠胃肠的节律性运动。胃以缓慢的紧张性收缩和波浪式向前蠕动这两种方式推送食物到小肠，而小肠则主要以分节运动、摆动和蠕动三种运动方式把食物送至大肠。一般从食物入口到通过小肠，需要 8～9 小时。如果暴饮暴食，很容易使未经消化的食物在胃肠道停留的时间延长，经过肠中的细菌作用后会发酵、腐败，产生毒素，这些毒素反过来又刺激胃肠黏膜，并能经胃肠壁吸收，进入体内损害肝肾等器官。因此，暴饮暴食、便秘对养生保健极为不利。

第六节　科学膳食指南

中国营养学会根据我国人民的膳食特点及存在的问题，结合国情及科学研究的成果，为我国居民制定出了《中国居民膳食指南》，值得人们学习参考。在《中国居民膳食指南》的基础上，中国营养学会根据我国人民的膳食结构特点，制定了《中国居民平衡膳食宝塔》，旨在倡导平衡膳食、合理营养，以期减少与营养有关的疾病，进而保障身体健康。

现代食物的分类与古代略有不同，现在的五谷指大米、小麦、小米、玉米及高粱，薯类包括马铃薯、红薯、木薯等。这些食物性味多为甘平，具有健脾益气、和胃之功效，除了能充养机体，还可以用于预防和治疗脾胃虚弱所致的食少纳呆、神疲乏力、大便稀溏等脾虚病证。

豆类，古代称菽，包括黄豆、红豆、绿豆、蚕豆、豇豆等，富含植物蛋白质。豆类性味甘平，能健脾益气、利水消肿，除了充养机体外，还可以治疗由营养不良引起的水肿等病证。

蔬菜泛指各种能食用的植物，现代的分类有叶菜类、根茎类、瓜果类、鲜豆类、花菜类、食用菌类。蔬菜富含维生素、纤维素，具有润肠通便、清热降火、凉血润燥的作用。蔬菜还可以提供无机盐，如韭菜花、芹菜、苋菜、雪里蕻、油菜中富含铁、钙和磷，洋葱中含有碘，冬瓜中含有钾，葱中含有铁、钙、镁等离子。为减少维生素的损失，可在炒菜时加少量淀粉。

食用菌是指无毒副作用的新鲜或干燥真菌的子实体，常见的有黑木耳、银耳、蘑菇、香菇等。食用菌所含的多糖类物质，具有增强机体免疫力、抗癌、抗自由基、延缓衰老、降低血糖、降低血脂等作用。

水果可分为鲜果和坚果。鲜果如鲜枣、橘子、草莓、香蕉、苹果等，它们中均含有丰富的纤维素、果胶、有机酸、维生素和矿物质，可刺激消化液分泌，增进胃肠的蠕动，减少毒物吸收及防止便秘。坚果包括核桃、松子、葵花籽、花生等，它们可以滋补肝肾、强筋健骨，可为脑组织的活动提供能量，是天然的健脑食品。坚果富含油脂，可以润肠通便，但食用过多也会导致血脂过高。

第七节　食养的相关问题

除了上面讲的，现实生活之中还会遇到如下几个问题，如处置不当，对身体同样有害。

一、微生物的污染

无论生熟，食物都会受到微生物的污染，一旦污染可以使食物明显变质，变质的食物有的可以通过肉眼观察到或通过鼻子闻到腐败的气味，但有的变质食物视觉、嗅觉察觉不出，只有食入这些变质的食物，出现了中毒或不适的症状之后才被发觉。为了防止这些不被肉眼、鼻子所能察觉到的变质食品的危害，人们只能采取谨慎的态度，即不新鲜的食品不采购、不食用，剩菜在 4 小时之内必须加热后再食，时间过久，为安全起见不可食用。

二、农药及其他化学物质的污染

对于蔬菜和粮食是否受到农药及其他化学物质（如除草剂、植物激素、防腐剂、促熟剂、辐射、转基因）的污染，就需要科技的进步，发明更多的能直接、快速测定的试剂和方法，以便人们做出判断和选择。

（一）食品添加剂

食物添加剂包括赋形剂，如为了改变食品的形状而添加的明矾等，为了延长食品的使用期限而添加的防腐剂（如苯甲酸等），为改变食品颜色的色素添加剂，为改变食物味道的调味剂（如糖精、味精等），为改变食物结聚的抗结剂，如食盐中的抗结剂（如枸橼酸铁铵、亚铁氰化钾等）。可以说，这些食品添加剂都不是人体正常所需要的。尽管有的添加剂的含量微少，控量在一定的安全范围内，也是经食品监管部门允许的，可是食品天天吃，时间一长，聚少成多，长时间的服用，如果说对人体没有一点不良影响是难以令人信服的。

（二）不合理使用食品加工器皿

食品千百万种，其中所含的化学成分更是难以计数。食品加工器皿的材质也是多种多样，其中的化学成分一言难尽。通过长时间的接触，或在高温的作用之下，这些化学品之间的化学反应以及生成新的化学物质同样还不尽为人所知。现在已知的有：铜锅能破坏维生素 C，而且铜绿对人体有害；铁锅容易破坏胡萝卜素；铝锅怕碱，烧菜时可要注意；食品中加醋、加碱都会导致食物成分的改变。最近发现某些不粘锅的涂层对人体健康也有危害。

三、加工食品时产生的有害物质

肉类经过熏、烤容易产生苯并芘等强致癌物质，不宜多食。蔬菜经过腌制或过分煮熟，容易产生亚硝酸盐，食之容易出现亚硝酸盐中毒（急性的称乌嘴病），长期食入亚硝酸盐还是食管癌、胃癌的诱发因素。吃火锅时，容易出现有的食物半生半熟，常带来一些寄生虫的感染，可引起囊虫病、肝包虫病等。

食物一方面为人类提供了营养素，使机体的营养物质得到补充，而另一方面食物中还存在着对人体有害的物质，又会妨碍身体的健康。如蛋白质，它的氨基酸对人体有营养作用，但它的分解代谢产物氨对人体就有害，如果人的肝脏解毒功能不好或肾脏的排泄功能不好，氨积留在体内，就可以导致机体中毒，使人意识不清，甚至死亡。水本无毒，但是在一个水液代谢障碍的人面前，本来就有水肿，再多喝水，也会造成水中毒。故而，再好的食品，不可贪食过量，记住前面说过的"适度为和""和为贵"的话。

第八节 考"惟五谷是见"

嵇康《养生论》文中说："而世人不察，惟五谷是见……"这句话从表面的意思去理解似乎与服食养生存在矛盾，使许多人产生了误解。嵇康的好友，同是"竹林七贤"之一的向秀，为此就专门撰写《难养生论》，对这句话提出质疑，他说"至于绝五谷，去滋味……未之敢许也"，并认为"神农唱粒食之始……历百代而不废，今一旦云五谷非养生之宜……皆虚言也！"嵇康读罢，立即写《答难养生论》进一步阐述自己的观点，通过他们的辩论，我们才知道，嵇康所言的"惟五谷是见"是提醒人们不要只看到五谷可以养生，看不到药物在养生中起着更重要的作用。其真实的意思是：人们在食五谷的同时，要辅以上品药物，这样更利于养生。

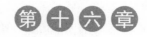

第十六章

"蒸以灵芝"

第一节　对"蒸"字的理解

"蒸以灵芝"出现于嵇康《养生论》"守之以一，养之以和……然后蒸以灵芝，润以醴泉，晒以朝阳，绥以五弦"文中。它是嵇康介绍完三大养生法则之后，提出的具体的几种养生方法。"蒸以灵芝"，有人把它翻译成用"灵芝熏蒸人的身体"，这种翻译值得商榷。笔者认为，"蒸以灵芝"之中的"蒸"字，是代指加工方法，实言用水蒸煮灵芝，取汁和滓一起内服，并不是用灵芝经蒸之后用气味来熏蒸皮肤，而变为外用药物。

第二节　灵芝的考证

文中的灵芝为何物？媒体在介绍灵芝用于保健时，节目中展现出的灵芝是像蘑菇状的药物，属于食用菌类，现在很多人都把这种灵芝当作古人所说的"灵芝"了。

《养生论》中提到，有的人实施了服药养生，坚持了一年半载，由于没有出现明显的效果，于是，产生了厌倦的心理，中途停止了服药养生。这说明嵇康生活的魏晋时期，服用药物养生的大有人在，也可能是当时的一种时尚作法。但服用的药物是什么？嵇康明确指出是"蒸以灵芝"，使用灵芝的依据是："神农曰：上药养命，中药养性。"嵇康认为服用上品类的中药材有利于养生保健，并将上品类中药材作为"五谷""五菜""五畜""五果"之后的养生辅助品。《神农本草经》将其中所载的365种中药分为上品、中品、下品三个品类。灵芝归类在上品类药材之中，据此，可以推定当时人们服食养生的药物之中必有灵芝。

明代李时珍著的《本草纲目》，其中记载的灵芝，特别说明是石耳的别名，灵芝与石耳是一物两名。这种灵芝的功效是："久食益色，至老不改，令人不饥，大小便少，明目益精。"所以，有这样功效的药品才符合养生保健所需的益寿延年的要求。上述蘑菇状的灵芝，《中药大辞典》把它称作灵芝草。灵芝草的功效是治虚劳，疗咳嗽、气喘、失眠、消化不良等疾病。其服用的方法是研末或泡酒服。这种灵芝草，实际上是一种治疗疾病的中药材，其与养生保健无直接关系。

江西庐山盛产石耳，当地人都说它具有延年益寿的作用。所以，从药名和功效这两个方面来推测，《养生论》中的灵芝就是指石耳，不是灵芝草。但是，文中的"蒸以灵芝"，也绝不是单指石耳一个品种，而是指代了如金丹、石菌、黄精等许多品种以及《神农本草经》中的上品类中药材。嵇康在《与山巨源绝交书》中，就说过他自己正在遵道养生，服食灵芝、术（魏晋时期白术、苍术没有分开，两种中药材统称术）、黄精等药物。所以说，"蒸以灵芝"是代指服用上品类中药材，以此来辅以养生保健。

第三节　嵇康力推服药养生

嵇康在《养生论》中说"上药养命，中药养性者，诚知性命之理，因辅养以通也"，进而批评当时的人们，不懂得用药品来养生，"惟五谷是见"。这个观点遭到了他的好友向子期的误解。嵇康则引经据典地加以驳斥。大意是：神农氏提倡食用谷物之初，鸟兽跟随谷物生长的季节而迁徙，人们随着谷物的收种而作息。今天我们暂不谈五谷是不是神农倡导的，而只说为什么一边提出上品药养生，而一边又提出食五谷而养生。这是因为上品类药物数量少，难以满足需要，五谷易于种植，可以周济百姓，弥补上品药物的不足。嵇康还说：我们都知道麦子比稻谷好，稻谷比稷好，这是因为食用效果不同而得到的结论，没有种植稻稷的地方，必定以菽麦为主食，这是不得已而为之，然而世人不知道上品药物的养生作用要优于稻谷，这就如同不知道菽麦的养生作用优于蒿草。嵇康又说：金丹、石菌、灵芝、黄精都是有灵气的东西，它们独自繁衍生长，纯洁的香气久久不散，醇和的气息充足有余，它们能清洁五脏六腑，能够使精神爽快，吸收它们的气息，身体会变得轻盈灵活，这样长此以往，哪是五谷所能达到的养生效果呢！这就是嵇康力推服药养生的道理所在。

第四节　正确认知上品中药材

《神农本草经·序录》中记载"上药一百二十种为君，主养命以应天，无毒，多服、久服不伤人，欲轻身益气，不老延年者，本上经。"上药如朱砂、云母、石钟乳、硝石、朴消、滑石、石胆、空青、曾青、人参、甘草、地黄、细辛、薏苡仁、黄芪、黄连、五味子、枸杞子、茯苓、槐实、柏实、五加皮、酸枣仁、石蜜、葡萄、瓜蒂、瓜子、胡麻、藕、龟甲、阿胶、杜仲、女贞子、天冬、大枣等。"中药一百二十种为臣，主养性以应人，无毒有毒，斟酌其宜。"中药如百合、当归、龙眼、黄连、麻黄、白芷、黄芩等。"下药一百二十五种为佐使，主治病以应地，多毒，不可久服。"下药如大黄、乌头、甘遂、巴豆等。

《神农本草经》这部药学著作曾为我国人民的健康事业做出过重要的贡献，但是也给寻求长生不老者带去过中毒身亡的悲剧。如前面所说，上药"主养命以应天，无毒，多服、久服不伤人，欲轻身益气，不老延年者，本上经"。这样的说法，对那些追求长生不老的人来说，是有巨大的诱惑力的。于是，上至皇帝大臣，下至平民百姓，都会去尝试一下。道家，崇尚神仙术，修道的目的就是追求变成神仙，以期长生不老。因而率先进行探索，寻找长生不老的药材，自然，《神农本草经》就成了他们的主要参考书籍，其中的上品类药材就是他们选择的目标，于是筛选出朱砂、硝石等作为炼丹的主要原料，用炉火淬炼，将得到的化学合成品——仙丹，供帝王及道长们食用。根据史料记载，唐代时，道教外丹术达到极盛，上至皇帝，下至公卿百姓，都信奉服丹成仙之说，结果许多人因此丧失了性命。这种丹药的功效受到了社会普遍的质疑，人们逐渐认识到这种丹药非但不能长寿，反而会损寿。道士们也进行了反思，至宋代，改练外丹为修内丹（一种气功术）。现代研究证实：朱砂含汞，有大毒；硝石含硝酸铵，有毒。用这些矿物质炼制的成品是有毒的，对人体肝、肾、骨髓会有严重的损害，服后不仅不能益寿延年，反而会使人中毒身亡。这就说明《神农本草经》中记载的"上药一百二十种为君，主养命以应天，无毒"，这种说法并不完全正确。上品类药材中确实有一些无毒，具有益气健体、延年益寿功用的品种，如人参、黄芪、地黄、枸杞子、龟甲、阿胶、女贞子、薏苡仁、山药、藕等。这些药物往往既是药品，又是食品，既可用来当菜，又可以用来治病，还可用来防病健身。但是《神农本草经》成书于汉代，那时候的科技水平欠发达，化学分析检测还没有出现，因此，对药品的认识仅处于原始的目测和推理之上。如前述的朱砂、硝石有毒就没有被发现，而且还认为它们无毒，多食无害，可以益寿延年，这就是一个不小的错误，值得今人注意！上品药中的细辛也是有毒的。现代研究认为，细辛过量对心脏有抑制作用。此外，瓜蒂是涌吐药，干漆易引起过敏，都不利于养生。因此，对于古代的经典著作，人们也要用一分为二的观点去对待，不能一味盲目地照搬硬套，一定要结合现代的科学知识去鉴别，去伪存真。

服食养生中，除了灵芝、丹药之外，还有矿石一类。如从宋代柳宗元写给他姐夫的信件《与崔连州论石钟乳书》之中，可以看出这个时期，人们又流行服食《神农本草经》中的另外一味药材"石钟乳"来养生保健。信中原文是这样写的："前以所致石钟乳非良，闻子敬所饵与此类，又闻子敬时惯闷动作，宜以为未得其粹美，而为粗矿惨悍所中，惧伤子敬醇懿，仍习谬误，故勤勤以云也……然由其精密而出者，则油然而清，炯然而辉，其窍滑以夷，其肌廉以微，食之使人荣华温柔，其气宜流，生胃通肠，寿善康宁，心平意舒，其乐愉愉。由其粗疏而下者，则奔突结涩，乍大乍小，色如枯骨，或类死灰，淹悴不发，丛齿积类，重浊顽璞，食之使人偃蹇壅郁，泄火生风，戟喉痒肺，幽关不听，心烦喜怒，肝举气刚，不能平和，故君子慎焉。"此信大意是：当时柳宗元的姐夫崔连州正在服用石钟乳，但服后出现了不良反应，时感胸闷不适，柳宗元得知此情况之后，帮其分析其中的原因，并指出其所食的石钟乳不是好的品种所致，并列举了劣质石钟乳的形状及使用后的不良反应，指出品质好的石钟乳的形状及服用后的效果，力劝姐夫要挑选品质好的石钟乳服用。

经过人们的长期实践，服食这些矿石延年益寿的做法已经被淘汰了，但是对服食灵芝及上品药材之中的人参、白术、黄芪、枸杞子、女贞子、龟甲、阿胶等药食共用品的习惯却被流传了下来。按照中医理论，这些药材的功能包括滋阴壮阳、益气补血、增精益神、活血化瘀、行气通络、健脾补肾、健筋壮骨、轻身延年、乌发健齿、调理月经、增强免疫力、防癌治癌等作用，对于人体的养生保健大有益处。这些药物内含黄酮类化合物、叶绿素、氨基酸、人参皂苷、大蒜素等物质。这些物质对人体是有益的。如黄酮类化合物是一类具有广泛生物活性的植物次生代谢物，属于多酚类化合物，广泛存在于各类植物中，其中酸、甜、苦、涩的植物含量较多。黄酮类化合物种类繁多，作用机制比较复杂。有研究表明，黄酮类化合物有以下几个方面的作用：①清除氧自由基作用。②抗脂质过氧化作用。③抗菌、抗病毒作用。④免疫调节作用。⑤防止动脉硬化作用。⑥抗癌作用。叶绿素广泛存在于高等植物的叶绿体中，其保健功能有：①促进创伤愈合，抗溃疡作用。②抗过敏作用，对荨麻疹、慢性湿疹、哮喘效果显著。③抗致突变作用。④对口臭、腋臭、脚臭有脱臭作用。大蒜素是从大蒜中分离出的含硫的化合物，其主要的功效有：①增强、调节机体的免疫力。②预防肿瘤。③降低血脂，舒张血管，预防动脉硬化。④抗菌、抗病毒。⑤大蒜中的硫基与毒物结合，发挥解毒作用。⑥抗凝血作用。由此可以看出，上列中药材具有补益身体的作用，可达到防病治病的目的，常服用这类药材对养生保健肯定是有益的。这也进一步证实了嵇康用"蒸以灵芝"来养生的论断是正确的。笔者提醒一点，以上列举的上品中药材的养生保健作用机制是西医的观点，在选择应用时，还要遵照中医的理论，如依据机体体质的阴阳特性、不同的季节、不同的地区使用不同的药物和剂量。

第五节　中医药能逆转组织器官的病理性改变

提到使用中医药来养生保健，有一个核心的问题在此应该提出来，那就是中医药能不能逆转人体的生理性退变。按照一般的说法，退行性改变是生物变化的规律，这种规律是无法改变的。如医学界普遍认为骨质增生是一种随着年龄增长而自然产生的一种退行性改变。这种增生的骨质除非使用手术切除的方式，别无他法。

临床中，医生们发现越是负重的或具有慢性劳损、慢性炎症侵犯的骨及关节处，越容易出现骨质增生，膝关节和颈椎、腰椎更是多见，这些增生的骨质除引起局部疼痛之外，还会带来并发症。如，颈椎病可引起鱼际肌萎缩、脑供血不足；椎管狭窄可引起坐骨神经疼痛或下肢肌肉萎缩。西医学还没有好的方法治疗这类组织器官的退行性改变，可是，中医治疗这些疾病有的可以出现神奇的效果。对老年性膝骨关节炎，患者只需要服药 4 个月左右，这些损伤或增生的骨质就可以恢复。这样的疗效，一些西医不相信，认为这不可能，但接触到被中医治疗的患者时，又会认为不可思议。本书图 1、图 2 所示的病例就是这种情况。也许有人会问，增生的骨质，没有用机械的方法除去，服药岂能消除？笔者推测，这是由于中药刺激或激活了破骨细胞的增长，调动了破骨细胞的功能，吞噬了增生的骨细胞。

又如，腰椎间盘突出症，西医只注意到椎间盘突出是由于髓核突出压迫了神经根而引起腰腿麻木、疼痛，甚至下肢肌肉萎缩，功能废用。解决问题的办法不论是传统的手术，还是现代的微创手术，都是将髓核摘除，解除神经根的压迫，而缓解症状。非手术的治疗只有对症处理，服些止痛片，或用些中成药活血化瘀、祛风除湿。其中，一部分患者被治愈了，还有一部分患者症状不缓解而进行手术治疗。但临床中，有的患者会出现手术髓核摘除不彻底，不久又复发了的情况。传统的手术，创面大，摘除了髓核会导致椎间隙变窄，又有不少患者出现术后神经根粘连，带来长期的、剧烈的疼痛，西医对此一筹莫展。上海的一位教授在做了 6000 多例软组织松解术后，就曾著书，提出腰椎间盘突出症尽量不要用手术治疗。笔者近 20 年来，治疗腰椎间盘突出症患者不下千例，年龄最小的 24 岁，最大的 84 岁，病员来自赣、闽、皖三省，病程短的数月，长的十几年，其中一部分人伴有下肢肌肉萎缩，还有的因压迫神经造成便秘、尿潴留，有因微创手术而复发的，有因术后神经根粘连痛不欲生的。笔者采用外敷中药膏加腰围支撑，内服补益中药，一般治疗一个疗程（4 周），极少数患者治疗 2 个疗程，好转率达 90%，复发率不到 2%。有些西医师前来讨教，问没有摘除髓核是怎样解除神经根压迫的？笔者的解释是：位于椎间盘周缘的纤维环使髓核固定于两椎间隙之间而不至于外突，当纤维环发生退行性改变，变薄，紧张度变松弛时，髓核自然向比较薄弱的后纵韧带方向突出，这种退行性改变，中医认为是气血虚衰导致的，因此，应补益气血，气血充足后，纤维环得以修复，髓核自然就回纳了。这就是中医药逆转组织器官病理性衰老的又一证据。这样多的数据可是个大样本，具有一定的说服力。

再如，一位女性患者，63 岁，两次冠状动脉造影，证实冠状动脉阻塞程度达50%，服用西药及中成药治疗 3 年，症状未改善，但也未恶化，后经笔者治疗，服活血化瘀、温阳益气的中药 4 个月，阻塞消除，胸闷胸痛的症状消失，体力恢复，可正常参加劳动，现随诊 3 年，症状未见复发。这个例子再次说明，中医药的确有逆转组织器官病理性退变的作用。因此，笔者认为中医药不能改变生理性衰老的规律，但是可以改变组织器官病理性衰老。人的组织器官生理性衰老的周期很长，人们面临的最大死亡威胁是病理性衰老，中医药能够改变病理性衰老，其功不可没，是其他医学替代不了的。

养生保健如何合理使用中医药，笔者提出几点建议：①最好咨询中医医生，先请医生帮助确定自身的体质属于哪种类型，辨明阴阳属性，然后才可以对证施用。②根据体质属性、自身特点及生活习惯由中医师依照"三因制宜"的原则指导配方。③选择自己适用的剂型。如有的人喜欢饮酒，可以把相关的药物浸于酒中，常饮之；有的人喜欢用开水泡服，则可以采用颗粒制剂，便于服用；有的人喜欢用丸剂，可以请药剂师协助制成蜜丸，便于携带；有的人喜欢膏剂，可以将阿胶、龟甲、鹿角制成膏剂服用；三七、西洋参也可以打成粉剂，用水调服。④药物用于保健，每天量宜少，时间要长。⑤注意观察反应，适时调整配方。⑥不要追求价高名品，以对证适用为要。⑦要持之以恒，不能急于求成，可以形成一种习惯，如饮茶、小量饮酒等。⑧应用通行的食疗食养配方。如"冬吃萝卜夏吃姜，来年不用开药方"，"若要皮肤好，一日吃三枣"等。⑨养生保健不要一味要求进补，中医的原则必须遵循，这就是虚者补之、实者泻之、寒者热之、热者寒之。总之，食疗要以平为期，要以调理阴阳平衡为总的抓手。

第六节 常用保健品

2000年上半年，我国批准的保健食品的功能及数目有：调节血脂，免疫调节，延缓衰老、抗氧化，抗疲劳，耐缺氧，辅助抑制肿瘤，促进排铅，改善骨质疏松，调节血糖，减肥，改善睡眠，改善记忆，抗突变，促进生长发育，调节血压，护齿，防化学性肝损伤，抗辐射，改善胃肠道，美容，改善视力，清咽润喉，促进泌乳等24项。现在，有比较好的养生保健功能的品种有数百种，比较公认的如下。

1. 牛磺酸 牛磺酸具有以下保健功能：①牛磺酸是脊椎动物中枢神经系统中含量最丰富的游离氨基酸，有促进大脑发育、增强智力、改善学习和增强记忆能力的作用。②保护视网膜的作用。③具有抗氧化、延缓衰老与降血脂以及保护心肌的功能。牛磺酸在体内可以合成，但数量有限，需要外源供给，牛磺酸含量较高的有牛肉、羊肉、猪肉，其他食物中含量较少。

2. 鱼油 鱼油的主要成分是二十碳五烯酸、二十二碳六烯酸（DHA）。上述两种脂肪酸，在海洋哺乳动物脂肪中含量较高。目前认为，DHA为生成视紫质所必需，缺乏时可引起视紫红质再生速度减慢。妊娠期摄入不足时，可影响子代视力。除此之外，鱼油还可以降低动脉硬化的发生率，吃鱼多的地区，动脉硬化的发生率较低。

3. 乳酸菌 乳酸菌革兰氏染色阳性，一般不运动，无芽孢，发酵糖产生的乳酸细菌。乳酸菌种类繁多，广泛分布于自然环境中，也是人体正常菌群的组成部分，以肠道最多。其主要功能有：①屏障作用。作为肠道的正常菌群，乳酸菌可通过分解糖产生乳酸杀灭大多数有害细菌，另外通过营养竞争和空间竞争也可以抑制有害菌的生长繁殖。②对乳糖不耐受症有一定的预防和治疗作用。乳酸菌所产生的酸性环境有利于铁和钙的吸收。③降低血脂中的胆固醇。乳酸菌菌体成分或菌体外代谢物有抗胆固醇因子。④抗肿瘤作用。肠道菌群的改善可抑制致癌物、诱癌物的生成。⑤控制内毒素血症的作用。肠道有害细菌可释放内毒素进入血液，乳酸菌可以抑制有害细菌，消除内毒素。

4. 低聚糖 低聚糖是由 10 个以下的单糖通过糖苷键连接而成的低度聚合糖。一些不被人体利用的低聚糖生物活性较强，如水苏糖、棉籽糖、低聚糖果等。低聚糖作为双歧杆菌的生长因子，可使肠道内双歧杆菌增加 10 ~ 100 倍，所以作为保健品，低聚糖经常与双歧杆菌一起服用。因为不提供能量，也不会被致龋细菌分解，低聚糖还可以作为糖尿病患者和想要防龋齿的人群的甜味剂。由于不被人体消化，可以将低聚糖看成是水溶性膳食纤维，可降低血清中的胆固醇，吸附肠内有毒物质，预防结肠癌的发生。这些保健品可根据自身情况选用。

第十七章

"慎众险于未兆"

"慎众险于未兆""慎之于微"是嵇康《养生论》的重要组成部分，它反映出嵇康的养生理念是以预防为主。他这句话的意思是谨慎对待有可能发生的各种风险，并把这些可能发生的风险防患于未然之中。他的"亡之于微"是告诫人们：生命的丧失往往是发生于一时的甚至是很小的疏忽之中。特别是一些年轻人，涉世不深，对这些惨重的教训了解不多，更容易重蹈覆辙。那些不重视养生保健的人常常会忽视许多与生命相关的生活细节，往往因一个很不起眼的小事，而断送了生命，造成了不可挽回的损失，铸成了大错，遗恨终生。这些事故发生在青年人、中年人，甚至是老年人的身上，当事人里有医生、工人、农民、干部。事故的原因全是生活中的细节小事，都是由于疏忽而造成的。

第一节 饮食不当酿悲剧

在某个干部的独院里，热闹非凡，张灯结彩，亲朋好友来了一大帮，主人们个个身着盛装，喜气洋洋。原来这家正在为孙儿设周岁家宴。大家忙里忙外，有做饭烧菜的，有帮厨刷碗的，有整理庭院的，有挥毫作画的，一派祥和喜庆的气氛。当地有一个习俗，像这样的周岁庆贺宴，少不了做米团子，正式开宴前，先吃米团子。不知哪位粗心人，给这位周岁小孩喂起米团子来，就这么一个小米团喂食下去，小孩就被噎住了，众人马上将小孩送至医院，但孩子未到医院就因窒息而亡了。就这样，一场喜庆黯然淡去，全家沉浸在无限的悲痛之中。

因吞咽不慎引起的死亡远不止发生在小孩子身上。多年前，有位乡村男医生，年龄五十有余，吃面条时，来了求医的患者，他为了不让患者久等，便加速进食，忽然间被鱼骨卡在咽喉，于是到附近某医院用食管镜取异物，结果越弄越深，后来鱼骨竟穿破食道进入纵隔，并发胸腔感染，后转至省城某医院医治，最终虽然治愈，但经受了一场不应有的痛苦，留下了永久的声音嘶哑后遗症。

这两例给人的教训是：第一例告诉我们，给小孩子喂食时，千万要谨慎，不能喂花生仁、坚果等硬块食物，必须要将这类食物粉碎成小块才能喂给小孩子，糙粑、米团等黏性极强的食品不能给小孩子吃；第二例告诉我们，成年人也要注意进食讲究细嚼慢咽，不可囫囵吞下。

第二节　老鼠咬伤致命

1976 年，笔者会诊了一位男性患者，年龄 40 岁左右。因感到面部肌肉发硬，一会儿出现，一会儿又会消失，在卫生院住院一天不见好转，特请笔者去会诊。笔者来到病房后，见患者宛如常人，后来做了一次倒水试验，患者立即出现了苦笑脸，面部肌肉痉挛，据此笔者怀疑他患的是狂犬病，然后继续追问病史，并没有狗、猫咬伤史。后患者回忆起 1 个月前，用鼠笼抓住一只老鼠，在捉老鼠时不慎被老鼠咬伤了中指，破了点皮，血也没出多少，未介意，没过几天，创口自然愈合了。后来该患者转院去了省级医院确诊为狂犬病，入院第二天就病故了。

这个例子给人的教训是深刻的，一是患者忽视了小小的鼠咬伤，二是没有及时接种狂犬疫苗。本来这种病是可以预防的，但是患者不懂医学知识，导致了死亡。

第三节　一乐成永远

徐某，六十开外，退休在家。2 个月前还去医院进行了体格检查，除了血脂偏高、心电图有点小问题之外，也没有太大的毛病。平时他喜欢和别人搓搓麻将，搞点金钱小刺激。这天下午，麻将搓到半场时，徐某抓到一手天和牌，高兴得叫出了声："哎呀！也有这一回呀！天和，哈哈哈！"笑声刚落，还未来得及收钱，同桌牌友就发现他身子歪了，坐不住了，往麻将桌下溜去。众人忙搀扶起徐某，赶紧打"120"，待救护车到达，医护人员发现徐某的呼吸、心跳已经停止，经过输氧、心外按压等方法急救，结果未能复苏。

中医有"过喜伤心"之说。徐某本身心脏有点小问题，如果没有这次特别的过喜，也许死神还不会在这个时候降临。当然，如果心脏没有一点问题，过喜也不一定就会导致死亡。因此，老年人，特别是心脏有问题的人，更应控制大喜大悲的情绪，以免诱发心脏病，带来不幸。

第四节　钓鱼闯的祸

一个晴空万里的秋日，乐某与几位钓友，携带钓具来到某养鱼场钓鱼，钓友们各自选好钓位，调理好钓具，开始钓鱼。乐某用的是海杆，装好饵料后，就在抛甩鱼钩的一刹那，只听到乐某"啊"了一声，便倒地了。原来，他选择的钓位上方有一高压电线，他抛甩的钓鱼线碰到了高压电线，钓鱼线成了导电体，乐某因此触电身亡，后事半点也未来得及交代，就这样撒手人寰。本来，乐某等人是想通过垂钓增加情趣，陶冶情操，颐养天年，却不曾想到，一个小小的疏忽，令他的理想成为泡影，生命瞬间终止，用生命的代价为别人提供了一个教训。

有人统计触电事故几乎每天都会发生，每年因触电死亡的人数约 8000 人。触电可以因带电操作或防护不当所致，也可因自然灾害，吹倒电线杆或电线断裂而引起，还可因使用电器时不小心触碰而被电击，还可因误踩、误碰人为设置的电网或捕捉野生动物的电器而触电。这一系列触电的情形都值得人们提高警惕，做好预防工作。

第五节 溺水的悲哀

某年夏季，艳阳高照，酷暑炎热。某县的河湾，水流不湍急，但水位较深，几位小学生，不识这里的水位，也不识水性，就凭着嬉戏好玩的童性，一行四人，手挽着手，进入河湾游泳，谁知下水后，就遭到了灭顶之灾，四个小朋友全部溺亡。事情虽然过去了，但丧子的家长从这件事情发生之后，变得少言寡欢，精神萎靡不振，其中还有一位家长因此患上了抑郁症。

我国每年约有 5 万中小学生死于溺水。夏季如何防止溺水是保护未成年人生命安全的一项非常重要的工作。这项工作不仅需要家庭的参与，中、小学校也责无旁贷，应加强教育和管理。全社会都要行动起来，为减少中小学生溺亡事故的发生做好宣传教育工作，履行好看护人的职责，保护好儿童，防止他们独自出外游泳。出外游泳一定要有懂水性、善游泳的辅导员在身边，并配备救生设备，把溺水事故的发生率降到最低。

以上讲的这些例子，都是真实的事情。除此之外，还有因安全帽没有戴紧而被机器绞了辫子的，还有因劳动时防护不当引起群体工伤事故的，还有因没有关好燃气阀门引起火灾的，还有因在密闭的室内生火引起一氧化碳中毒的，如此种种，举不胜举。

这些事故告诉我们，千万别光盯着心脑血管疾病、肿瘤等高危疾病上，一定要记住"亡之于微"，"慎之于微"，遵循"慎众险于未兆"的理念，从小事着手。交通安全部门有一句宣传词"车行万里路，走好每一步"，这是对驾驶员说的，但对于养生保健人来说同样也有借鉴意义。笔者也送给大家一句话："过好每一天，方可享天年。"共勉！

《养生论》拾遗

导　言

　　嵇康所处的那个时代距今已经有 1700 多年了，当时的生产力和科技水平与现代相比较存在着巨大的差异。过去的生产、生活方式与现代人完全不同，社会及社会环境也发生了重大的改变，人们的观念以及疾病谱也有了很大的变化。为了适应这种变化，有必要将《养生论》中难以预料到的变化，以拾遗的方式进行补充。这样既保证了《养生论》的传承性和权威性，又做到了与时俱进，使养生保健的内容更加完善。尤其是将中医、西医两套医学理论结合在一起，将改变养生保健的旧面貌，起到优势互补、提高养生保健效果的目的。这种新尝试，希望能得到大家的认同。

　　本篇对一些基础性的知识以及概念性的问题都做了较为详细的论述。如《短板原理与养生保健》提出了构成机体健康木桶的 110 块组板，这些板块变短是直接影响人体健康和寿命长短的关键，并指出人们养生保健的首要任务就是要防止健康板块的变短。《论亚健康》一章中，指出亚健康的状态不存在，人生只有健康状态、病态和死亡状态三种形态，指出控制病态及其转化病态是养生保健的中心环节。《家庭是养生保健的堡垒》一章中，指出了家庭在养生保健工作中的地位和作用。从第二十五章至第二十七章分别根据人体生长发育的各个不同时期以及生理心理的变化特点，提出了具有针对性的养生保健措施。第二十八章对女性各个不同的生理周期的特点进行了分析，提出了存在的问题以及养生保健需要注意的事项。第二十九章《守法修德与养生保健》从法律和道德的层面阐述了养生保健人不可触犯法律并要有良好的道德修养才能获得健康长寿，进一步证实了古人所言的"仁者寿"。《养生保健的春天来到了》一章，通过对中国共产党第十九次全国代表大会报告以及我国近些年推行的新政的研读，认识到党和国家把养生保健工作列入了健康中国建设的战略目标，进入社会总体发展纲要，使养生保健工作与民生工程紧密地联系在一起，使养生保健工作从个体的单打独斗进入了由个体、家庭、社会三方面结合在一起的立体养生保健架构，这才是真正意义上的全面的养生保健，更是养生保健人千载难逢的机遇。

第十八章

短板理论与养生保健

第一节 短板理论

木桶是一器皿，由一块块木板连接而成。它盛水的容量取决于构成木桶的最短的一块木板。这个木桶其他的木板再长，也只能是这个样子，不可能装下更多的水。这块最短的木板形成了一个缺口，盛水的时候，水超过了它的高度就会从这个缺口溢出去，见图1。于是，这块短板引起了人们的注意，要使木桶恢复应有的容量，就必须更换这块变短了的木板，要保持木桶容量不减少，就必须保证各块木板不因损毁变短。

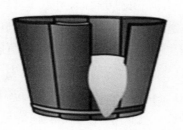

图1　短板漏水示意图

在一个由多元素组合而成的事物中，各个元素都起到一定的作用，要发挥该事物的最大效能，就必须使各个元素的功能正常，防止个别元素出现"短板"，拖了整体的后腿。所以"补短板"就成为管理者提高效能的一项具体措施。这种短板的决定性作用，以及"补短板"能提高整体效能的原理，即"短板理论"。把这个理论运用到养生保健事业上来，笔者认为同样适合。要达到养生保健事业目标——享尽天年，就必须保证构成"健康木桶"的110块组板中的任何一块都不能变短。只有防止这些组板变短或缺失，才能使"健康木桶"完整无损，使寿蔽天年。

第二节 "健康木桶"组板的构成

养生保健工作是围绕着人的基本生活需求以及与这些需求相关联的事物而展开的。养生保健工作的对象有个人的部分，还有家庭及社会的部分。其涉及的领域有政治、经济、军事、医疗、药品、生存环境、交通、教育、法律、道德观念、物质供给等各个方面。这些具体的内容就是"健康木桶"的板块组分，大致可以分为基本生活条件、生理需求、心理需求、成长过程不同阶段的特殊需求、生活大环境、社会家庭、疾病侵扰七个方面共计 110 个子项。

一、基本生活条件方面

基本生活条件方面共 19 块组板。

1. 呼吸空气（2块） ①空气的质量。②呼吸的方法。有效的肺通气量和气体交换是生命活动的第一需求。

2. 阳光照射（2块） ①有无光照。②光照量。适量的光照对人体生命活动不可或缺。

3. 饮水（2块） ①水的质量。②饮水的数量。保证优质、适量的饮水对维护生命至关重要。

4. 穿衣戴帽（3块） ①衣物的材质及清洁度。②适时适度的更衣（增减衣服）。③穿戴适体以及合理性。这是维持人体体温、增加舒适度和美感的需要。

5. 居住条件（2块） ①住房的稳固安全性。②宜居环境。朝向、磁场引力关系、通风换气、采光、温度、湿度、安静等状况，这对于人的睡眠影响较大。

6. 个人基本卫生（2块） ①卫生习惯。如正确的刷牙、洗脸、洗澡、洗脚，饭前便后洗手等，对于保护牙齿、预防消化道传染病有益。②定时的排便习惯，可以减少肠道毒素的吸收。

7. 出行（3块） ①交通工具。交通工具决定交通安全度。②道路状况的好坏。③长途行走的损伤。交通意外对人类生命的威胁已经达到了很高的程度。

8. 运动锻炼（3块） ①运动量不足或超负荷。②运动方式不当。③运动失衡带来的损伤。运动不当主要体现在运动量不足，导致肥胖和体能的下降，另一方面是过度的锻炼或不当的训练方法带来的机体损伤。

二、生理需求方面

生理需求方面共 19 块组板。

1. 饮食（6块） ①食品的清洁度。②食品质量。③食品的搭配。④进食的数量。⑤食品烹调加工、调味品的安全性。⑥饮食嗜好，如偏食、嗜烟、酗酒等。这些因素直接影响营养物质的供给，可对人体造成伤害，是预防"病从口入"的关键环节。

2. 睡眠状况（5 块）　①睡眠时间过长或不足。②睡眠的质量，如多梦或噩梦。③违背生物钟的作息。④卧具与枕头的适用、合规性。⑤被子的卫生状况及与气温的协调性。睡眠是人生生活之中占据较大比例的活动，对健康的影响很大。

3. 性生活（3 块）　①有无配偶。②能否满足性生活。③性生活的节制状况。合理的性生活对调节人的精神状态、平衡阴阳关系是不可缺少的内容。

4. 个体差异（5 块）　①先天遗传性疾病或罹患慢性疾病。②个体特殊体质。③斗殴。④服毒自缢。⑤违法犯罪。这些由人群之间存在的道德思想、文化素质、体质强弱等差异构成，影响到人的身体健康和寿命的长短。

三、心理需求方面（13 块）

心理需求方面共 13 块组板。

1. 情志变化（7 块）　①过喜。②易怒。③过忧。④过度思虑。⑤恐惧过分。⑥过度悲伤。⑦惊吓。七情致病是中医"三因"之中的"内因"。

2. 工作状况（4 块）　①有无稳定的工作。②工作压力的状况。③事业成就。④社会认可度。工作状况与人有直接的关系，因为就业是劳动创造的基础，是经济收入的主要来源，是体现自我价值和赢得社会尊重的平台。

3. 情绪调节（2 块）　①自我调节状况，取决于道德修养水准。②借助音乐、书画、旅游、垂钓、娱乐、种花、养鸟等怡情活动调理情绪，对建立稳定的快乐的情绪很有帮助，是机体健康的调合剂。

四、成长过程不同阶段的特殊需求方面

成长过程不同阶段的特殊需求方面共 12 块组板。

1. 成长过程特殊需求（8 块）　①受孕时的状况。父母房事时有无违规犯禁可影响到优生、优育。②母亲妊娠过程之中有无生病、接受辐射、服用违禁药品等易致胎儿畸形的行为。③生长发育期的合理喂养。④良好的家庭教育。⑤父母的细心呵护情况，如能否按时接种疫苗，及时防治疾病。⑥青春期躁动的有效安抚。⑦更年期的调理养护，平安过渡。⑧衰老期的陪伴与照顾。这些是人生各个不同阶段容易出现伤害或容易发生疾病的情况，需要格外注意。

2. 不当保健（4 块）　①护肤品过敏。②染发剂的危害。③伪劣保健品。④壮阳药、减肥药的药害。保健品市场的乱象的确存在，如夸大宣传等，要小心受骗上当。

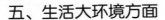

五、生活大环境方面

生活大环境方面共 18 块组板。

1. 生活环境（7 块） ①噪声。②有毒有害气体。③水源污染。④电损伤。⑤动物，如狼、虎、大象、鼠、蛇等带来的伤害。⑥虫伤，如蜂、蚊、虱、螨虫、蜈蚣等带来的伤害。有些剧毒的虫类，可以直接致人死亡，不可忽视。⑦工伤事故。这些是中医"三因"中的"不内外因"。

2. 自然灾害（11 块） ①严寒。②酷热。③雷电。④溺水。⑤地震。⑥洪灾。⑦高空坠物。⑧水火烫烧伤。⑨山体滑坡。⑩雾霾。⑪飓风。这些大都是物理性的致病因素，可以直接伤害身体。

六、社会、家庭方面

社会、家庭方面共 28 块组板。

1. 社会形态及服务（15 块） ①治安环境的好坏。②社会经济发展的状况。③就业压力。④社会发展节奏，竞争压力。⑤和平外交，国境安宁无战争。⑥法治社会秩序井然。⑦不信邪教。⑧毒品管控。⑨遏制黄源。⑩控赌成效。⑪灾情预报预防。⑫全民健康教育普及率。⑬医疗保障体系，如计划免疫、预防接种、癌症普查等。⑭整体环境保护状况。⑮核及辐射源、有毒有害物质的管控。这些社会因素同样对人体健康和生命影响巨大，不可忽视。

2. 医疗方面（8 块） ①医疗保健制度。②国家对卫生的投入。③有医有药。④医生的诊疗水平。⑤药害，尤其是化学药品造成的损害。⑥过度医疗。⑦医源性损伤，如 X 线、辐射损伤等。⑧医师言语的误导。医疗对个体生命及社会人均寿命期望值均有重大的影响。

3. 家庭方面（5 块） ①配偶和谐度。②子女状况。③全体家庭成员关系协调度。④家庭经济状况。⑤与邻居的关系。良好的家庭是养生保健的温馨港湾，应该营造好和谐美丽的家庭养生保健环境。

七、各种疾病的侵扰

各种疾病的侵扰为 1 块组板。这是一大块，以上所列的组板绝大多数是容易变成致病因素的，但这些因素还不能囊括所有的病因，如微生物之中的细菌、病毒、立克次体等的感染，化学物品的损伤等均未列其中。详细的病因在以后的章节还会论述。

这些疾病，有的是先天性的，如遗传病，患儿是无法预防的；有些属于烈性传染病，对于在疫区的人来说，防不胜防；有些是因环境污染引起的公害事故，也令在场的人避之不及。这一切都给健康带来威胁，是使构成身体这个"健康木桶"板块变短的重要因素。

第三节 "健康木桶"组板的启示

通过细数"健康木桶"的组板，给人们的启示是：一个健康的身体需要这七个方面 110 块"组板"的完整无缺，任何一块"组板"出现破损都将影响机体的完整性及其完备的功能。因此，在养生保健的过程当中，我们所采取的方法措施都要围绕这七个方面 110 项具体内容，经常对这些组板进行自检，了解自己的状况，及时发现问题和解决问题，摒弃一些片面的、零碎的、单打独斗的养生保健作法。

短板理论告诉我们，单纯注意养生保健诸法之中的某些方面是不够的。养生保健要全面系统地采取综合措施，必须个人、家庭、社会三个层面共同参与，才能获得良好的养生保健效果。个体养生保健行为仅是养生保健工作的基础。它不可少，有效果，但作用有限。家庭以及社会因素，如环境污染、食品安全、老年人的养护等问题，在养生保健工作之中占据了更多、更紧要的位置，一旦出了问题，容易造成大量人群的伤害，影响范围极广，负面效应极大。因此，家庭、社会这两个层面的参与是不可忽视的。解决社会层面的问题，唯有动员全社会的力量，形成共识，齐心协力，才能够办得到，做得好。

短板理论，很好地回答了困惑大家很久的一个问题。这个问题就是平时大家都质疑的："都说舞蹈能长寿，跳舞的陶金 36 岁走了；都说唱歌能长寿，歌手姚贝娜、叶丹、臧天朔、布仁巴雅尔分别于 30 多、40 多、50 多岁走了；都说锻炼能长寿，天天在电视台教大家健美操的教练马华 36 岁走了；都说笑能长寿，一辈子幽默说笑的侯耀文、笑林 50 岁左右都走了。"为什么会这样呢？这是因为他们所坚持的，所擅长的仅仅是"健康木桶"组板中的某一块或若干块，却忽视了其他几块或某几块组板的变短。这就是短板理论的效应呀！

有人统计，中国的 302 位皇帝，平均寿命约 44 岁。最高寿的为清代的乾隆皇帝，在位 60 年，享年 89 岁；最短寿的为北魏女帝元姑，不满 1 岁。追求长生不老的秦始皇享年 50 岁。自命天子的皇帝，被称为万岁，平均寿命却不长。照理说，他们吃的是山珍海味，应有尽有，还有食医调配；穿的是绫罗绸缎，四时的更衣均有丫鬟打理，专人伺候；运动锻炼、骑射格斗有武术教练；住的是皇宫宝殿；睡的是龙床，后宫嫔妃任选，六欲皆遂。天下的财富都是他的，他可以调集天下人为他个人服务，宫廷的歌舞要听什么，要看什么，要玩什么，随心所欲。天下的宝贝，名人字画，只要他喜欢，立马就可以遂愿。他可以游遍江南海北，可以造富丽堂皇的御园。皇帝的养生条件如此优越，怎么也不能享有百年之寿呢？这其中的原因可能还是忽视了某块或某几块"健康木桶"组板的变短。由此看来，养生保健不需要丰厚的物质，也不需要奢侈的排场，不要求某块组板特别长，只要注意均衡的发展，确保 110 块"健康木桶"组板整齐划一，这就会带来健康长寿。

第十九章

中西医的身体健康观

　　人生的状态可以归纳为三种，即健康状态、疾病状态、死亡状态。身体健康是指机体各个方面协调，功能正常，即中医所谓的"阴平阳秘"的状态。促进、保持健康状态是养生保健工作追求的目标。

　　了解人体健康的概念，掌握健康的标准，对于养生保健人来说，是一个常识，也是养生保健工作的一项具体内容，还是维护和增进健康、益寿延年的一项基础性工作。中医和西医对身体健康的标准有各自不同的认识，分别介绍如下。

第一节　中医的身体健康观

　　中医没有给健康下一个完整的定义，但有这方面的描述。如在《黄帝内经》里就谈到"阴平阳秘，精神乃治"，就是说阴阳达到平衡，身体一切状态就正常。在这里，中医并没有说没有疾病就是健康，而是强调人体的阴阳平衡，因为阴阳平衡了，不但没有疾病，神与形的关系也调和了，人的精神状态、心理情绪以及五脏六腑的功能都稳定、正常。中医的"天人合一"的理念，将阴阳平衡的范围扩大了，不仅自身内部需要平衡，人与外界，如人与人、人与社会、人与自然都要处于和谐的状态。所以，中医的健康比西医所讲的健康更为广泛。

　　中医学的解剖、生理、病理、诊断、治疗都以"五脏"为中心。中医在论及身体健康的状态时，也是从五脏与神态、动作行为表现相统一的观点来论述。如清代吴谦等编著的《医宗金鉴》，就通过痈疽的表现对人体"五脏"的健康状况进行概括总结出了"痈疽五善歌"，供医学生背诵。曰："心善精神爽，言清舌润鲜，不躁不烦渴，寤寐两安然。肝善身轻便，不怒不惊烦，指甲红润色，溲和便不难。脾善唇滋润，知味喜加餐，脓黄稠不秽，大便不稀干。肺善声音响，不喘无咳痰，皮肤光润泽，呼吸气息安。肾善不午热，目和齿不干，小水清且白，夜卧静如山。"

　　结合前人所述，又取近代中医的观点，笔者认为，中医判断人的身体健康与否，主要取决于两个方面：一是自我的感受，二是医生的客观检查。健康者，自我感觉良好，无任何不适，能吃能喝，能睡能劳动，大小便排泄正常，不咳不喘，无痛无痒，无寒无热，神清气爽，交际正常，浑身有劲。医生客观检查时表现为：①气色正常，明润含蓄。气色又称常色。常色有主色、客色之分。主色是指人终生不变的基本肤色、面色。中国人属于黄种人，肤色微黄，黄里透红，但由于禀赋的原因，也有偏赤、偏白、偏青、偏黄、偏黑的差异。客色，指随季节、昼夜、生活条件等原因而引起的轻微程度的面色、肤色的变化。如春季稍青，夏季稍赤，秋季稍白，冬季稍黑，长夏稍黄。②得神，又称有神，表现为神情安泰，目光犀利，声音洪亮，步态稳健，反应敏捷，毛发有光泽，气息安然。③舌象为舌质淡红，舌苔薄白，舌底络脉清晰。④脉象平和，有胃，有神，有根，一息四至。所谓脉有胃气，是指脉象从容和缓，节律一致。所谓有神，指脉象柔和有力，指下分明。所谓脉象有根，是指沉取尺部脉应指有力。一息四至，指呼吸一次，脉搏跳动四次。

以上是中医对健康的评判标准。这些标准很实用，具有简单、方便、快捷、无损伤等特点，值得推广应用。

第二节　西医的身体健康观

1990 年，世界卫生组织提出健康包括躯体健康、心理健康、社会适应良好、道德健康四个方面。在《保健学基础》一书中提出了"五个健康维度"及健康的指标。五个健康维度包括：身体状态、心理状态、社会功能状态、角色功能和总体健康感受。

常用的健康指标包括六个方面：①人口学指标：指反映群体数量、结构、素质及其变化的指标，由静态人口、动态人口和人口素质三部分组成。其中较重要的指标有人口数量、年龄性别的构成、成人识字率、出生率、人口增长率等。②生理学指标：是指反映人的生物学特征的指标，由生长发育、遗传代谢和营养状况三部分组成。在健康测量中，比较重要的生理学指标有身高、体重、肺活量、血压、月经初潮的年龄、每日营养素的摄入量、新生儿低体重的百分比等。③心理学指标：是指反映人的心理活动的一些指标，主要通过一些测量情绪、情感、认知、个性、智力等方面的量表获得，如焦虑自评量表、UCLA 孤独量表、明尼苏达多相人格测量表、艾森克个性问卷、Beck 抑郁问卷等。④疾病指标：是指反映人的健康受到疾病或其他外来的伤害而造成的损害的指标，包括疾病频率、疾病构成、疾病严重程度和伤残等指标。其中较为重要的有：发病率、患病率、病死率、生存率、疾病构成比、残疾率、残疾原因构成等。⑤死亡指标：包括死亡水平、死亡原因、死因构成和顺位的指标。其中较常用的有：总死亡率、年龄别死亡率、死因别死亡率、死因构成比、婴儿死亡率、新生儿死亡率、孕产妇死亡率、减寿人年数和期望寿命等。⑥综合指标：是指从多个角度全面反映个体或人群的健康状况的指标。例如反映人口素质的生命素质指数，反映生命质量的潜在寿命损失年等。

为了了解身体的情况，目前比较盛行的做法是定期进行健康体格检查，将通过一般的理化检查和一些内窥镜、B超、X线等检查得到的数据和影像进行分析，判断人体的健康状况。因此，了解一些常见的、常用的检测数值，对于了解自身的状况还是有帮助的，对进行自我养生保健同样有益处。由于医学检查的项目非常多，各种正常生理数据用一二章的篇幅是容纳不下的，而且这些数据还会被新的检测方法不断地更新，无法全部收录在此。读者可以在实际应用时，查阅有关资料，这里介绍的是目前比较常用的一些指标。

体温：口表 36.7 ~ 37.7℃，腋表 36.0 ~ 37.4℃，肛表 36.9 ~ 37.9℃。生理变化：每天的体温略有变化，以凌晨 2 ~ 6 时最低，17 ~ 20 时最高，24 小时变化波动不超过 1℃。女性月经前后体温也有一定变化，月经前 1 周较经期高 0.2 ~ 0.5℃，月经来潮后即降至正常。妊娠前 3 个月体温可持续高于正常水平，呈现低热状态。剧烈运动后体温升高幅度较大，甚至可升高 1.5℃。

脉率：60 ~ 100 次 / 分钟。呼吸：16 ~ 20 次 / 分钟。呼吸率：心率＝ 1：4。

动脉血压：收缩压 90 ~ 140mmHg，舒张压 60 ~ 90mmHg。脉压＝收缩压－舒张压。脉压正常值为 30 ~ 50mmHg。

健康体重公式：体重（kg）/ 身高^2（m^2）＝体重指数。体重指数不到 18.5 为偏瘦，介于 18.5 到 20.9 之间为苗条，介于 20.9 到 24.9 之间为适中，超过 24.9 为偏胖。

基础代谢率（BMR）：基础代谢率 % ＝ [（脉搏次数 / 分钟＋脉压）－ 111]%。正常值为 10% ~ 15%。

肺活量：正常成年男子肺活量约为 3500mL，女子平均约为 2500mL。

女子月经：初潮为 14 岁左右，行经期为 3 ~ 7 天，出血量为 30 ~ 50mL，间隔周期平均 28 天。

大便：大便颜色为黄色或棕黄色，呈圆条状，每日 1 ~ 2 次，重量为 100 ~ 300g，隐血试验为阴性。

小便：小便颜色为淡黄色，透明，每日 1500mL 左右。蛋白质定性检查为阴性。比重：1.015 ~ 1.025。镜检：白细胞（女）＜ 5/HP，白细胞（男）＜ 3/HP，红细胞 ＜ 3/HP。管型：无或偶见透明管型 /LP。

血液酸碱度（pH 值）：动脉血 7.35 ~ 7.45，静脉血 7.33 ~ 7.41。

红细胞计数：男性（4.0 ~ 5.5）×10^{12}/L，女性（3.5 ~ 5.0）×10^{12}/L，新生儿（6.0 ~ 7.0）×10^{12}/L。

血红蛋白：男性 120 ~ 160g/L，女性 110 ~ 150g/L，新生儿 170 ~ 200g/L。

血细胞比容：男性 40% ~ 50%，女性 37% ~ 48%，新生儿 49% ~ 60%。

白细胞计数：成人（4.0 ~ 10.0）×10^9/L，新生儿（15.0 ~ 20.0）×10^9/L。

白细胞分类计数：中性粒细胞 50% ~ 70%，淋巴细胞 20% ~ 40%，单核细胞 3% ~ 8%，嗜酸性粒细胞 0.5% ~ 5%，嗜碱性粒细胞 0% ~ 1%。

血小板计数：（100～300）×10^9/L。

血糖：空腹 3.9～6.1mmol/L，餐后 2 小时血糖 ≤ 7.8mmol/L。

糖化血红蛋白：5.6%～7.5%（电泳法）。

血清总胆固醇：成人 2.82～5.7mmol/L。

甘油三酯：0.57～1.7mmol/L。

高密度脂蛋白胆固醇：0.94～2.0mmol/L。

低密度脂蛋白胆固醇：2.07～3.12mmol/L。

血清总蛋白：60～80g/L。

血清白蛋白：40～55g/L。

血清球蛋白：20～30g/L。

尿酸：成人男性：208～428μmol/L，女性 155～357μmol/L（尿酸酶法）。

肌酐：男性 53～106μmol/L，女性 44～97μmol/L。

尿素氮：成人 3.2～7.1mmol/L，儿童 1.8～6.5mmol/L。

血清钾：成人 3.5～5.1mmol/L。

血清钠：成人 135～147mmol/L。

血清氯化物：95～105mmol/L（以氯化钠计）。

血清钙：1.10～1.34mmol/L。

动脉血氧饱和度（SaO$_2$）：95%～98%。

静脉血氧饱和度：64%～88/%。

二氧化碳结合力（CO$_2$CP）：22～31mmol/L。

丙氨酸氨基转移酶（ALT）：5～40U/L。

天门冬氨酸氨基转移酶（AST）：8～40U/L。

γ-谷氨酰转肽酶（γ-GTP）：＜50U/L。

血清碱性磷酸酶（ALP）：40～110U/L。

乳酸脱氢酶（LDH）：104～245U/L。

血淀粉酶：800～1800U/L。

胆碱酯酶（CHE）：儿童和成人男性、女性（40 岁以上）5410～32000U/L；女性（16～39 岁）4300～11500U/L。

血清免疫球蛋白 G（IgG）：7.6～16.6g/L。

血清免疫球蛋白 A（IgA）：0.71～3.35g/L。

血清免疫球蛋白 M（IgM）：0.48～2.12g/L。

血清免疫球蛋白 E（IgE）：0.1～0.9mg/L。

血清免疫球蛋白 D（IgD）：0.6～2.0mg/L。

类风湿因子（RF）：乳胶凝集试验阴性。健康者有 3%～5% 的阳性率。

生长激素（GH）：成人男＜2μg/L，女＜10μg/L。

血甲状腺素（T$_4$）：65～155nmol/L。

血三碘甲状腺原氨酸（T_3）：1.6 ～ 3.0nmol/L。

血清促甲状腺激素（TSH）：2 ～ 10mU/L。

甲状旁腺激素（PTH）：氨基端 230 ～ 630ng/L。

促肾上腺皮质激素 ACTH：上午 8 时 1.1 ～ 11.0pmol/L。

精液量：一次排精量 2.5 ～ 5.0mL。精液颜色为灰白色，久未排精可呈淡黄色，稠，30 分钟后完全液化。

精子数：> $20×10^9$/L。畸形率< 20%。

活动精子百分率：射精后 30 ～ 60 分钟，≥ 0.70。

以上各项指标若发生变化，可提示某方面的代谢出现了问题，或许是某些潜在疾病的反映，也可以成为一些疾病的诊断依据，进行这些检查，有利于早期发现疾病，为防治疾病提供证据。

本节所列举的指标是笔者筛选出来的，有的是生命体征指标，有的是一般体格检查中常用的指标，有的是与常见疾病相关联的指标，还有的是暂时看起来不大重要的指标，如一些激素、精液指标。这些数据及增减变化的临床意义，对于非专业人员来说，难懂难记，若是搞不清楚，可以在百度里搜一搜就能查找到。中医、西医的身体健康观不同，评价指标不一。中医直观，目测为主，简便易行，西医指标量化，科学权威，依赖仪器设备，但变量大，且费时费钱，两者可以兼容使用。

第三节　如何运用中西医的健康标准

体格检查所报告的检测数据，只对当时所取的标本负责，换句话说，这些数据只能反映当时的身体状况。可是，人的身体状况是动态变化着的，今天的健康态不能说明明天就一定是健康态，同样，昨天的病态，不能说今天仍然是病态。因而，西医检测的数据只能作为参考，今天的体检结果是这样，明天变化如何，一个月后变化如何，一个季度后变化如何，都不可猜测，只有重新检测才能得到结果。那么，人们的体检总不能一个月一次或一季度进行一次。如果是这样，痛苦也不少，花费也很大，身体也承受不了。

临床上经常遇到患者反映说，前不久体格检查各项指标正常，结论是未发现病变。半个月、一个月后，有了症状，再一查就出现了肿瘤。因此，患者怀疑体检医生粗心大意不负责任。有的患者嗔怪说：一般的体检根本就没有多大的意义，只是糊弄人，搞创收，提高经济效益而已！这些人哪里知道，人是处于动态变化之中的，各种生化指标也是动态变化着的，各个时间段的结果肯定是不会一致的。因此，人们的健康状态不能光凭这些数据来监测，更为方便适用的，还是自我感觉，以及医生的体格检查。在这方面中医看舌号脉就大有优势。因而，笔者建议：日常生活工作中，多留心自身的不适感（这种细微的异常感觉需要在安静的状态下才能感觉到），发觉了异常情况及时就医。另外，学会每天洗漱时观察自己的气色、舌苔颜色，按照中医的健康标准去粗略地评价一下自己的健康状况，倘若还好，就可以放心地工作生活，如果发现异常，则应及时咨询医生，或遵照医嘱做些必要的理化检验，以期早期诊断，排除某些疾病。

　　体格检查并非没有用，只是存在动态变化，不能一次检查就保证一定时间段的安全可靠。因此，每半年或一年做一次常规的身体检测还是有必要。这种常规的体格检查还是能发现许多早期的病变。中医通过气色、舌象、脉象的变化，用司外揣内的方法来分析判断体内五脏六腑的变化，这种诊治方法也是可行的，是科学的，是先人智慧的结晶，把它运用到养生保健中来，具有方便、快捷、经济、无副作用、易被对象接受等优势。西医通过物理、化学的方法，来检测体内各种物质的变化，或直接查找病原体，或直接、间接进行摄影、摄像，直观病变的位置、形态、性质，这无疑是高科技的、现代化的，其权威性无可挑剔。但是，这些检查也存在不足之处，如费时长，费用高，对身体有一定的副作用，有的项目操作可给患者带来痛苦，不易被患者接受。对西医来说，这些检查应用在患者身上，也是没有办法的办法，如果把它用于养生保健之中，就大有得不偿失的滋味。所以，养生保健事业还是提倡将中医、西医两者结合起来，取长补短，相得益彰。

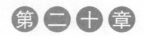

论亚健康

　　亚健康是西医学近些年提出来的一个新概念。这个概念一提出，就被很多医务工作者接受，尤其是临床医师，在遇到一些有症状前来就诊的患者，通过体格检查或仪器设备检查没有发现阳性结果，也诊断不出是什么疾病时，就统统把它归于亚健康，并告诉患者：你所反映的症状，是因为你的身体处于一种亚健康状态，亚健康不是病，没有什么药物可以治疗，只需要回家注意休息，加以心理调整适应环境的变化就可以了。亚健康在这些医生的眼里就像一个大筐，诊断不明的疾病就往里面装。

　　亚健康之词一出台，还被一些从事保健食品工作的人士所钟爱。他们认为无药可医的亚健康领域，是他们开发产品的绝佳机遇。于是针对亚健康的产品迅速抢占市场，亚健康产品旋即被炒得沸沸扬扬。被医生认为无药可医的亚健康人自然会亲近这些产品，因为他们把解除身上、心理上的痛苦的希望寄予这些产品之上。

第一节　西医对亚健康的论述

　　《保健学基础》认为，亚健康是指机体无明显的疾病，但呈现出活力降低，适应力不同程度减退的一种生理状态，是机体各系统的生理功能和代谢过程低下所导致，是介于健康与疾病之间的一种生理功能降低的状态，亦称"第三状态"或"灰色状态"。

　　亚健康涵盖的内容相当广泛，躯体上、心理上的不适感觉，难以确诊的病症，均可概括于其中。各科医师，尤其是精神及心理医学的临床医师发现，处于亚健康状态的人群数量是相当多的，如疲劳综合征、神经衰弱等均属于"亚健康"状态范畴。据了解，当代社会中，由于工作和生活节奏快、竞争激烈、压力大，致使很多人处于亚健康状态而不自知。判断是否处于"亚健康状态"，可以观察这些人是否经常出现下列表现：①时常有心慌、气短、胸闷。②常感腰部不适，疲乏无力，记忆力减弱。③失眠多梦，神经衰弱。④食欲不振，胃脘不适。⑤易患感冒，恶寒怕热。⑥时有心烦，自感身热，自汗或盗汗。⑦性功能低下。经常出现这些症状，经医院检查，又无阳性体征，说明可能身体已经处在了亚健康状态。

　　亚健康状态是由于人体脏器功能下降，患者仅感到身体或精神上的不适，如疲乏无力、精神不安、关节酸痛、胸闷、失眠、饮食欠佳等，但经各种医疗仪器和生化检查都没有发现阳性的结果，但亚健康状态可能发展成为多种疾病。医学家们提醒人们亚健康状态的存在，可是对其深入的研究还是一个十分复杂的医学课题。所以，认真研究亚健康的现状和转化，正确引导人们的保健需求，普及科学的保健方法，对提高人们的健康水平有着非常重要的意义。以上就是西医学对亚健康的概念、实质和发展方向的认识。

第二节　中医对亚健康的论述

　　古代的中医典籍从来没有出现过亚健康一词，从其理论来看，中医也不会认可亚健康的提法。但是新近出版的教材《中医养生学》之中，却有了亚健康的记载。它对于亚健康的定义是："亚健康是现代医学的产物，是随着医学模式的转变而在现代医学中新兴的研究方向和疾病分类。"亚健康本不属于中医学的范畴，不过近年来，中医在借鉴现代观念和科技的开放的理念下，有中医学者开始从中医角度研究亚健康，渐渐出现中医亚健康学。从研究对象来看，亚健康研究着眼于"亚健康状态"，研究如何治疗、改善亚健康状态，使人恢复到无病的健康态。可以发现，现代中医学者已经认可了亚健康的存在并接受了西医的亚健康理论，并开始从中医角度研究亚健康，出现了中医的亚健康学。

第三节　笔者对亚健康的见解

　　笔者认为亚健康用于大众文学，做个含糊的代词勉强可以使用，但作为一个严谨的医学科学术语，就存在概念不清、意义不明的问题，应当废弃不用。其理由如下。

一、西医学角度——不支持亚健康的说法

　　1. 亚健康的定义不确切　把亚健康描述成是介于健康与疾病之间的一种生理功能降低的状态，这种说法不正确。因为生理功能降低的状态，实质上就是病态，所有的疾病状态都客观地反映在患者的自我感觉之中，患者的感觉异常即所谓的临床症状，而各种临床症状都是由生理功能状态的改变而引起的。这种功能的改变集中地反映在功能活动降低或功能活动亢奋两个方面。从上述亚健康状态的表现，如心烦、心慌、自感身热、失眠多梦，这些症状都是生理功能亢奋的表现；而疲乏无力、记忆力减弱、气短、胸闷、食欲不振、易感冒、性功能低下等，都是生理功能

降低的反映。亚健康引起的生理功能变化，既有兴奋的表现，又有生理功能降低的表现，这与亚健康定义之中的仅为生理功能降低的说法相悖。如果用这个定义来涵盖生理功能兴奋的表现是行不通的，所以说这个定义是自相矛盾的，是不确切的。

2. 亚健康与疾病混为一谈　亚健康是介于健康与疾病之间的一种生理功能降低的状态。在临床中，我们经常把神经衰弱归纳在亚健康的范畴，可是，神经衰弱本身就是一种疾病，收录于医学书籍之中许多年。现在，虽然教科书做了一些修改，没有把神经衰弱单列为一种疾病，但是在《精神病学》中的神经症里，把神经衰弱、强迫症和疑病症同列于该病的亚型。这说明神经衰弱就是一种疾病的类型，属于一种疾病。如果把它列入介于健康与疾病之间的亚健康状态之中，会带来医学理论上的混乱，也会给临床医生带来困惑，还会给患者带来误诊误治的结果。

3. 亚健康的诊断标准存在错误　按前述说法，"亚健康状态产生的主要原因是人体脏器功能下降"，而确认的标准是"仅有患者自身感到身体或精神上的不适症状，而各种医疗仪器和生化检查都没有发现阳性的结果"。这样的确认标准是只重仪器设备，只强调客观检查的阳性结果，而忽视了人体自身感觉到的主观症状，忽视了患者的自觉症状是客观存在的反映，忽视了临床症状是发现和诊断疾病的重要线索。主观症状是第一性的，医学检查是第二性的，医学检查是围绕患者的症状而展开的进一步侦查寻症的手段。仪器设备检查的阳性结果，取决于现时的科研成果和医生的经验，而成果和经验还有欠缺之处，还很不完备，还不能穷尽所有的疾病。现有的检测手段还不能解释所有的主观症状，检测的手段和方法还需要不断地发展和完善。如果人们把这一还不够完善的检查手段当作否认客观症状，作为认定亚健康的唯一依据，把病态武断地说成是生理活动降低的状态，就有本末倒置之嫌。这样的标准很不科学，显然是错误的。

4. 亚健康与疾病的概念相冲突　亚健康是指患者有自觉症状，而仪器生化检查无阳性的结果。疾病的概念是产生症状和体征的异常生理或心理状态。这两者就存在矛盾，概念相冲突，冲突的位点在"症状"。亚健康把有症状而无仪器生化检查阳性结果排除于疾病之外，列入亚健康的范围，是轻症状而重仪器化验的结果。而疾病的概念把症状和体征列为疾病的判断标准，把症状列入疾病的范围，将症状与体征放在同等重要的位置。这样的冲突，谁是谁非呢？深入分析一下，人们会发现，症状是患者主观的不适感觉，症状的出现可以是多种多样的，但是不论何种主观不适的感觉都是由一定原因引起的。亚健康状态所列的易感冒、心烦、胸闷、失眠、乏力都是可以找到病因的，都有病理基础。如易感冒，可能就是免疫能力下降、体质虚弱的原因，心烦、胸闷可能是植物神经功能紊乱，也可以是早期冠心病的表现。如果说患者还可以坚持工作，只能说明患者处于疾病的早期，或病情处于较轻的程度，但不可用亚健康来概括，这样可能导致失去早期治疗的机会。再说，疾病的变化无论是生理功能减退或亢进都属于病态，不存在所谓的亚健康中间态。综上所述，从西医的观点来看，前述亚健康的概念或定义难以成立，所以亚健康一词应当从医学的词汇里除去。

二、中医学角度——亚健康不存在

西医所列的亚健康七个方面的表现，在中医学的范围内都可以找到与之对应的病因、病名、证型，而且还有很好的治疗方法和较好的治疗效果。因此，笔者不赞成亚健康的说法，其理由如下。

1. 中医不支持亚健康的说法　在中医理论看来，健康是阴阳平衡的结果，疾病是阴阳失衡的表现。阴阳学说中没有亚阴阳平衡的状态，从理论上讲中医没有亚健康状态的生理病理学基础。因此，中医学基础理论不支持也不应该承认有亚健康。

2. 亚健康的状态即病态　西医列举的七个方面的亚健康状态表现，如时有心慌、气短、胸闷，失眠多梦、神经衰弱，食欲不振、胃脘不适，性功能低下等，在中医来看，全部属于病态，而且可以给出相应的病因、病位、病机。如心慌、气短、胸闷、心烦，可能是中医的"胸痹"，其病因可能是心气虚弱或心阳不振；失眠多梦、记忆力减退、神经衰弱，中医可能诊断为"不寐"，其病因不外乎气虚血亏、神不守舍；再如自汗、盗汗，时感心烦，自感身热，性功能低下等症状，发生在女性患者，很有可能是患上了"脏躁"，其病因有可能是肾气亏虚、壬癸欲绝。笔者在临床之中遇见不少此类患者，其不但有自觉症状，在中医的四诊之中同样可以出现不同的体征，如面色萎黄，精神不振，少气懒言，颧部潮红，舌质淡白或舌质红而绛，舌边有齿痕，舌苔白厚腻或黄或无苔，脉象可出现细、弱、缓、数、弦、结、濡等改变，其证可辨，其方可用，其病可治，而且疗效很好。如果一个中医师，把本属于可以治愈的疾病，信口雌黄地说成是亚健康，推出门外，不予治疗，而让患者去自调自养，这是误诊误治的行为，为医所不耻，良心所不容！

3. 亚健康就是疾病　下面几个病例是笔者亲自接诊的，而且都是被西医师诊断为亚健康状态，嘱患者自行调养，后来寻找中医诊疗，均获得痊愈。

病例一　患者女性，28岁，研究生毕业，从事建筑设计工作，由于工作忙，加班加点多，夜间睡得晚，经常感到全身乏力，精神较差，梦多，月经不规律，有时2个月行经一次，有时月经又提前来潮，月经量不多，如此现象历时1年之久，曾经西医化验血液，B超检查肝、胆、脾、肾、子宫均未发现异常。西医说是亚健康，嘱她注意休息，自行调养。通过几个月的自调，仍然不见好转，遂来找余治疗。诊见患者面色少华、少神，脉细弱，中医诊断为月经先后不定期，病因为气血两虚，投以十全大补汤10剂。复诊时，患者诉服中药10剂后，精神转好，做梦减少，睡觉时间较前为长，全身较前有力，工作效率提高了，其面色转红，有神，脉仍细但不弱，守前方再进7剂。服完药后，患者来电话说："本次来月经，经量明显增多，是否还需要服药？"笔者回答说："可以停药观察。"半年后随访，患者月经按时来潮，经量正常。

病例二 患者女性，58 岁，已经绝经 2 年。绝经后，患者经常感到全身不适，时感全身发冷、发热、颜面灼热，但时间不长，一会儿又消失得无影无踪，一会儿又突然出现，睡眠不宁，五心烦热，盗汗频频，出汗多时可使内衣湿透。患者曾到几家医院治疗，症状时好时坏，如此迁延两年有余，西医化验、B 超、CT、磁共振、胃镜等检查均未发现阳性体征。经人介绍，找到余治疗，症见少神，毛发干枯无光泽，舌质红，苔少，脉细数，中医诊断为"脏躁"，肾阴虚证，遂以滋阴降火、补肾敛汗为治则，方投天王补心丹化裁，服药 21 剂，诸证消失。

病例三 患儿男，12 岁，多年来食欲不振，形体偏瘦，夜间磨牙，稍有不慎或受凉便感冒，需经十余天治疗方得康复。经医院检查，无寄生虫感染，也未发现任何器质性病变，医生只嘱咐多吃些营养品。可是，父母做好了营养餐后，患儿总是拒食，大人们感到十分无奈，找到余治疗。症见发育营养较差，偏瘦，肌肉不丰，面色萎黄，毛发无光泽，多动，舌质淡红，舌边有齿痕，舌苔白厚且腻，脉细。中医诊断为脾虚，湿困中焦证。方以参苓白术散加焦三仙，服药 2 周后，患儿面色泛红，食欲大增，磨牙现象消失，遂停药。数月后，患儿体重增加，体质转好，未发生感冒，家长十分高兴。

病例四 患者女性，46 岁。患者经常感到胃脘饱胀，食欲减退，到某体检中心做了全面的体格检查，一切指标正常。体检中心的医生说她的身体好得很。患者要求医师解释胃脘饱胀的原因。医生说：这就是亚健康状态，不需要治疗，自己注意调理就行了。后来，患者找到笔者寻求中医治疗。问诊时，笔者了解到患者平时爱吃生冷食品，舌质淡红，舌苔白，中厚（见封三彩图 3），诊脉时，六脉皆滑缓。结合症状、脉象，诊断为胃胀，证型为湿困中焦，病机为脾失健运。治以益气健脾、燥湿和胃。于是，选用香砂六君子汤合平胃散，嘱服 10 剂。10 天复诊，患者腹胀好转，食量增加，人舒服多了，拍下了患者的舌象，见封三彩图 4。

以上 4 个例子说明，所谓的"亚健康"可能是一些西医学所未能发现的疾病。从中医的角度来讲，患者有症状、有体征，可行辨证，可以诊断出疾病，有方剂可投，有中药可用，治之亦有效。这不是治疗亚健康，而是治疗疾病。

本节根据中西医基本理论提出了笔者对亚健康的看法，观点明确，也提供了依据，权当作为学术上的争鸣。笔者认为，废除亚健康的概念还有对当前保健品市场乱象具有平抑的作用。因为有了这个亚健康的概念，患者从疾病的状态被推到亚健康状态，而亚健康不属于疾病，因此不需要治疗，也没有多少医生去钻研治疗亚健康。可是患者的症状是存在的，是痛苦的，心理负担很重，担心有一天它会变成疾病，特别是怕变成难治的疾病。遇到医生们这样一推，"保健大师"们又大力拉拽，这样一推一拉，这群人自然投向后者的怀抱。这批"保健大师"看准了这个商机，打着世界顶尖科学家的幌子，专门针对亚健康人群，特供保健产品，如电疗床、太空椅、"纳米"腰围、头巾、内裤，量子产品等，并借机办起了学术班，甚至用一些小恩小惠的手段吸引处于亚健康状态的人群，推销产品，借亚健康之名而行骗钱之实。在这方面，媒体有过很多的报道，结果是骗子很多，骗术很高明，手法经常翻新，防不胜防，造成了许多老年人受骗上当，经济上蒙受损失。对养生保健事业来说，负面影响也不小。所以，取消亚健康这个说法，就可以断了骗子的财路，同时也有利于养生保健事业的健康发展。

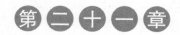

疾病常识

养生保健是以预防疾病的发生为中心。如果把预防疾病作为养生保健的中心工作来抓，积极采取预防疾病的一系列措施，可以减少某些疾病的发生，降低发病率。无论是降低了疾病的发生率，或者是阻止了部分疾病的发生，对于人们减少疾病的危害来说，都是件很好的事情，也是养生保健最为理想的结果。这样，人们的身体就处于健康态，就少了疾病的痛苦和折磨，不但增加了人们的幸福指数，还节约了大量的医疗费用，既保障了人们的身体健康，又延长了人们的寿命。

如何做到有效地预防疾病，最重要的就是必须认识疾病，了解疾病的发生原因、病理变化以及疾病对人体的危害性，进而掌握预防疾病的原则和方法。疾病的种类太多，就是专业人士也难以全部掌握。对养生保健人来说，应当从最常见的、危害性较大的疾病着手，了解这些常见疾病的预防措施就足够了。在学习和掌握这些医学知识的过程之中，难免会遇到许多医学专业术语和概念，而这些医学专业术语和概念对于非专业人士来说，不太容易理解，会成为他们接受、掌握养生保健知识的障碍。为了扫除这些障碍，便于人们学习、理解、掌握养生保健知识，提高养生保健效果，有必要就有关疾病的常识性问题做些介绍。

第一节　中医有关专业术语

一、疾病

疾病二字在过去是分开来使用的。疾，是指轻微的小病；病，是指较重的病症。西医学把二者连在了一起，合并了词义，泛指轻重疾病。疾病是指人体在一定的条件下，由致病因素所引起的一种复杂而有一定的表现形式的病理过程。这种表现形式可以分为两个方面：一个方面是人们感觉身体的不适，如疼痛、皮肤瘙痒、咳嗽、恶心、呕吐、腹泻、畏寒、发热、疲乏、失眠、精神活动异常、行为障碍等（统称为症状）；另一个方面是医生通过望、闻、问、切四诊所发现的器官形态、外在表现、精神状态、功能活动的异常变化（统称为客观体征）。

在医生的眼里，凡人体结构的损伤或生理功能的改变统统可以列入疾病的范畴。这与非专业人士的看法有所差别。例如，一个人被别人打了一拳，皮肤青紫一块，非专业人士会认为这是小小的外伤，不算什么疾病，而在医生的眼里却不同，他要记录病史，详问受伤的时间、部位、致伤的器材，并要进行全面的体格检查，排除复合伤、隐蔽伤，还要经过综合分析评价，拿出诊断结论。如果仅仅是局部青紫肿痛，就会做出软组织挫伤的诊断，如果损伤更为严重，还要就此做出伤情等级的鉴定。对于这个外伤，自然是列入疾病的范畴。

疾病的概念是建立在医学生理病理科学的基础之上的，它与健康的对立关系很明显。换句话说，它是支持"无病即健康"的说法的。这里说的无病不仅是指躯体没有疾病，还包括心理、社会适应、道德观念等方面都处于正常的状态。如果说心理、社会适应性等方面出现了问题，他的生理功能也会出现改变，根据疾病概念的框框，这就属于病态。疾病虽有大小重轻之别，但再微小的疾病也是病，从理论上严格地讲，此时的机体状态就是处于疾病状态，不能用"亚健康"的状态来形容。

二、已病

已病是指疾病已经在人的身体上发生。

三、未病

未病是指疾病尚未发生。"上工治未病"。这里的"上工"是指优秀的或者高明的医生。"未病"有两层意思：一是指身体尚未得病；二是指依据病证的传变规律，相关的脏器尚未被累及。"治"在这里是指治疗的方法措施。这个方法措施也有两层意思：一层意思是在身体还没有出现疾病的时候就通过养生保健的措施来预防疾病的发生；另一层意思是根据"五行生克乘侮"的变化规律，在治疗某脏器疾病的时候，同时考虑该病变脏器有可能传变到其他的脏器，而事先采取预防和保护措施来防护尚未发病的脏器，以免其被累及。例如，"见肝之病，知肝传脾，当先实脾"，就是说某人肝脏患了疾病，依据"木克土"的规律，肝病必然会影响到脾脏，故在治疗肝脏疾病的同时，就要用药顾护脾的正气，以免脾脏受到损害。这个理论体现了中医的预防思想，一是防范疾病的发生，二是防止疾病的扩散。

四、缠绵

缠绵是指邪正双方的力量对比势均力敌，处于邪正相持或正虚邪恋的状态。缠绵状态是慢性或迁延性疾病的一种病理状态。

五、痊愈

痊愈是指疾病经过治疗后病理状态完全消失，患者恢复到健康的状态。

六、死亡

死亡是指机体生命活动和新陈代谢的终止。死亡可分为生理性死亡、病理性死亡和意外死亡。因各种疾病造成的死亡称为病理性死亡。病理性死亡占死亡人数的绝大多数。

七、正气

正气是指存在于人体内的具有抗邪愈病作用的各种物质和现象的总称。

八、邪气

邪气是指存在于外界环境中，或隐藏在人体内部的具有致病作用的各种因素的总称。

九、阴阳失调

阴阳失调是指阴阳失去平衡而导致的阴阳偏盛、阴阳偏衰等病机变化的总称。

十、病机

病机是指疾病发生、发展和演变的机制。

十一、内生五邪

内生五邪，中医术语，是指在疾病的发生过程之中，由于脏腑及气血阴阳等功能失常而产生的五种病理变化。这五种病理变化的名称与外感"六淫"中的风、寒、湿、燥、热（火）相同，其产生的部分症状亦类似，为了区别开来，称之为内风、内寒、内湿、内燥、内热（火），统称"内生五邪"。

十二、辨证论治

辨证论治是中医诊断疾病和治疗疾病的基本原则。辨证就是将四诊（望、闻、问、切）所收集的症状和体征资料，通过分析、综合，辨清疾病的原因、性质、部位以及邪正之间的关系，概括、判断为某种性质的证。论治，是针对病证而确定治疗的原则和方法。

十三、症与证

症指症状，是由患者主观感觉到的身体不适的状况，如头痛、皮肤瘙痒、呕吐、腹泻等。证指证候，是疾病某一阶段表现出来的一组症状和体征。如肺阴虚证表现为干咳无痰，午后潮热，五心烦热，舌质红，脉象数等症状和体征。

十四、取象比类

取象比类是中医认识疾病的重要手段。取象比类就是把疾病的症状、体征广泛地与自然界的某些事物、现象进行联系比较，并加以概括和分类，以此来认识各种疾病的性质和致病特点。例如，把游走不定、变化多端的临床表现比作自然界的风，把重浊、趋下的临床现象比作自然界的湿等。

十五、审证求因

审证求因是中医认识病因的主要方法，是根据疾病所反映出来的临床表现，通过分析其症状和体征来推求病因的方法。如，根据患者出现脘腹胀痛，嗳腐吞酸，厌食，呕吐，腹泻就可以诊断为食积；又如出现胸胁刺痛，舌有紫斑，就可以诊断为血瘀。

第二节　西医学有关专业术语

一、先天性疾病

先天性疾病是指胎儿在子宫内发育时期所罹患的疾病，其中包括显性基因遗传病和胚胎发育过程之中发育异常的疾病，如白化病、先天性房间隔缺损等。

二、遗传性疾病

遗传性疾病是指亲代生殖细胞或受精卵里的遗传物质在结构或功能上发生了改变，传给子代，从而使新个体罹患的疾病，如遗传性球形细胞增多症、血友病等。

三、传染性疾病

传染性疾病是指由病原微生物引起，通过直接接触或经口而入或间接通过空气、动物等媒介的方式传播，作用于易感人群而发生的具有传染性的疾病，如肝炎、结核、疟疾等疾病。

四、流行性疾病

流行性疾病是指具有传染性的疾病在一定的时期，在较大的范围引起大量的人群患同样的疾病，如流行性感冒、新型冠状病毒肺炎等疾病。

五、地方病

地方病是指某种疾病的发生与地理位置，地区的生活环境、生活习惯相关联的疾病，如克山病、地方性甲状腺肿等疾病。

六、急性病

急性病是指起病迅速，病势较急，病程较短的一类疾病，如急性胃肠炎、急性阑尾炎等疾病。

七、慢性病

慢性病是指疾病的病程较长，恢复的时间较长的一类疾病，如慢性肝炎、慢性支气管炎等病。

八、暴发病

暴发病是指起病急骤，病情重，危害极大的一类疾病。如中毒型痢疾，大便拉脓血的症状尚未出现，而患者就呈中毒性休克状态；暴发型流行性脑脊髓膜炎，常见的发热、头痛、呕吐的症状都还未出现，患者就呈昏迷状态或全身满布出血点。暴发性疾病死亡率极高。

九、常见病

常见病是指该疾病发病率高，是人群中最容易发生的疾病，如感冒、慢性胃炎等疾病。

十、多发病

多发病是指在构成疾病谱的各种疾病之中占比较高的一些病种，如高血压病、肿瘤等疾病。

十一、危重病

危重病是指病情严重，对生命存在较大危害的一类疾病，如脑出血、脑水肿、主动脉夹层等疾病。

十二、疾病谱

疾病谱是指一个时期或阶段疾病病种的分类及发病率的位序。

十三、医学模式

医学模式是人们研究和处理健康与疾病问题的观念和思维方法。中医"天人合一"的整体观和阴阳互根、互用、互变，以及"亢害承制"等理论，就是最早的生物－心理－社会医学模式。西医最早发明了机械论的医学模式，又推出过生物医学模式，历经百余年的实践又把医学模式修改为现在的生物－心理－社会医学模式，终于与我们的老祖宗的观点趋于一致。这证明了先祖的智慧以及中医药的科学性和前瞻性。

十四、人生三种状态及其变化

根据系统论的健康观来说，人一生的生活状态可以归纳为三种，即健康态、病态、死亡态。健康态和病态是在运动和变化着的，在某些条件的作用下是可以相互转变的。健康态时，当人体受到致病因素的作用，机体的抵抗力又处于降低时就会变成病态；而当病态时，经过合理的治疗或自身免疫力的提高，疾病又可以痊愈，病态又可复归为健康态。在前述的条件下，病态可以向健康态转变，若得不到有效的治疗，它可以恶化，导致人体进入死亡态。死亡态是不可逆转的。由此看来，病态是健康态与死亡态之间的中间状态，它可以向两个方向转变，欲达到健康长寿的目的，人们就必须让它向左转，复归为健康态，最佳的选择就是防止疾病的发生。

人们对死亡进行了大量研究，直到目前为止，不论死亡的年龄是大是小，都可以发现死亡原因多是因为疾病。所以，人的死亡可以说大都属于病理性死亡。这种未享尽天年的状况都可以称作"早死"，其元凶就是疾病。这个现实告诉我们，养生保健的空间是很大的，养生保健要有所作为就得从防止疾病的发生、发展，促使病态向健康态转变着手，这就是享尽天年的唯一有效途径！

第三节　疾病的危害

疾病给人体带来的不舒适感是形形色色、千差万别的。例如一个咳嗽，它干扰了你平稳的呼吸，咳嗽时的深深吸气，喷薄而出的气流，使你的胸腔扩容，颅压升高，腹压增高，剧烈的咳嗽可以导致胸痛、头痛、面红耳赤、眼红出血、尿失禁等。又如发热，可使人感到全身滚烫、头痛烦躁，高热时还可以出现谵语、惊厥等。总之这些症状千差万别，给人的感受不尽相同，带来的危害概括起来主要有以下六个方面。

一、给人带来痛苦

各种自感不适的症状都会给人带来不愉快的感受，使机体遭受痛苦，给心理带来折磨。如失眠，就会给人带来精神疲惫、浑身无力、饮食无味、头昏脑涨、记忆力下降等异样感觉；各种疼痛，直接令人痛苦难挨，有些绞痛，如胆绞痛、癌痛，简直令人难以忍受。所谓的"痛不欲生"，还真有其人其事。有一位姓张的小伙子，因胆结石绞痛，从四楼的病房跳窗而下。还有一位杨姓的女患者，因腰椎间盘突出症手术后神经根粘连引起疼痛，服用止痛药，不能缓解疼痛，疼痛发作时，痛得在地上爬，在西药治疗无效的情况之下，她做出了寻短见的决定，幸好被亲属劝阻住，最后用中医药治疗，减轻了病痛，免了一死。

二、影响工作生活社交活动

疾病的折磨，不但给人带来痛苦，而且，还掣肘着人的行动。例如，寒战患者，全身作冷，冷得牙齿叩得咯咯作响，全身颤抖不停，皮肤起鸡皮疙瘩，虽盖厚被，仍然不能温暖身体，这个样子，不得不躲于室，卧于床，捂以被，处于这样的情形之下，如何去工作，去学习，去社交，去吃喝呢？还有很多患者处于比这更为严重的状况，如骨折、严重的哮喘、高度的腹水、晚期的癌症、昏迷、休克状态的患者都得卧于床，或住院救治。

三、毁容致残

有许多疾病，可以使人毁容或致残。如一些化妆品，可以引起颜面部永久性色素沉着；还有患者因外伤、强酸、强碱、烧烫伤、瘢痕及瘢痕挛缩引致五官不整，破坏了美丽的容貌。又如天花病可留下面部瘢痕的后遗症，小儿麻痹症致人下肢瘫痪，视网膜病变使人目盲，听神经损害使人耳聋，糖尿病可使人的下肢溃疡坏死。有的病变可侵及神经中枢引起截瘫，脑出血、脑梗死可引起人体偏瘫。还有的疾病可使人面容憔悴，骨瘦如柴；有的疾病让人体胖如牛，动弹不得；有些疾病，患病后六亲不认，胡言乱语，把父作兄，袒胸脱衣，不顾廉耻，甚至行凶杀人；又有老年痴呆，令人失去记忆力，不能正常生活，出得门去不知归途，甚至毙命于野外。

四、致人死亡

一些危重疾病常常可以导致死亡，可分为直接导致死亡和间接导致死亡两种。直接导致死亡是由于疾病向纵深发展，导致脏器衰竭而死亡。如许多疾病，病情不断发展，有的是得不到医治，有的是错失了治疗时机，有的是因目前医疗水平无法治愈，最终导致了死亡。另一种是间接导致死亡，如因病而带来的痛苦、经济负担过重、严重的治疗反应、强烈的精神打击（如治疗无望）等。凡此种种原因，或者多种原因叠加，患者不堪重负，而选择提前结束生命。这样的例子屡见不鲜。

死亡的情况也不同，有的花季少年因病而夭折；有的因养生保健不力，英年早逝；有的因一些常见病而寿终；有的因暴病而身亡；有时瘟疫流行，大量人员死亡。

五、因病致贫或因病返贫

有些疾病复杂多变；有的疾病严重危险；有的疾病治疗可以经年累月，甚至终身服药；有的疾病吃药打针不成，必须手术治疗；有的还要器官置换；还有的需要长时间住院，凡此种种难以尽言。在家庭支出之中，除房产之外的第二大支出就是医疗。一次生病、一次住院动辄几万。有的人多次手术，或器官移植，或术后使用抗排异药物，费用昂贵，耗去资金千百万。这样的开支对于一般家庭来说是吃不消的，可以使这个家庭掉进贫困户的行列。有的家庭经过扶贫，脱了贫，又因患疑难杂症而返贫。疾病不但耗费钱财，而且拖累家庭。生病后需要照护，需要就医，这一切都需要家庭的帮助。所以一人生病，全家不安，会给整个家庭带来一定的精神负担和经济负担。

六、影响社会发展

疫病流行，如果是大范围、持续时间长的传染病，势必影响社会的发展。这主要从两个方面带来不利的影响。一个方面，是传染病在流行期间，传播快，范围广，患病的人数众多，如果死亡率高，就更容易引起社会的恐慌。这样一来，大量的患者失去劳动能力，连累千千万万的家庭，直接造成社会劳动人口的下降，社会创造物质产品的数量剧减。同时，剧增的患者直接加重了医疗部门的工作量，使医疗卫生部门超负荷工作，难以应付。此外，医药资源消耗过多，一时难以补充，造成医药资源的短缺，医疗及善后费用剧增，会给个人和国家都带来过多的负担。另一个方面是采取严格的防控措施，隔离患者，限制社会人员的流动，大面积的消毒灭菌，或居家或封城，或全民预防接种，都会造成防疫物资的巨大消耗，社会经济负担增加。同时，人员的流动减少，社会经济的活动受到抑制，可使生产减少，交通停滞，收入直线下滑，旅游、娱乐场所生意萧条，国民经济衰退，可以引起社会的动荡、秩序的混乱，甚至引起战争。因此，政府的首要任务是重视民生工作，注重提高全民身体素质，做好社会保障工作。国民也要积极参与全民健身运动，投入到"健康中国"的建设中来。只有广大人民的身体健康了，才会有社会生产力的大发展，经济的繁荣，国家的强盛。

第四节　疾病可防可治

疾病的危害，使人感到厌恶，令人生畏。人们生病是一种规律，但是疾病可防可治也是一种规律。人们对于这两种规律的认识历来是不同的，因而产生了不同的疾病观。有的人认为疾病是人们违背了上帝的意志，所应该得到的一种惩罚，疾病是不可抗拒的，只有逆来顺受；另一种人认为疾病是一种自然现象，有一定的规律可循，是可以通过采用不同的方法措施来进行预防和治疗的。笔者坚定支持后一种观点，认为疾病是可防可治的。

一、疾病的预防

人们在长期的生活实践中发现，疾病是造成人体过早衰亡的元凶。因此，预防疾病的发生就成为人们日常生活中的头等大事。古人发明的舞蹈、音乐、拳术，很多都是为了强身健体，增强体质，提高抗病能力；提出的养神、气功、导引术，都是为了调理人的精神状态，保持内外环境的和谐统一；发明的种痘等医疗技术也是为了防治疾病；提出的一系列的饮食措施，是为了防止病从口入；讲求食材的搭配，注意营养成分的平衡摄入，可以防止因饮食过多或过少，或偏食带来的疾病。总之，养生保健所采取的一切措施，都是围绕预防疾病的发生为目的的。

现代科学发现传染病的流行有传染源、传播途径、易感人群三个环节，于是，采取消灭传染源、切断传播途径、提高易感人群的免疫力三项针对措施来预防传染病，取得了控制传染病流行的可喜成绩。尤其是疫苗的研发，通过人工接种，产生被动的免疫力，使多种传染病得到有效的控制，消灭了多种危害较大的传染病和地方病。近来，随着生物科学技术的进步，许多生物科学理论及技术已经运用到医学领域中，这些技术的运用对疾病的预防和治疗取得了巨大的、令人欣喜的成果。如对胎儿进行基因检测，可以发现许多基因缺陷性疾病，许多疾病的病因也从基因中找到，这为预防和治疗该类疾病提供了可能。利用生物工程研制药物，也为防治疾病创新了路径，提高了效果。

二、疾病的治疗

尽管人们采取了一系列的防控措施，使很多传染病和地方病得到了消除或遏制，可是疾病还是会发生。一些新的病因相继出现，新的病种冒了出来。疾病对人类的威胁仍然存在。疾病谱的变化，带来了医学模式的更新。除了需要揭示这些新病种的规律并研究出新的治疗、预防办法，治疗现症患者也是一件不容拖沓的事情。

由于医学科学的进步，医药资源充足，很多常见病、多发病都能及时得到正确的诊断和合理的治疗，效果也不错。此外，我国现行的医疗保障体系很健全，这是人们放心的地方。当前对人们危害较大、死亡率排序靠前的原因分别是心脑血管疾病、肿瘤和交通事故。心脑血管疾病、肿瘤等疾病具有发病率高，致残、致死率高等特点。这类疾病的医疗效果很一般，对人们的危害极大，是制约人们平均寿命的最大障碍。对于这类疾病的治疗，当下还是以西医为主。中医药还是处于辅助的地位。心脑血管类疾病的急性发作期，基本上由西医主治，只有到后遗症时，中医才会派上用场。肿瘤类疾病，早期发现、早期诊断都是西医干的，自然早期治疗中医是沾不上边的。只有到了肿瘤晚期，西医手术不能做，放疗、化疗治疗后无效的，西医才会推荐去找中医治治看。

其实，中国人民很幸运！祖国传统的医学没有丢，西医学从国外引进来之后，迅速发展，其水平也跻身于世界的前列。中国人治疗疾病可以享受中、西医两套医术，可取两者之长，治愈率本应是世界一流的。可是，现实情况并不是这样。中西医并没有结合在一起，还是分灶吃饭，各打各的鼓，各吹各的号。西医排斥中医的现象没有得到根除。例如，在抢救时，ICU 的医师很少请中医师会诊和使用中医药参与救治危重患者。有的研究甚至说，肿瘤早期用中医药治疗是错误的选择，会丧失患者被治愈的机会。为什么会这样？看看近 30 年来的医学教育，西医专业的学生学习的都是西医的理论和医疗技术，很少学习中医药知识。只有中医和中西医结合专业的学生学习的是以中医理论为主，同时学习了西医药的部分相关知识。因此，中医师和中西医结合医师很少排斥西医药，并乐于接受西医的理论和医疗技术。而西医师却不同，他们对中医知识掌握得太少了，隔行如隔山，自然会对中医药理论和临床经验产生怀疑，由此做出一些错误的判断，认为中医药不科学，治愈的疑难杂症经不起检验。中医药真是这样吗？笔者不得不以自身的实践，举两个病种来说明中医药的奇特疗效，以正视听，并期望中西医最好能结合，若是结合不了，西医也不要排斥中医，要多交流，增进相互了解。在此，向西医师们说一声：中医药同样是科学的，它有一套自成体系的理论，尽管表述的言辞不同，研究的方法不时髦，但它的疗效和优势是毋庸置疑的。

病例一　反复性呼吸道感染

反复性呼吸道感染，西医简称 RRTI。在急性发作时期，西医的治疗原则主要是抗感染及对症处理，这样的治疗方法有效果，能够使患儿的病情得到好转或短暂的痊愈。但过不了多久，患儿稍一受风寒，旋即发作，再用前法，又会好转，周而复始。随着患儿发病次数的增多，使用的抗生素就越多，体质越来越差，机体免疫力越来越低，发作的次数越发频繁。西医没有根治的好办法。有的西医师认为，小孩在青春发育期能自愈。像这样的疾病，中医药只要服药 20 来剂，就能消除症状，增强体质，而且得到根治。这样的病例笔者遇到的太多了。其中有一个女孩子，支气管哮喘反复发作已经 9 年了，一发作就往省城跑，几乎每个月去一次，其父母做生意赚的钱全部花在了她的身上，后来服中药治疗，此病好转了，近 6 年未复发。

病例二　晚期肿瘤

笔者遇到的晚期癌症患者，有的是一开始就发现是巨块型肝癌，无法手术治疗；有的是出现肿瘤全身多处转移，医院不接受住院治疗；有的是早期肝癌，经过手术治疗，几个月以后又复发，转而化疗治疗效果不好；有的是肺癌，出现了胸腔积液，骨、脑转移，化疗、放疗、靶向加免疫治疗效果不好；还有淋巴肉瘤全身转移者；也有胃癌手术后，经不住化疗药物的毒副作用打击，自动出院来诊者；也有在医院治疗半年、一年后体质极度虚弱，病情亦未稳定，治疗无望，西医师建言去找中医治疗看看的。这些患者在笔者处治疗的时间从 10 天至数年不等。从治疗的过程来看，这些晚期癌症患者服药 20 天以内，没有明显的效果，会很快去世；坚持治疗超过 2 个月以上的，病情可转稳定，还有一部分人复查发现肿瘤阴影变小，一些肿瘤免疫生化指标下降；坚持治疗超过半年时间的有 8 例，其中肿块消失、临床痊愈、5 年生存的有 3 例，10 年以上生存者有 2 例。封三彩图 4、彩图 5 是位退休教师治疗前后的照片。患者胃癌晚期，已行手术切除，并进行了一次化疗，因毒副作用大，难以忍受，拒绝继续化疗，后改服用中药，经笔者治疗，患者又活了 16 年，最后死亡的原因不是肿瘤，而是肺部感染。

综上所述，使用中医药治疗晚期癌症能取得如此的疗效，说明中医药治疗癌症疗效确切，不容小觑！若是治疗早期癌症，瘤体小，未转移，体质也好许多，治疗岂不更有利，其效果必定更好！

第二十二章

认识病因是养生保健之要务

病因就是引起疾病的原因。对人们预防疾病来说，了解发病的原因就可以做到有的放矢，并采取有效的预防措施。疾病是构成健康木桶最为重要和最大的一个组板。顾护了这块组板，不使其变短，对追求长寿的人来说，具有十分重要的意义。病因内容较多，故列专章论述。

第一节　中医的病因学

中医学认为破坏人体协调状态而引起疾病的原因就是病因。《黄帝内经》将病因分为阴阳二类，《素问·调经论》说："夫邪之生也，或生于阴，或生于阳。其生于阳者，得之风雨寒暑；生于阴者，得之饮食居处，阴阳喜怒。"现代中医学把病因分为外感病因（包括六淫、疫疠之邪）、内伤病因（包括七情、饮食失宜、劳逸失当）及其他病因（包括外伤因素、胎传因素、病理因素）三个方面。

一、六淫

六淫是指风、寒、暑、湿、燥、热（火）六种病邪。本来这六种气候现象是自然界客观存在的。但是，当太过或不及，或非其时而有其气，或变化过于急骤，给人体带来伤害，便形成了致病的原因，习惯称之为"邪气"，如酷暑高温、严寒地冻、寒潮飓风、绵绵雨季、山洪干旱等。由于这六种病邪都来自自然界，为身体感受而得，故统称为外感六淫。

1. 风　风为春季的主气，但终岁常在，四时皆有风邪。其致病的特点有：风为阳邪，其性上扬，有开泄外越的特点，善行速变，多兼夹寒、热、毒邪共同致病，其致病以春季为多。常见的症状有：头痛，咽痒，恶风，汗出，痛无定处，颤抖，四肢抽搐等。若兼夹的病邪不同，临床表现亦不同。

2. 寒　寒为冬季的主气，寒邪致病有伤寒、中寒之区别。伤寒是指寒邪客于肌肤，出现表证；中寒是指寒邪直接进入脏腑，出现里证。寒邪致病的特点有：寒属阴邪，具有凝结、停滞、收缩牵引等特点。常见的症状有：畏寒，无汗，四肢拘急，屈伸不利，骨节疼痛，腹痛，腹泻，肢冷，神疲等。例如，寒潮南下，降温幅度大，许多人感受此气，出现咳嗽、流清涕、鼻塞、打喷嚏，甚或畏寒、发热、头痛、全身酸痛等症状，中医称之为伤寒。

3. 暑 暑为夏季的主气，主要发生在夏至之后，立秋之前。暑邪致病有伤暑、中暑之区别。起病缓慢，病情轻者为伤暑；发病急骤，病情重者为中暑。暑邪致病的特点有：暑为阳邪，其性炎热，有上升和发散、易夹湿等特性。常见的症状有：高热，多汗，烦躁，面赤，口渴，头昏，不省人事，或身重倦怠，身热不扬，呕恶，舌红、苔黄腻等。

4. 湿 湿为长夏的主气，为有形之邪。湿邪具有趋下、重浊、黏滞等特性。湿邪致病病位多见于下半身。常见的症状有：小便淋浊，带下，泄泻，身体困重，头重如裹，关节肿痛、积液，纳呆，舌苔腻，病程缠绵，难以速愈。

5. 燥 燥邪为秋季的主气。燥邪有温燥和凉燥的区别。温燥致病热象比较明显；凉燥致病寒象比较明显。燥邪属阳邪，其性干燥、涩滞。常见的症状有：皮肤干燥、皲裂，鼻干咽燥，烦渴，大便干结，干咳，咯血等。

6. 热（火） 热不主时，四时皆可出现。热为火之渐，火为热之极，热与火只是程度不同而已，本质一致。热属阳邪，具有燔灼上炎、急速、易伤阴津、扰神、生风、腐肉等特点。常见的症状有：发病急速，转变快，高热、烦渴、神昏、谵语、抽搐、颈项强直，甚或角弓反张，痈疽肿胀，化脓溃疡，出血，便秘，舌红绛、苔黄干等。热邪还可以与风、暑、燥、湿等邪结合而致病，如风热犯肺、暑热（夏季热）、燥热灼肺、湿热下注等病证。

二、疫疠之邪

疫疠之邪是一类引起瘟疫病的致病因素，相当于西医学甲类传染病、部分乙类传染病的病原微生物。古人认为疫疠之邪与六淫不同，它不是由气候异常所形成的致病因素，而是一种人们不能直接观察到的毒邪，主要通过口鼻侵犯人体。疫疠之邪属于阳邪，其性急速、燔灼，热毒炽盛，传变快，传染性强，易于流行，容易伤津、扰神、动血、生风，多引起温病。疫疠之邪所引起的传染性和流行性，患者病状相似，死亡率较高。

三、七情

七情是指喜、怒、忧、思、悲、恐、惊七种情志活动，均属于精神活动的范畴。在一定的幅度之内，七情是正常的生理心理反应。如果太过则成为内伤疾病的致病因素。七情致病的共同特点是：直接损伤内脏，导致气血阴阳失常，尤其是气机的紊乱首当其冲。正如《素问·举痛论》说："百病生于气也。怒则气上，喜则气缓，悲则气消，恐则气下……惊则气乱……思则气结。"七情属于人体自身产生的病因，因此属于内因，亦称为"内伤七情"。

1. 喜　喜即乐也。喜悦适度，可使气血调和，内心快乐，营卫通利，对健康是有益的。但过喜则伤心，如前面所讲过的"一乐成永远"的例子，就是因为突然的兴高采烈，瞬间诱发心脏病发作，猝死于桌椅旁。这就是过喜使心气涣散，神不守舍，心阳暴脱的例证。

2. 怒　怒是气愤不平，情绪激动的一种情志活动。气血偏盛可致气血上逆，令人善怒。怒亦是肝阳太过、肝气亢逆的表现，故患肝病之人情志多急躁易怒，怒反过来又可以伤肝，形成恶性循环。怒引起的症状有：面红目赤，头脑昏痛，舌红脉数，呕血昏厥；若肝病传脾，还可引起嗳气，呕吐，食欲不振，便溏腹胀等。

3. 忧　忧是愁苦焦虑的一种情志活动。正常人也会出现忧愁，但多能及时排解，唯有心胸狭隘之人，每每忧怀不能自释。忧伤肺，易导致肺气郁滞不舒。常见的症状有：心情沉重，闷闷不乐，精神不振，胸闷气短，失眠少食等。

4. 思　思是思考问题的一种情志活动。遇事加以思考是正常的生理活动。但是遇到问题，苦思冥想，长久不得解脱，则为害。思过伤脾，可使脾运失健。常见的症状有：食欲不振，腹胀便溏，倦怠乏力，肌肉消瘦等。若长期胡思乱想，影响到心，轻则出现心悸、失眠、多梦等，重则发生痴呆，出现幻觉。

5. 悲　悲是哀伤苦楚的一种情志活动。正常人因某种变故，难免会发生悲哀哭泣的情绪变化。但悲哀过度，则为病害。它能使肺气消散，可出现声低息微、发音嘶哑、神疲乏力等症状。若进一步发展还可以导致心肝神魂失常，表现为处事不能，精神狂乱或昏厥。

6. 恐　恐是心中害怕的一种情志活动。恐惧不解，且持之较久则为害。恐伤肾。常见的症状有：二便失禁，男性遗精，女子带下，面色苍白，头昏欲仆，甚则昏厥，神志昏乱等。

7. 惊　惊是精神突然紧张的一种情志活动。一定程度内可以接受的惊吓不为害，若超过了一定的强度，达到人们难以接受的程度时则为病害。惊伤心，它能使人心气紊乱，心神不安。常见的症状有惊慌失措、心悸、失眠，严重的可发生语无伦次、哭笑无常的癫证，或狂言叫骂、躁动不宁的狂证。

惊和恐可以同时发生，但惊与恐是有所区别的。惊不自知，恐者自知；惊出于暂时突然，恐积于渐成；惊易复而恐难解。

四、饮食失宜

饮食失宜是内伤病的主要致病因素之一，包括饥饱无度、饮食不洁、饮食偏嗜等。

1. 饥饱无度

（1）过饥　不能按时进食，或长期饥饿，饮食量少，不仅可以损伤胃气、胃阴，出现胃痛、嘈杂、泛吐酸水等症状，还因精、气、血、津液的生化之源缺乏，久之产生精少、气虚、血虚、津亏等证，使机体正气亏损，抵抗力下降，外邪易侵，在儿童时期还会影响生长发育。

（2）过饱　长期饮食过饱，或暴饮暴食，超过脾胃的消化吸收功能，可以导致脾胃受损，出现肥胖、血脂高、血糖高、尿酸过高、脘腹胀痛、嗳腐吞酸、厌食腹泻，还可以导致聚湿、生痰等病理变化。

2. 饮食不洁　食用被细菌、霉菌、寄生虫卵、残留农药、有害调料等污染的食物，可引起脾胃及肠道的多种疾病，出现脘腹疼痛、呕吐腹泻、便下脓血等症状，罹患痢疾、急性胃炎、急性肠炎、寄生虫病、食物中毒等疾病。

3. 饮食偏嗜　人体所需要的营养物质，绝大部分是靠进食摄取的。营养物质的多样化，决定了食物的多样性。食物的五味与人体的五脏存在一定的联系。酸入肝，苦入心，甘入脾，辛入肺，咸入肾。如果长期嗜好某一味道的食物，就称为饮食偏嗜，就容易出现五脏功能的偏盛或偏衰，也可以使某些营养物质缺乏而发生疾病。另外，食物具有寒、热、温、凉四种属性，而人的体质具有阴阳偏盛偏衰的不同。这四类属性的食物最适用于人体阴阳盛衰的调节。如果人们不能认识自身的体质属性，不能利用、选择适宜自身的食物进行调理滋养，而是凭个人喜恶嗜好，只吃某些食物，这就叫作偏食，久而久之必定造成积寒积热，阴阳失调，疾病由生。

五、劳逸失当

劳逸失当是指过度劳累、过度安逸的状况。

1. 过劳　过劳包括劳力过度、劳神过度、房劳过度。

（1）劳力过度：主要指体力劳动负担过重，时间过长，得不到应有的休息以恢复体力，耗损了人体的精气，以致积劳成疾。主要症状有：形体消瘦，精神疲惫，四肢倦怠，声低息微，关节肌肉酸痛，骨及软组织慢性劳损。

（2）劳神过度：指长期用脑过度，使神气虚弱，阴阳失调。主要症状有：心悸，健忘，失眠多梦，头昏目眩，急躁易怒，食欲不振等。

（3）房劳过度：指性生活过于频繁，造成肾精亏损，致肾阴、肾阳或肾气亏虚。主要症状有：腰酸膝软，精神萎靡，头昏耳鸣，性功能减退，男性遗精、早泄、阳痿，女性白带增多、性冷淡等。

2. 过度安逸　是指过度安闲，不参加劳动和锻炼，以致气血运行不畅，脾胃功能呆滞，消化吸收不良，心脏贮备功能下降。主要症状有：精神不振，肢体软弱，动则心悸，气短，汗出，饮食减少，脘腹作胀，或形体肥胖，痛风结石，继发眩晕、中风、胸痹等疾病。

六、外伤因素

外伤因素是指将外来的伤害作为疾病的原因，包括外力损伤、烧烫伤、冻伤、虫兽咬伤等。外伤因素致病不但可以引起皮肉损伤，出现疼痛、出血、瘀斑、血肿，还可以伤及筋骨、内脏，造成关节脱臼、骨折、大出血以及全身中毒症状。

1. 外力损伤　是指身体受到外力作用而使组织器官的结构遭受破坏或其功能发生障碍。损伤的原因包括枪弹损伤、金刃损伤、跌打损伤、持重努伤（负重物突然用力而损伤）等。

2. 烧烫伤　多由热水、火焰、电流等因素所致的皮肤等组织损伤。

3. 冻伤　是指人体遭受低温侵袭所引起的全身性或局部性损伤。全身性冻伤称为"冻僵"，局部性冻伤称"冻疮"。

4. 虫兽咬伤　包括毒蛇、狂犬、猛兽等咬伤以及蝎、蜂等刺伤。轻则局部肿痛、出血；重则损伤内脏，或出血过多，或毒邪内陷而死亡。

七、胎传因素

胎传因素是指由胎儿时期带来的，导致出生以后发病的一些因素，包括胎弱、胎毒两类。

1. 胎弱　亦称胎怯，是指胎儿禀受父母的精气不足，以致先天禀赋薄弱。表现为：皮肤脆薄，毛发不生，形寒肢冷，面黄肌瘦，筋骨不利，五迟五软，解颅等。胎弱的主要病机是气血阴阳的不足。

2. 胎毒　是指受子宫内环境的影响，出生后遗患于新生儿、婴幼儿，引发新生儿黄疸、先天性梅毒、小儿鹅口疮、疮疖、痘疹等疾病的病因。

八、病理性因素

病理性因素亦称"继发病因"，主要包括痰饮和瘀血。这两种病理产物是在原始病因的作用下而产生的，又成为另一组病证的病因。

1. 痰饮　是人体水液代谢障碍所产生的病理变化及病理产物。痰饮可分为有形、无形两大类。有形的痰饮，是指视之可见，或闻之有声，或触之可及的实质性的痰浊和水饮。无形的痰饮，是指无实质性的可见的痰与饮的特殊的病理变化。如头晕目眩、心悸、呕吐、肿胀、神昏谵语、脉滑、苔腻等，若用化痰蠲饮的方法治疗，就能获得良好的效果。痰饮所致的疾病，症状是复杂的、多样的，因痰饮所滞留的部位不同症状各异。

2. 瘀血　瘀血是体内血液停滞所形成的病理变化及病理产物，包括离经之血停积体内，以及血运不畅而滞于脏腑经络的病理变化。瘀血的形成包括两个方面：一是外伤性出血，或气虚不能摄血，或血热迫血妄行导致的出血；二是气虚失运，或气机不利，或血寒致凝，或血与热结而导致的血停。瘀血导致的病证较多，并根据所处的部位不同而有不同的临床表现。但其共同的特点有：①疼痛，多为刺痛性质，部位固定，昼轻夜重，拒按。②肿块，固定不移。在体表者，皮色呈青紫色或青黄色；在体内可形成包块，质硬或有压痛。③造成多个部位出血，如鼻衄、便血、尿血、吐血等，血液紫暗或夹有瘀块，或大便色黑如漆。体征有：面部、口唇、爪甲青紫，舌质暗红或有瘀斑或瘀点；久瘀面色黧黑，肌肤甲错，皮下紫斑或青筋暴露等；脉见涩、迟、沉、弦、结等。

第二节　西医的病因观

随着医学模式的转变，疾病的发生因素也由单病因论发展为多病因论。多病因论认为，疾病的发生是由多种因素综合作用的结果。这些因素可概括为病原、宿主和环境三要素。

一、病原

病原即致病因子，是导致疾病发生的直接原因。病原的致病能力与其毒性或毒力的强弱，病原在环境中的剂量或浓度，以及病原进入人体后的变化规律有关。主要病原如下。

1. 生物性病原　主要是指病原微生物（细菌、病毒、螺旋体、立克次体等）和寄生虫。生物性病原是导致传染病和寄生虫病的特异性病因。如结核杆菌是结核病的特异性病原。此外，一些动植物，如河豚、毒蕈，也可以致病。

2. 物理性病原　温度、气压、噪声、振动、电离辐射、非电离辐射等物理性因素的强度超过正常范围时，可以导致疾病的发生。例如，长期暴露于较强的日光下，可以诱发皮肤癌；长时间接触强烈的噪声，可引起噪声性耳聋等。

3. 化学性病原　是指具有致病作用的化学物质。现已证实，有数千种化学物质有明显或潜在的致病作用。如工业三废（废气、废水、废渣）之中的多环芳烃、二氧化硫、铅、汞、镉等；农业生产中使用的有机氯、有机磷农药，除草剂等；日常生活中的不良嗜好，如酗酒、吸烟、吸毒等。长期、大量接触这些物质就有可能导致疾病的发生。

二、宿主

宿主是指受病原直接或间接作用的人体。疾病能否发生，与宿主本身的许多因素有关，分别介绍于下。

1. 遗传因素　人体的遗传因素包括染色体和基因。有些遗传病完全受遗传因素的控制，如色盲、血友病等；有些是遗传与环境因素共同作用导致疾病的发生，如因遗传而缺乏 6- 磷酸葡萄糖脱氢酶的人，吃了蚕豆或接触某种药物后可发生严重的溶血性贫血。这是不利于机体健康的遗传因素。但是有的遗传因素对人体有益，如遗传因素所致的人体血中有镰状细胞，这种人就不易感染恶性疟疾，形成一种特殊的体质。

2. 免疫因素　免疫功能正常的人，不易感染疾病。免疫功能异常的人可因免疫反应过强而引起变态反应，或因免疫反应过弱而发生免疫缺陷病及传染病。免疫监视功能失调还可能导致肿瘤的发生。

3. 生理因素　不同年龄、性别的人，因生理、心理状况的差异以及接触病原机会的不同都可以影响疾病的发生和发展。如恶性肿瘤、糖尿病、冠心病等多见于老年人，贫血多见于妇女和儿童。

4. 心理因素　良好的情绪和个性不仅可以减少疾病的发生，还可以促进疾病的好转与痊愈。长期的心理障碍，如紧张、焦虑、恐惧、抑郁、悲哀、沮丧等，就有可能引起心身疾病和精神病。

5. 行为因素　行为包括个人的性格、嗜好、习惯等。良好的行为有利于健康。不良的行为，如吸烟、酗酒、滥用药物、缺乏体育锻炼、不良的饮食习惯、不良的卫生习惯、性生活混乱等都可以增加疾病的发生机会。

三、环境

环境是人类生存空间的总和。人类的环境主要是指自然环境和社会环境。宿主和病原都处于环境之中，环境因素与疾病的发生和发展有着密切的关系。

1. 自然环境　主要包括空气、水、土壤、山川、海洋、植被和其他生物群落等环境条件。自然环境对传染病的发生和传播有特定的影响。如冬春季节是呼吸道传染病的多发季节，夏秋季是肠道传染病的多发季节。自然环境还影响许多非传染性疾病，如地球化学性疾病、风湿性疾病、职业性疾病的发生和发展。环境污染是造成许多疾病的重要原因，有的甚至发展成为公害。

2. 社会环境　社会环境主要包括社会制度、经济发展水平、文化教育和卫生服务等。它们对疾病的影响非常明显。例如，社会制度决定国家的卫生工作方针政策，经济发展水平制约人们的生产、生活条件和卫生服务条件，受教育的水平影响着人们的生活行为方式。这些因素最终将影响人群的健康水平，甚至可以导致疾病的发生。

西医学的病因观，是建立在大量的科学实验基础之上的。例如，对病原微生物的研究可以借助电子显微镜观察到病毒的形态、结构，发现它们的变异情况，为诊断、预防、治疗这类疾病奠定了基础。遗传基因谱的问世，为诊断和预防基因类疾病提供了依据。随着免疫学的发展，人类可以生产出更多的疫苗，有了这些疫苗的预防接种，减少了许多疾病的发生，为养生保健和人民的健康长寿事业提供了良好的条件。

第三节　中医对发病机制的认识

上文所讲的中医八个方面的病因，统称为"邪气"，与"邪气"对应的是"正气"。"正气"是指存在于人体内的具有抗邪愈病作用的各种物质的总和。中医学认为疾病的发生与否、病情的轻重状态、疾病的转归情况都取决于正邪二气斗争的结果。如果正气强盛，虽有邪气相克，但不至于发病。如《素问·刺法论》说："正气存内，邪不可干。"《医学真传·原病》里说："惟五脏充足，六腑调和，经脉强盛，虽有所伤，但不为病。"这就是正胜于邪的结果。若病邪太盛，超过了正气的抵抗度，就可以发病，但程度较轻，这是邪胜于正的结果。如果正邪在交争之中，正气占上风，疾病就走向痊愈。若病邪强盛，正气虚衰，病情就恶化，甚至死亡。这就可以解释，为什么同样在一个家庭，在同样的生活环境下，同时接触传染源，有人发病，有的人却安然无恙，以及患同样疾病的人有的症状轻，有的症状严重，有的病程短，有的病程长，有的痊愈，有的死亡等现象。

中医与西医对于病因的认识大同小异，都认为病因并非单一致病因素，多因致病论成为共识。中西医的医学模式也趋于一致，中医的"天人合一"的整体观念与西医的生物－心理－社会医学模式的内容基本一致。在病因存在是否发病的认识上，两者的认知也是一致的，都认为，病因是外因，机体的抵抗力是内因，外因只有通过内因起作用，是否发病取决于外因的量和势以及内因免疫力的强与弱之间的"正邪之争"。正胜则不发病，或发病轻微，生病后也易于痊愈；邪胜则发病，病情则重，生病后容易恶化。养生保健工作的立足点就在于如何顾护正气，规避邪气。这也是养生保健工作的总原则。

第二十三章

家庭是养生保健的堡垒

养生保健定义提出：养生保健是一项以个体为基础，全社会共同参与的……系统工程。这说明养生保健的主体是个人、家庭和社会。家庭是个小群体，又是社会的基本单位，但是家庭在养生保健工作中的地位容易被忽视掉。实际上，家庭在养生保健工作中起到港湾、堡垒的作用，对家庭成员的养生保健效果有直接的影响。

第一节　家庭的概念

家庭是以婚姻和血统关系为基础的社会基本结构单位，也是最基本的经济组织，还是人们的精神家园。它担负着最重要的、最基本的社会生产生活、组织架构、生育繁殖等功能。一个美满的家庭是养生保健的天堂，有如沙漠中的甘泉，涌出宁谧和安慰，使人洗心涤虑，怡情悦性。

家庭是人类社会进化到奴隶社会的产物。原始社会的人，是以族群为单位的。族群占据一片领地，这群人就在这片领地内一起居住，一起生活，一起狩猎，男女随便交配，子女也成为群体的产物。到了奴隶社会，私有制出现了，社会分化成奴隶主和奴隶二个阶级。这时产生了以夫妻结合组成的家庭，若干个家庭组成一个族群。家庭制出现之后，就以家庭为经济核算单位。由于经济的独立，奴隶就要替奴隶主干活，贡献剩余价值，便出现了剥削。进入资本主义和社会主义社会之后，家庭也一直存在。

中国式的传统家庭的五个特征如下。

1. 家庭由若干成员构成　基础的成员是夫妻俩，此外还包括他们的子女和其他共同生活的亲属。有的家庭四辈同堂，有的家庭只有夫妻俩，有的家庭单身只影。人数少的家庭只有一个人（丧偶），人数多的家庭有一两百人。

2. 家庭有一定的关系网络　主要有夫妻关系、父母与子女的关系、婆媳关系、兄弟姐妹关系。在一个大家庭里还有祖父母、曾祖父母的关系，叔侄关系，妯娌关系，孙儿女、曾孙儿女的关系，姻亲关系，岳父母关系等。有了这些关系就出现处理和维系这些关系的情结。

3. 家庭是一个基本生产劳动单位　家庭从族群中可分得一定数量的土地。这种土地是私有的、永久性的，可以用来抵押、继承、交易。家庭成员就在属于自己的土地之上进行劳动生产，创造财富。

4. 家庭中有领导、有分工、有协作　家庭由家长统管，家长的产生，不是选举的，而是世俗认可的，一般由男性长辈担任。除非家长死亡而家中的儿子又很小时，才能由母亲暂时代理。当儿子长大成人后，母亲会自动让权给儿子。家长拥有家庭成员的管束权、家庭财产的处置权，并代表家庭参与社会活动。家庭中其他成员也有相对的分工。如男子主外，干重体力活；女子主内，做家务；老人及小孩做力所能及的事情。在特殊情况之下，家庭成员会全家出动，通力协作，共同完成任务。除此之外，家庭还是一家人共同生活的地方。

5. 依靠道德风俗来维系家庭的稳定　家庭中一切生产劳动的分工、生活物资的分配、家庭成员关系的调整，各种行为井然有序，都是依靠传统的道德观念来约束，遵照当地的风俗习惯来维系。

第二节　家庭状况与养生保健的关系

家庭状况主要包括经济状况、居住环境、社会地位、文化教育、家庭成员关系等。这些状况与养生保健有着紧密的联系，具有重要的影响力。

一、经济状况

经济是基础，是生命线。经济状况的优劣对养生保健影响很大。经济状况好时，物资供应就不会短缺，需要的东西可以随时购进。生活物资有了保障，人就会心宽，无忧虑。这样不但满足了养生保健对物质的需求，还满足了养生保健对精神愉悦的需求。若经济状况不好，温饱都不能解决，物资匮乏，人不但心理压力大，还要花大力气去赚钱。一方面体力透支影响健康；另一方面身体消耗的营养物质得不到充足的补充，容易造成机体消瘦，抵抗力的下降，诱发许多疾病。这不但影响身体健康，还会制约人的寿命。

二、居住环境

居住的条件对身体健康有直接的影响。居住地安静、无污染、无噪音、空气清新、阳光充足、住房安全对于人体休养生息是一个基本条件。反之，居住地潮湿、阴暗、通风不好、噪音很大，不但影响人的睡眠，还容易罹患风湿等疾病。若居于山体不稳固，或活火山口周边，遇到暴雨或火山突然喷发，可直接造成伤亡事故。

三、社会地位

家庭所处的社会地位对人的养生保健也有很大的关系。在阶级社会里，每个家庭所处的社会地位不同，不同的地位就有不同的待遇。这种待遇不但反映在物质方面，还反映在政治、精神方面。一个社会地位较高的家庭，生活物资是富足的，他们的话语权是能够得到充分的表达和响应的，人们对这样的家庭是恭维的。所以，他们获得社会上更多人的关注，也就能获得更多的帮助。对这样的家庭，就会有人主动去宣讲养生保健知识；若是生了病，看望慰问的人络绎不绝，医护人员也可以服务到家；子女成绩差，会有人主动上门做家教，甚至免费辅导。而社会地位低的家庭，则人微言轻，少有人关注，获得社会的帮助极为有限，要想得到优良的教育及优质的医疗服务，困难是很大的。这样的家庭纵使有支付能力，但也不一定能获得同样的待遇。

四、文化传承和家风

家庭中的文化传承以及家风状况对养生保健有直接的影响。中华文化和中华文明在我们的国度历经世世代代的传承，现在仍然支配和影响着龙的传人，并对世界产生着重大的影响。古人创造"一"字来代指宇宙世界的原始物质，奠定了唯物论的基础；用"一生二"演绎出阴阳学说，建立了古代哲学和朴素的唯物辩证法，并以这种唯物辩证法指导自然科学和社会科学的进步。

家庭承担着中华文化和文明传承的基本任务。文化传承对于一个人的影响是很大的，甚至是终生的。中国人的语言形成、文字应用、爱国情怀、道德观念、人生观、价值观的培养都来源于此，受益于此。家风状况，影响着孩子们的成长以及家庭成员的道德水准。在良好的家风环境里成长的孩子，都能健康地成长，奋发向上，成为国家的栋梁。有良好家风约束的成人，也会勤勉励进，廉洁奉公，对人民做出巨大贡献。当然，先天禀赋和生活环境也具有重要作用。"龙生龙，凤生凤，老鼠的儿子会打洞。"这句俗语符合现代基因遗传的道理。嵇康出生在一个督军粮治书侍御史的家庭。他的父亲奚昭是一位很有学问的官员。嵇康能集文学家、养生家、音乐家、教育家于一身，闻名遐迩，这与他自身的努力有直接的关系，亦与他父母的基因遗传和良好的家庭教育有密切关系。

古代人特别重视家庭教育，将家与国的关系摆得很妥当，一直奉行有国才有家、先国后家，所以有"先天下之忧而忧，后天下之乐而乐"之说。在抵抗外来侵略时，就有一大批奋不顾身、前赴后继的勇士，自然而然形成了一种强大的民族牺牲精神。在知行方面，倡导尊老爱幼、尊师重教、助人为乐等，并把这些理念融合到人们的实际生活中去，形成了特有的中华优良传统美德。这些美德之所以能够传播开来并传承下去，就是依靠家庭和学校这两个环节。在家庭里，主要是家长的言传身教。父辈们采用口授的方式传教，有的采用特别的方式教育后代。如岳飞的母亲就在岳飞的背部刺上"精忠报国"四字，以激励儿子以国家利益为重，以献身于国家事业为己任。学校和家族，主要是通过教材或先人制定的家规家训等进行群体教育。如《弟子规》《家训》《曾国藩家书》等书籍，就是很好的道德教材，对社会的进步和文明的传承起到了重要的作用。家庭教育的内容除了这些大道理之外，还有许多的养生保健常识，如饮食起居，个人良好的生活习惯、卫生习惯都是在家庭之中得到锻炼和培养的。

近代也有一些家庭出了几个院士的。这些事实都表明：具有良好的家风以及良好的家庭教育是产生"六有人才"（有道德、有理想、有知识、有健康、有功勋、有财富）的摇篮。

五、家庭成员关系

由于组成人员的不同、辈分的层级、亲戚的多寡，在数量和名称上，家庭成员之间有着不一样的称谓关系。小的家庭可能只有夫妻，或失偶后只剩单身，这种关系就很单纯。大的家庭四辈同堂，人数众多，成员之间的关系就较为复杂。

在家庭关系中有如下几对关系十分重要：一是夫妻关系，二是婆媳关系，三是父子关系，四是兄弟关系。夫妻关系是家庭关系的基础，没有夫妻关系就不会产生以夫妻关系为主体的家庭关系。家庭关系和谐，则成员之间遇事有商有量，彼此能互相关照，遇到困难时能互相帮助，有福同享，有难同当，生活幸福，精神愉快。这样的家庭关系对每个家庭成员的养生保健都非常有利。反之，家庭关系不好，则整日指桑骂槐，借鸡、借狗骂人；有的夫妻一年要生半年气，分床居住，打冷战；有的打热仗，一日一小骂，数日又大打出手，身上青一块紫一块，旧伤未愈，又添新伤。这样的状况不但肉体受伤，精神上同样创伤不轻，长时间如此，对身体健康很不利，有的郁而生病，有的致伤或致残，更有甚者，家庭婚姻关系破裂，家庭解体，甚至出现夫杀妻，或妻弑夫，酿成悲剧。

第三节 家庭在养生保健中的作用

一、家庭是养生保健的基本单元

在家庭这个单元里，继夫妻关系之后，又派生出了父子、母子、兄弟、姐妹等血缘关系。这些关系之中充满着亲情。有了亲情，真情便会出现，就有了互相理解、互相帮助、相互支持的特殊感情。这种感情使得家庭成员在家庭之中无拘无束，自由放松。当一人遇到伤心的事，不便在大庭广众下哭泣，可是在家里可以号哭一场。某位亲人还会劝慰你："哭吧！把那些悲伤全部哭出来，免得伤着身子。"

在家里，困了就睡，累了就歇，饿了就吃，乐了就笑，好不开心。除此之外，家庭还是一个小群体，是社会的一个最基本单元。过去家庭是交纳皇粮国税、服劳役、服兵役的基本单位，现在它是家庭文明建设评比、家庭文艺表演、家庭旅游、家庭歌舞会、家庭健身比赛的基本单位。家庭的力量还可以用来抵御外来盗贼和不法分子的侵害。

在养生保健事业中，家庭也以养生保健三个层面（个体、家庭、社会）之中的中间层面出现，担负着养生保健工作赋予家庭的义务，起着养生保健工作的枢纽和提供直接服务的作用。

二、家庭是一家人的命运共同体

家庭是一个独立的机构，经济上单独核算，建有自家的账本，家庭资产为家庭成员所共有。一家人有着共同的维护家庭平安的愿望，有着共同的建设美好家庭的理想，能同甘共苦，衣服也可以互穿互换。当一人有难，全家会出力帮助，甚至倾家荡产也在所不惜。当一人受到他人的欺侮，也会一家人群起而攻之，洗却屈辱，挽回面子。一家人同命运共荣辱，是一个真正意义上的命运共同体。在这样的情形下，家庭成员人人平等，个个享受公平待遇，没有尔虞我诈，享有充分的自由，富得安乐，穷得自在。有了家庭这股力量，家庭成员底气更足，胆气更大，克服困难的能力也越强，事业的成功率也更高。

三、家庭生活有利于养生保健

一家人同住一幢房屋，同在一锅吃饭，同在自家的责任田、果园、养殖场里劳动，朝夕相处，形影不离。这样的生活方式有利于家庭成员互相关照，互致问候，免于牵挂，免于思念，还有利于信息交流，互相学习，共同提高。在劳动和生活中，通过与亲人们的亲密接触，不但加深了亲情，还可以及时发现亲人的异样，提供及时的帮助。如突发急症，可以及时送医，提高危重病证的抢救成功率。有了家人的陪伴，就可以避免孤单；有了亲人们的鼓励，就可以增强信心，增加斗志，提高事业的成功率。一家人长期在一起生活，容易形成相似的生活习惯。尤其是一些有着良好生活习惯的家庭，就可以通过这种密切的生活接触，悄然不觉地将这种良好的生活习惯传递给其他家庭成员，使这种良好的生活习惯得到扩展和传承。与此同时，家庭成员还能够了解其他家庭成员的生活食性和嗜好，聚餐时也可以据此调制出不同口味的菜肴。吃好了，住好了，温饱解决了，开心了，病少了，幸福了，健康就有了。

四、家庭是养生保健的摇篮

家庭中个体生命的孕育、出生、抚育、家庭教育、结婚生子、劳动、休息、生病照护、养老送终都是在家庭之中完成的。家庭承载着人生太多的东西，其中繁衍、教育后代是一项重要的职能，同时，也是一项艰巨而繁重的任务。新生命降生后，就在家庭的襁褓之中，享受着爱，接受着营养物质的供给，受着亲人们细心的呵护，无忧无虑地生活着，家庭满足了婴幼儿健康成长的一切需求。在这个世界上，谈无私奉献，论亲密关系没有比得过父母对儿女的真心真情。当有家庭成员生病需要照顾时，照护的第一人选也是家人。因为家人最具有同情心，最能理解亲人的痛苦，并以一种感同身受的情怀，去体贴、关心，护理他，会竭尽全力去帮助亲人渡过难关。当长辈步入衰老的晚年时，更需要亲人的陪护和照顾，孝顺的晚辈是老年人最放心、最安全、最理想的护工。当老人去世时，后事也是由家庭来料理的。所以说，人的一生是养生保健的一生，与家庭的关系是最密切的。没有家庭的单身，相对来说，幸福是有限的。有人形容说：家庭是养生保健的摇篮。一点不为过，只要有一个完整的、理想的家庭，所有的家庭成员才能够幸福安康！

五、家庭是养生保健的课堂

养生保健知识是一门涉及社会科学、自然科学的多领域、多学科的学问，具有知识量大、需与时俱进等特点，人们需要不断加强学习和实践，不断更新知识内容。在一个大家庭里，人员较多，职业不同，大家所掌握的养生保健知识的范围更广，这为交流学习养生保健经验提供了很好的条件。尤其是家庭成员之间少有保密思想，富含感情的血缘关系也会促使家庭成员履行交流义务，长辈可以无偿地把自己所掌握的知识毫无保留地传授给后代。这种真知灼见，对增加养生保健知识以及提高养生保健效果很有益处。另外，家庭还是家庭成员终身受教育的地方。教育贯穿人的一生。"活到老，学到老。"这是终身学习的名言。人从牙牙学语叫爸爸、妈妈开始，到认知物品，简单的礼貌用语都是在家庭中学会的。稍长，家庭所有成员也会通过讲故事的方式来教育小孩子们明是非，识善恶，辨真伪，教他们如何做人做事。一直到成年，父母仍在牵挂着你，监督着你，真诚地希望你成为一个完美的人。同样，晚辈们也会将新的知识，新的实用技能，新的健身方法及时告诉长辈，教他们如何操作，如何练习，如何使用等。这种相互交流，相互学习，可以起到互相促进、共同提高的作用。家庭是这样的一个交流平台，是一间无壁的教室。

第四节　如何营造良好的家庭环境

有人形容良好的家庭环境"不单是身体的住所，也是心灵的寄托处"。英国的萧伯纳还这样说："家是世界上唯一隐藏人类缺点与失败的地方，它同时也蕴藏着甜蜜的爱。"不良的家庭环境充满着矛盾，整天吵闹不休，有的家庭好景不长，不久就解体了，还有极少数的家庭成了犯罪的渊源。

每个人都期望自己有一个幸福美好的家庭。然而，幸福不是等来的，是要自己去争取的。孔子在《礼记·大学》里讲"修身，齐家，治国，平天下"，这句话高度概括了人生的四个奋斗目标及其层级关系。个人品德修养放在第一位，营造良好的家庭环境放在第二位，然后再讲经略国家大事以及致力于世界和平事业。这四个层次，最关键的两个层次都是在家庭内完成的。"齐家"也是一门学问，"齐家"与"治国"有什么不同？孔子为什么分别使用"齐"和"治"字？笔者的理解是，"齐家"不能使用暴力，只能用说服、感化和榜样示范的作用去引领。"治国"就不同了，它可以用法制、秩序来规范，可以动用国家机器来强制执行。因此，"齐家"首先要调和好家庭成员的关系和家庭经济关系，其次要维护好家长的威信。

一、调和好家庭成员的关系

（一）夫妻关系

家庭成员的关系最主要的一对是夫妻关系。夫妻关系说起来很简单，就是平等关系，平时要互敬互爱。可是在现实生活之中，有的家庭夫妻关系融洽，相敬如宾；有的夫妻结婚不久，就出现了"闪离"。为什么恋爱时期那种如胶似漆的情谊消失得如此之快？为什么婚礼场上的爱情誓言这样容易背叛？其中最大的原因，还是因为对夫妻关系的理解出现了问题。有的妻子把平等理解为平均，把丈夫在婚前时的事事谦让、奉承看成是一生不变的服务模式，认为自己终生可以享受男人的宠爱，稍有不顺，便呵斥对方，又吵又闹。有的丈夫，婚前为了获得恋人的欢心，百般奉承，万事允诺，心中早就有一打算——"骗上床后再说"。结婚后，许多承诺不能兑现，面对妻子的责问，便不耐烦了，先是大声训斥，后来拳脚相加，导致夫妻感情的破裂。解决这一问题，就是夫妻双方都要以诚相待，不可靠说谎来建立或维系夫妻感情。婚后，夫妻双方也要面对现实，要积极劳动，为壮实家庭经济出力。在家庭分工方面，夫妻双方要支持另一方行使家长权利，理解这一"头衔"并非夫妻关系的不平等，而是家庭成员的分工不同，应该当好贤内助。

有人说女人爱唠叨，有些女人整天对丈夫指指点点，说他这里没做好，那里没有做到位，如牙膏不能挤那么多，卫生纸要节约使用，睡前鞋袜没有摆放整齐，吃饭时咀嚼声过大等。如果是这样，丈夫很容易认为你是个缺乏包容心、自以为是、专门挑剔别人的女人。常言道，"青蛙不咬人，吵得难受"。女人千万别把"妻管严"当成顺耳的荣誉。笔者多年细心观察发现有这么一种现象，就是强势的女人患高血压、甲状腺功能亢进、冠心病以及中风等疾病的比例远比那些贤惠文静的女人要高得多。女人们，别太精明了，要知道"水清无鱼，人精无情"，"家庭就是一个容错的地方"。这种唠叨的习惯是不良的，是破坏夫妻关系的因素。女人要力戒唠叨。

男性阳刚，动有余而静不足，遇事不冷静，容易冲动。有的男人过分注重自己的权利，视妻子为局外人，认为妻子只有劳作的义务，没有理财管家的权利，于是家务诸事不与妻子商量，重大事情个人说了算，动不动就大声训责妻子，甚至拳脚相加。"冲动是魔鬼"，这句话说得很对。这样的大打出手，侵犯了妻子的人身权利，贬低了她在家庭中的地位，直接损害了妻子的身体，还伤害了妻子的感情。这种家庭暴力要不得，往往是导致家庭破裂、危害家庭成员人身安全，甚或是违法犯罪的根源。男人要切戒暴躁！

影响夫妻关系的因素还有家庭经济、爱情专一等问题，后面还会论及。要建立良好的夫妻关系，有一点不可忽视，这就是夫妻双方都要把夫妻关系看成是命运共同体，要常思己过，绝不邀功。夫妻为对方的付出，大可忘记，让对方自己去感受；给对方带去不悦，经常提起，以示警醒，求得谅解。生活上，夫妻要互相关照，有事多商量，遇困难共同克服。这就能体现夫妻为构建命运共同体的付出。

高离婚率是一种社会现象。若家庭仅有夫妻两人，离婚后各走各的道，彼此影响倒不大。若是家庭有了小孩子，势必造成小孩子被动纳入单亲家庭。单亲家庭对子女的身体成长、心理发育都是不利的，年轻的父母们容易忽略这一点。在此，呼吁有孩子的家庭，慎重使用离婚手段来解决家庭矛盾！

（二）婆媳关系

婆媳关系的调处仅次于夫妻关系。有的家庭，婆媳关系调理得很好，婆媳之间彬彬有礼，彼此互相夸奖，这样的家庭事事顺利，真是"家和万事兴"。有的家庭，婆媳关系糟糕得很，婆媳整日吵闹不停，儿子夹在母亲、妻子之间，两面受气，一家人形同冤家对头，和谐的气氛全无。这样的家庭环境对养生保健是极为不利的。常言道"家人不和外人欺"，这样的家庭遭遇磕磕碰碰的事情也就特别多。

婆媳关系的症结何在？"清官难断家务事"，"家家都有一本难念的经"，这就是前辈们对家庭关系的复杂性以及难以调处等特点的总结。笔者认为，婆媳关系不好的原因，过去多是婆婆嫌弃儿媳，现在多是儿媳嫌弃婆婆所引起的。因为时代的变迁，女性的社会地位提高，男子求婚，需要高昂的礼金，积蓄不够，还得借贷完婚，妻子在家庭中占据着绝对优势，加上年轻气盛的妻子，社会阅历少，经验不足，对老年人的容貌和慢动作难以接受，对老年人的生活和卫生习惯很讨厌，与婆婆又没有血缘关系，情感不深。所以，有的媳妇看年迈的公婆很不顺眼，她们的行为有的已经达到了虐待老人的程度。有一位儿媳，多年来就在棋牌室内打牌娱乐，家务等一应事务全由婆婆操持。婆婆打扫卫生，洗碗做饭，整天忙个不停，肩颈痛了，不敢作声，也无钱去就医。有一天，儿媳打牌手气不好，输了钱，回家后怒气冲冲，婆婆见状，不敢作声，忙着去厨房干活。儿媳也要去厨房，婆婆走得慢，挡住了去路，儿媳则说"好狗不挡路"，顺手一推，老人摔了一跤，跌得鼻青脸肿。

儿子回来见状，忙问母亲这是怎么一回事，并带她来就医。谁知这位母亲在医生面前，谎说是自己不小心摔了一跤。第三天来复诊，儿子不在场，她才一把眼泪，一把鼻涕地告诉笔者事情的真相——是儿媳推搡跌倒而受的伤，为了不影响他们夫妻之间的关系，就说是自己摔倒的。听后，笔者感到这样的母亲真是了不起！比起她的儿媳妇，她的胸怀是多么的宽广，她的心地是多么的善良！因此，要搞好婆媳关系，当下的关键问题要从儿媳做起，希望她们拾回孝敬老人的美德，将心比心，谅解老年人讲话重复、脑子糊涂、记忆不好、体力不支、肢体不灵便、不太讲卫生等缺点，尽自己的能力做好应该做的事情。

（三）兄弟关系

家庭有两个及两个以上的男孩，就存在兄弟关系的协调。兄弟小的时候尽管淘气，两人也经常会发生打架相骂，但不会计较，一旦遇到外人相侵，则"打虎还得亲兄弟"，就会自然组合，一致对外，不赢不罢休。兄弟成年，特别是婚配后，家庭关系就复杂了。嫂嫂、弟媳没有血缘关系，其中就会有人萌发私心杂念，想着分家过独立的生活。这种想法，在道理上也没有什么说不通，但是与传统的大家庭观念又存在冲突，弄不好，影响家庭的团结，还会生出一些是非来。

笔者有位朋友，他有五兄弟，他是老大，第一个参加了工作，有了固定的收入，并率先结了婚。婚后，妻子及岳父母主张他分家过小家庭生活，而他不同意，认为不能做那种被人谴责为"大崽不供爷，小崽要爷供"的人。岳父母、妻子三番两次的规劝，他还是不听从。岳父母见劝他不动，便使出一计，让女儿吃饭不干活，还时不时找些茬子与公公、婆婆吵架，闹得全家不得安宁。这位朋友也经常为调解这些矛盾而请假，自然心情很不好，身子一天天瘦下去。他明明知道家庭不睦的根本原因是妻子闹着分家，但苦于没有好办法来解决这个矛盾。他的父母亲也看出来了，反而劝说儿子："分了吧！这样的日子过得太窝囊了。"但他仍然坚持己见，并对妻子动了拳脚，同样无效果。后来，妻子利用拒绝哺育儿子的方法来要挟，此时的他正在外地进修学习，没有法子带儿子，只好由年迈的母亲用奶粉人工喂养孙子。就这样他心身受累，最终走到了婚姻破裂的地步。这个例子，给人的教训有：兄弟们成年后要分家，就分吧，不要因这样的事闹得家庭不安，夫妻离婚，并连累后代；兄弟分家时财产分割不可以斤斤计较，因为都是自己的同胞兄弟。"好崽不要爷娘的田地，好女不要娘爷的嫁衣。"经济宽裕时，酌情帮兄弟一把，同样可以体现兄弟情。

二、处理好家庭经济关系

经济状况决定一个家庭的社会地位和生活富裕程度。贫贱夫妻百事哀，没有一定的经济基础，再好的感情也要崩盘。男人赚钱养家，这是家庭分工的职责所在。赚钱的多少不是衡量一个人能力的唯一标准，只要尽了努力就行。赚钱有机遇，遇到机会，很快就能脱贫致富。没有遇到好机遇，只要勤奋节俭，同样可以衣食无忧。

过去，家庭通常是一个基本的生产单位，钱主要用来购置生产资料和生活物品。而在现代社会里，家庭的主要经济功能由生产转变成了消费，如购买汽车、房屋、电器等。当添置大型电器或使用巨额资金时，夫妻一定要事先协商，若能征求长辈们的意见则更为恰当，这样大家都会得到尊重，遇到困难时才会挺身而出，分担忧愁和烦恼。理财时一定要量力而行，负债要有限度，要充分考虑偿还能力。妻子管钱可以，但大额投资必须征得丈夫的同意，还要有防骗的本事。近几年，出现了很多电话、短信诈骗的案例，他们就是通过"洗脑"迷惑人，以丰厚的投资回报为诱饵，或以恐吓为手段，针对心理脆弱、爱财、爱面子的人下手，故多选择女性为诈骗对象。一次诈骗几万或几十万元，可使一个家庭顷刻间变得穷困潦倒。因此，家庭中的民主理财不但对密切夫妻关系有好处，还可以有效地防止受骗上当。理财中要坚持厉行节约、勤俭治家的原则，不可奢侈消费。家庭成员要远离黄、赌、毒。

男人帮助做点家务事对密切夫妻关系有好处；辅导孩子做作业，对子女成长有帮助；抽时间看望父母可以体现孝敬之心，也能使自己感到欣慰，还能为孩子们树立榜样。女人在照顾好家庭的同时，不要放弃自己的事业和工作，没有事业和工作的女人渐渐地会与社会脱轨，本来门当户对的两人，也会渐渐的不般配。再者，如果女人没有一定的收入来弥补家庭的开支，男人也会很累。

除此之外，还要提及一下爱情专一的问题。夫妻情感具有专一性的特点。有人说世界上最自私的事情就是情感的专一性。一旦情感的专一性受到破坏，那么夫妻的感情就要受到严重的影响，甚至出现感情破裂。有的夫妻虽然达成了谅解，但这个裂痕是永远难以弥补的。随着与世界交流的增多，西方的生活方式进入我国，传统的道德观念受到挑战。"笑贫不笑娼""甘愿当小三"的人多起来了，对卖淫嫖娼的容忍度也增加了。但是，更多的人，对爱情的不专一还是义愤填膺的，是难以接受的。因此，为了巩固家庭的团结，促进家庭的和谐，夫妻双方还是要严守底线，切莫见异思迁。反腐败的案例告诉我们，许多有权有势的党员干部，就是没有把握住，"英雄难过美人关"而醉倒在石榴裙下，甚至走上了不归路，终止了自己的前程。

三、维护家长的威信

一个家庭由几个家庭成员组成，不同家庭成员对同一件事会存在不同的观点，会产生不同的想法，就存在协调一致的问题。为解决这一问题，就需要有个管事的人，这个人就是家长。家长的设立是组成家庭的内在要求。这不是争权利的问题，也不是反对男女平等的问题。这就像人们走路，道路宽度只适宜一个人通过，就只能排成纵队，就得有人排第一，有人排第二，但不能把第一、第二的先后次序，看成是不平等。家长的产生，是民约俗成的，一般由男性长辈担任。为什么会选择男性当家长？这是因为男性具有体格健壮、生理状态较稳定的特点。这个优点也被历史反复验证过，已经形成了一种世俗，不容轻易改变。男子当中也有懦弱者不能胜任家长的职责，历史上这样的事情也不少。对这样的家庭，就让这种男人当名誉上的家长，背地里是女人当家。女人中也有具有男性气质的人，有的女人比男人更能齐家理财。当男子不如女子时，男子也会退让，甘居第二。但是，女性有几个生理性的坎儿，如月经期、妊娠期、哺乳期、更年期，会影响到家庭工作的连续性和效率性。因此，在男女智慧水平相等时，女人屈居第二位也很正常。对于一家之长，家庭成员也要尊重他，支持他，给予他适当的代表权，树立家长应有的威信。如在子女教育、家庭理财、对外交往中，就要由家长出面代表家庭去处理这一系列的问题。聪慧的女人不会争权夺利，会以支持、帮助丈夫为己任；明智的家长也不会搞一言堂，重大的事情会征求妻子及其他成员的意见，共同为营造一个温馨的家庭而努力、奉献。

处理好家庭成员的关系和家庭经济的关系，做好了维护家长威信这件事情，家庭环境就会变得更加靓丽，堡垒就会更加稳固，养生保健更能成功，家庭成员绵长的福寿才能不期而至。

第二十四章

生命预制阶段的养生保健

种瓜得瓜，种豆得豆。有什么样的种子才能开出什么样的花，结出什么样的果。要生出一个健康的、素质高的、寿命长的宝宝，就需要父母双方健康的生殖细胞和其中良好的遗传基因。新的生命个体受到父母双方多因素的影响，尤其是夫妻的婚配和健康状况对受孕及胚胎的发育影响巨大。所以，生命的预制阶段从父母的婚配开始至胎儿的娩出为止。本章介绍这一时间段相关的养生保健知识。

第一节　择偶对新生命的影响

父母的谈情说爱，是一种未婚男女的正常活动，也是人之"六欲"之一。怎么谈，怎么爱，当然是情人自己做主的事情。但是，在这种欢爱之中，爱情的种子会迸发出爱情的果实——新的生命个体。新生命的诞生是夫妻共同的愿望，也有些是不经意的产物。新生命的健康与否、质量好坏，直接关乎新的生命本体，也决定着他未来一生的身体状况以及生活质量，并直接影响家庭的生活质量和幸福指数；同时，还给整个社会的人口质量、人均寿命期望值带来直接的影响。因此，得到一个健康的新成员，不仅是父母的要求，还是家庭、全社会关注的一件大事。

中华人民共和国成立之前，因民族众多，风俗不同，我国的婚配状况有自由恋爱的，有教主安排的，更多的是父母之命、媒妁之言而凑成的，其中近亲结婚的占比不少。中华人民共和国成立之后，我国的医务工作者发现国内先天性聋哑、先天性畸形的患儿不少，人口质量不高，经研究发现这些疾病的发生与近亲结婚有很大的关系。所以，医务工作者向党和国家提出建议，要求立法，规范婚配行为，实行婚前体检，禁止近亲结婚，提出了不宜婚配的对象或夫妻不宜生育的情况，目的是降低因婚配不当带来的先天性及遗传性疾病，保障新生代的身体健康，提高人口素质，壮大中华民族。此后，国家制定了《中华人民共和国婚姻法》，用法律的形式、强制的措施、刚性的执行来规定婚配的年龄，禁止不宜婚配的人员婚配，禁止某些只能结婚而不能生育小孩的夫妻生育，并建立了婚前登记、发证制度，规定婚前男女双方都必须进行健康检查，未经登记和发证的婚姻就是非法婚姻，不受法律保障。如果当事人任何一方有异议，都可以解除婚约，且可以获得法律的支持。

1986 年 7 月 21 日，我国卫生部（现国家卫生健康委员会）颁布了婚检时《异常情况的分类指导标准》，对相关情形做出了规定。

1. 不许结婚者　①直系血亲或 3 代内旁系血亲之间。②婚配双方均患有重症智力低下者。

2. 暂缓结婚者　①性病、麻风病未治愈者。②精神分裂症、躁狂抑郁症和其他精神病发病期间。③各种法定传染病规定的隔离期。

3. 可以结婚，但不许生育者　①男女任何一方患有严重的常染色体显性遗传病，包括：强直性肌营养不良、软骨发育不全、成骨发育不全、遗传性致盲眼病（双侧视网膜母细胞瘤、先天性无虹膜等）。②婚配双方均患有相同的严重的常染色体隐性遗传病，如：先天性聋哑。③婚配任何一方患有下列多基因病的高发家系患者：精神分裂症、躁狂抑郁症和其他精神病病情稳定者，先天性心脏病（高发家系是指除本人外，其父母或兄弟姐妹有 1 人或更多人患同样遗传疾病者）。④不属于上述范围的罕见严重遗传病，凡能致死或造成生活不能自理，且子女能直接发病，又不能治疗者（如结节性动脉硬化、遗传性共济失调，马方综合征），这些情况可以提供专家会诊决定。

4. 可以结婚，但需限制生育者　严重的性链锁隐性遗传病（指血友病、进行性肌营养不良），女性携带者与正常男性婚配，应做产前诊断，判定胎儿性别，女胎保留，男胎终止妊娠。不具备判定胎儿性别条件的地区，不许生育。（性链锁隐性遗传病的携带者：指男患者的女儿，或生育过男性患儿的再婚妇女）。

5. 对于下列疾病，要进行劝导，使之充分理解婚育后果，并采取必要的防治措施　①危害生命的脏器严重代偿功能不全。②可矫治的影响性功能的生殖器官畸形。③足以直接影响子女健康的一些遗传病（婚前双方之一患有原发性癫痫、成年多囊肾、男女双方都为白化病、β－地中海贫血携带者以及高原地区的动脉导管未闭等）。④婚姻生育足可使婚配双方已患疾病加重恶化者。

人们一定要遵循这个规定，婚前进行体检，如实向医生反映自身的情况以及家族史，要按照这个指导标准去做，不该结的婚不结，不能生育的不生，哪怕是劝导的对象也尽量不要生育。这不仅是为自己及家庭着想，而是为整个国家、民族尽责。为什么这样说呢？笔者举其中的两个病种来说明。强直性肌营养不良，一般 20～30 岁发病，表现为面部、四肢远端肌肉及胸锁乳突肌萎缩，面部显得无表情。本病的特点为肌肉的收缩和松弛皆迟缓，如握手后不能正常放松，患者肢体僵硬，活动不便，此外，典型表现还有未老先秃、先天性白内障、智力减退、睾丸萎缩。成年多囊肾，多在 40～60 岁发病，早期的表现有腰腹部不适，甚至疼痛，常并发血尿，若病情发展，可导致高血压，最后出现肾功能衰竭而死亡。这两种病属于先天性遗传性疾病，目前还没有很好的治疗方法。强直性肌营养不良患者，家庭养其至二三十岁，眼看成年，可以生儿育女，能为社会及家庭做贡献，谁知这种病才开始发作，发作后，肌肉萎缩、瘫痪，什么事都做不了，不但要花费家庭的财力、人力，加重家庭的经济负担，还给患者和父母带来精神压力，增添了社会的负担，消耗了社会的资源。所以，进行婚前检查，筛选不适宜婚育的人群，可以防止大部分先天性疾病的遗传，起到提高人口素质的作用。

第二节　性生活中的宜与忌

体检这一关，国家和医生为我们把了。第二关就是房事，即性生活，就需要自我掌握把控了。古人将性生活称为行周公之礼、床笫之乐、交媾。性生活是男女双方在彼此感情高度和谐统一的情况下的交合。性生活可以给夫妻双方带来快乐。和谐的性生活，不但可以满足人的性欲，使人心情舒畅，情绪稳定，气血畅通，还有利于自身的健康，有利于受孕，生出健康聪明的小宝宝。反之，不当的性生活会带来夫妻间的不乐，或导致性功能下降，对后代也不利，会造成先天性畸形、胎儿发育不良、流产、胎膜早破、早产等情况。因此，这第二关就需要夫妻双方来管控。

（一）房中术

如何过好性生活，这里面还是有很多的学问。古人把房事的有关技巧统称为"房中术"。有人说，性交不需要学习，天生本能就会。但是性生活同样有许多知识需要掌握，性知识的教育不能因为腼腆而弃之。《马王堆汉墓竹简医书》就有男女性交前的激发性欲的方法，称为"戏道"。"戏道"里提出的"五欲四至"之征，分别是指：一是"气上而热，徐响"；二是"乳坚鼻汗，徐抱"；三是"舌薄而滑，徐屯"；四是"下汐股湿，徐操"；五是"嗌干咽唾，徐撼"。这是指女方出现这些征象之时，性欲就被调动起来了。男方"四至"指阴茎"怒、大、坚、热"，说明男方性欲已经高涨。双方出现这些征兆时，才可进行交合。这时的交合才能和谐，才能更加亲热，容易进入性高潮，得到正常的性快感，双方的性欲方能得到满足。性交的体位，可根据自身的情况而定，当然，男上女下对面位，对于精液在阴道内的存留以及受精更为有利。古人交合时有"九浅一深之法"，认为阴茎深入的次数不宜过多，应以浅入为主。性交时讲究用"八益之法"来保精、惜精、护精、固精。"八益"是指："一曰治气，二曰致沫，三曰知时，四曰蓄气，五曰和沫，六曰积气，七曰待盈，八曰定倾。""治气"是性交前双方气息平和，精力集中，使用亲密的语言交流。"致沫"是指吞咽口中津液，提肛导气，选择合适的体位，双方气贯前阴，使阴液不断产生。"知时"是指前面讲的"戏道"，要达到"五欲四至"。"蓄气"是指行房过程之中，放松背部肌肉，提肛敛气，使阴部充满精气。"和沫"是指交合时不要急躁粗暴，不要图快，不要频繁过快地抽动阴茎，宜轻柔舒缓，使女方阴道分泌物增多而滑润。"积气"指性交过程中，应适当中断片刻，平息一下精神，以积蓄精气。"待盈"是指射精前，不要抽动阴茎，应放松脊背，深呼吸，用意念引气下行，静待不动，使精气持盈而不泄。"定倾"是指射精时，机体处于放松态，不能抑制闭精，精液当全部射完为止，在阴茎尚未完全萎软时抽出阴道。

（二）房事禁忌

正如陶弘景在《养性延命录·御女损益》中所云："房中之事，能生人，能杀人，譬如水火，知用之者，可以养生，不能用之者，立可死矣。"《灵枢·岁露论》中说："人与天地相参也，与日月相应也。"天地相交生万物，男女相交生儿女。如果气候变化急剧，超过了人体的调节能力，就会打破人体的阴阳平衡，使气血运行失常，此时行房事对身体不利，若此时受孕，则不利于胎儿的生长发育。故当狂风暴雨、雷电霹雳、奇寒异热、日食月食之时，应禁房事。在不良的环境中，如山峦瘴气之处、井灶厕所之侧、冢墓尸柩之旁、脏乱秽浊之屋等地，也应禁止性生活。

醉酒行房事为养生大忌。《素问·上古天真论》中说："醉以入房，以欲竭其精，以耗散其真……故半百而衰也。"酒性大热，既能灼耗津液，又能扇动性欲之火。醉酒者往往处于高度兴奋和情绪失控的状态，任意放纵情欲，施泄无度，不但不能按照前述的"八益"行事，而且很容易造成房劳损伤，以女方受伤害尤重。《玉房秘诀》中说："大醉之子必痴狂，劳倦之子必夭伤。"现代科学也证明：精子可被酒精损伤，故易致胎儿智力低下，甚至会产生痴呆或肢体残障的畸形儿。

患病期间，不宜行房事。因为此时，正气虚弱，体力不支，宜静心休养生息。若强行房事，一则精气更耗，正气难以复原，恐致旧病复发或病情加重。若此时受孕，有两种结果：一是受孕率下降，二是胎儿先天禀赋不足，贻害终身。

女性经产孕期不宜行房事。女性月经时，子宫内膜脱落，子宫内有较大的创面，很容易受到外来细菌的感染，引起子宫内膜炎症。怀孕期，需要集全身的精血养育胎儿，尤其是在妊娠的前3个月和后3个月，应禁止性生活。妊娠早期，受精卵着床不久，需要相对的静息，若此时动精耗神，很容易导致流产。妊娠晚期进行性生活，易导致早产、难产、感染、胎膜早破，影响母子的健康。产后百日禁房事。因为妇女产后，百脉空虚，体质虚弱，急需补益康复，若恣意交合，则动耗精血，元气得不到恢复，邪气也会乘虚而入，引起多种疾病，如月经不调、崩漏、盆腔感染、宫颈糜烂等。

男女双方情绪不佳，或气愤恼怒，或惊吓恐惧，或忧愁悲伤，或抑郁思虑等情况下，也应当慎行房事。因为此时勉强性交，不但起不到愉悦心情的作用，还会引起对方强烈的反感，给心理和生理两个方面都会带来损害，久而久之，容易造成性欲下降、性冷淡、性交疼痛等性功能障碍。这种状态下受孕同样会影响胎儿的生长发育。

古代有"七损"之说，"一曰闭，二曰泄，三曰竭，四曰弗，五曰烦，六曰绝，七曰费。""闭"是指行房事时动作粗暴、鲁莽而产生阴部疼痛或性器官疼痛，致使精道闭塞，乃至无精施泄。"泄"是指房事中大汗淋漓不止，精气走泄。"竭"是指房事不节，恣情纵欲，行房无度，耗竭精气。"弗"是指虽然有强烈的性欲冲动，但性交时，因阳痿不举，或举而不坚，不能交合或勉强交合。"烦"是指行房时心烦意乱，呼吸喘促。"绝"是指女方没有性欲的时候，拒绝性交，而男方强力而为之。"费"是指交合时过于急速，不能达到性高潮和性满足，徒然浪费精力。

性交前，夫妻双方都应该清洗生殖器，这对减少生殖系统感染有很好的预防作用。尤其是男性包皮过长者，污垢特别容易存积于阴茎的冠状沟内，若不清洗，性交时，这些污垢就会掉落于阴道内，引致妇科炎症。

（三）切忌房事过度

适当的房事，对健身有益；过度的房事，损人寿命。何为适度？古人对房事频率有些规定，如唐代孙思邈在《备急千金要方·养性·房中补益》中提出："人年二十者，四日一泄；三十者，八日一泄；四十者，十六日一泄；五十者，二十日一泄；六十者，闭精不泄，若体力犹壮者，一月一泄。"一般而言，一周房事2～3次是大多数人可以接受的频度。新婚期间，房事次数可以多些。婚后头几个月，可以每天都有性生活。进入中年后，当根据双方情况，适当降低频度，但多少为合适？可以遵循以下准则：第一，性欲是自然而然激起的，而且有强烈到愿意性交的程度；第二，性生活的全过程是自然而然地进行和完成的，没有出现身体上和心理上不舒适的感觉；第三，性生活后，不影响睡眠及次日的精神状态。如果双方在房事次日不觉疲劳，而感到精神饱满，工作有劲，这就表明性生活适度。倘若出现精神不振、头重脚轻、食欲下降、头昏心慌等现象，则说明房事过度，应加以节制。

第三节　孕期对新生命的影响

受孕的准备时间应当从计划受孕的前半年开始。这是因为，有的母亲先前采取了口服避孕药或使用了节育器等避孕措施，若计划受孕，就需要中止如上的避孕方法，避孕药物对胎儿的影响以及节育器对宫体的损伤，一般需要半年的康复期。精子形成的时间为90天，卵子形成的时间为85天，烟和酒对精子和卵子都有不良的影响，可导致胎儿生长发育畸形、先天性心脏病、智力低下等疾病。因此，夫妇双方在计划受孕前3个月必须戒烟戒酒。女性最佳的受孕年龄为24～29岁，男性最佳生育年龄为25～35岁。这个时期女性身体发育完全成熟，生育能力最为旺盛，卵细胞质量最高，并有能力哺育婴儿。过早生育易致早产、难产和婴儿夭折，过晚生育可致难产和出生缺陷，还可以增加妊娠分娩时的并发症。

夫妻性交后，精子可在子宫和输卵管中获能，在输卵管的外1/3处与卵子在限定的时间（排卵后 24 小时内或精子进入女性生殖管道 20 小时内）相遇，精子表面的抗受精素与卵细胞表面的受精素发生免疫学作用，精子游向卵子，并穿过卵子的放射冠及透明带进入卵子内，精原细胞与卵原细胞移至细胞中部，核膜消失，染色体相混。精子和卵子各提供 23 条染色体。若受精卵的染色体型为 46XX，胚胎的遗传性别为女性；如果受精卵的染色体型为 46XY，胚胎的遗传性别为男性。

　　女性的排卵期一般位于两次月经之间，即月经干净后的第二周，排卵期的一天是受孕的敏感期。掌握好这个机遇期对优生优育很有好处。精子和卵子在输卵管处结合后，受精卵进一步分裂并向子宫内转移。若受精卵在转移的过程中受阻，则会在输卵管内发育，这种情况称宫外孕。若发生宫外孕，当胚胎发育到一定的时期，输卵管便会破裂，引起急腹症，妊娠失败。如果受精卵顺利转移，合子则在子宫中着床发育，一般孕育为 40 周。前 8 周称为胚胎期，此期分化发育身体器官；到第 8 周末，胚胎初具人形；8 周后称为胎儿期，胎儿不断生长发育；至 16 周末，开始出现胎动；20 周末，可闻及胎心音。孕 28 周后，若因故分娩，胎儿能啼哭及吞咽，加强护理胎儿可成活。妊娠第 3 ~ 8 周的胚胎处于致畸的敏感期，而致畸的高峰在妊娠 30 天左右。

第四节　妊娠期间的注意事项

　　孕妇在妊娠期内，有如下十个方面的内容务必请记住并尽量做到。

　　1. 孕妇应与当地的妇幼机构建立联系，请求建立孕产妇系统保健卡，定期进行产前检查，听取医生建议，按照医生的指导意见进行保健。

　　2. 孕妇应把孕育胎儿作为一项对家庭、对社会有贡献的活动，保持愉快的心情，不要过多考虑胎儿的性别、新生儿是否健康，以及孕期身体出现的不适反应，不要过度担心分娩顺利与否，一切顺其自然，安心孕育。

　　3. 孕妇要适当增加营养，饮食宜清淡、易消化，少量多餐，选择富含优质蛋白质的动物性食物和豆制品以及新鲜的绿叶蔬菜和水果，注意烹调口味以增加食欲，少吃罐头食品、腌制食品、熏烤食品和甜食。孕前 3 个月至怀孕 3 个月内需要每日补充叶酸，4 个月后补充铁剂，妊娠后期应适当补钙及维生素 D，禁止饮酒、喝咖啡等。

　　4. 孕妇要劳逸结合，适度劳动或活动，但应避免重体力活动及强迫体位作业和长时间运动，保持充足的睡眠时间，每日至少睡眠 8 小时，中午进行短时间的午睡，睡眠姿势以左侧卧位为好。

　　5. 衣着宜宽松，冷暖适宜，及时增减衣服，不穿紧身衣裤、高跟鞋、弹力袜。要勤洗澡，勤换衣，洗澡用温水，不可过冷过热。注意口腔、皮肤和外阴部的卫生，防止感染。

6. 妊娠早、晚期禁止性交。不宜使用电热毯、微波炉，不宜长时间近距离看电视、用电脑，不宜接触小动物，以防弓形虫病。

7. 孕妇要少去公共场所，预防感染性疾病。孕妇高热可引起胎儿神经管发育异常。孕妇最好不要接受 X 线检查，避开高温、强噪声、震动大的环境，远离铅、苯、汞、一氧化碳、被动吸烟的环境。

8. 孕妇要慎重使用药品（包括保健品及补品），用药不当或剂量过大可致不良妊娠的结局，甚则导致胎儿畸形。必须用药时应有医生指导。

9. 要防止生物致畸因子的侵入。病原微生物对胚胎的影响可以是直接的或间接的，影响较大的是 TORCH（T 指弓形虫，O 指梅毒螺旋体，R 指风疹病毒，C 指巨细胞病毒、柯萨奇病毒，H 指乙型肝炎病毒）。因此，计划受孕前应进行上述病原体检查。

10. 从妊娠 16 周起用音乐、抚摩、唱歌、朗诵、讲故事、色彩等多种方法进行胎教，主动用各种有益信息刺激胎儿，并持之以恒，反复进行，必能促进胎儿的身心健康和智力发育。

以上从夫妻的择偶、性生活的宜忌、孕期母亲的行为三个环节对一个新生命个体预制的影响做出了论述，提出了不利于夫妻双方身心健康以及不利于胎儿生长发育的一些因素，如果这些不利因素得到有效管控，又能实施文中优生优育的方法措施，会带来两个方面的益处：一个方面是对夫妻双方的延年益寿有帮助，另一个方面是播种了一颗优良的种子，这颗种子一定会健康地生长发育。现在尽管放开了三胎，但对于高龄产妇或体质虚弱之人还是应禁止生育多胎，以免对母体和胎儿都产生不利的影响。

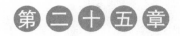

儿童时期的养生保健

第一节　儿童时期的分期

儿童是人类生存的起点，也是人类发展的未来。唐代孙思邈《备急千金要方》以六岁至十六岁为少，六岁以下为小。西医学根据小儿发育不同阶段及特点将儿童划分为六个时期：①胎儿期：从受孕到分娩，共 40 周。②新生儿期：从胎儿娩出到生后 28 天。③婴儿期：从生后第 29 天到 1 周岁。④幼儿期：从 1 周岁到 3 周岁。⑤学龄前期：从 4 周岁到 7 周岁。⑥学龄期：为 8 至 12 周岁。

儿童时期的养生保健工作主要是依赖家长的帮助，尤其是学龄期前的五个阶段更需要家长的精心照护。因此，家长作为儿童的看护人，有必要了解儿童各个时期的生长发育过程，生理、心理特点，一些易发疾病的规律及预防措施，这样才能更好地为儿童健康成长奉献力量。

第二节　儿童时期的生理特点

儿童时期的养生保健工作要围绕小儿的生长发育特点以及生物、心理、社会因素对小儿健康的影响来展开。由于小儿处于一个迅速生长发育的阶段，其身体变化很大，学习模仿能力强，智力发育及性格定型都在这个时期奠定基础。中医把这些现象概括为：脏腑娇嫩，形气未充，生机蓬勃，发育迅速。

儿童对疾病的抵抗力较弱，加上寒暖不能自调，乳食不知自节，一旦调护失宜，则外易被六淫所侵，内易为饮食所伤，容易发病。发病后，由于"脏腑薄，藩篱疏，易于传变"，故病情发展迅速。因此，小儿有病不能拖延，要及时送医。但小儿又是"纯阳之体"，生机蓬勃，活力充沛，脏气清灵，易趋康复。这些是小儿的生理特点，呵护者不可不知。胎儿时期的养生保健主要依赖母亲，上一章已经论述过，下面将重点讲述其他五个时期的养生保健。

第三节 新生儿期的养生保健

胎儿娩出后，新生儿的机体发生了一系列重要变化，主要包括：自主呼吸的建立，血液循环途径的改变，消化和排泄功能的开始，对外界较低气温的适应等。因此，胎儿娩出后要及时拭净口、鼻、咽喉部位的黏液和羊水，以免发生新生儿窒息和吸入性肺炎。一个正常健康的新生儿体重为 2.5kg 以上，身长 50cm 左右，皮肤薄嫩呈粉红色，哭声洪亮，手脚活动自如，吮吸能力强，体温 36.8～37.2℃，呼吸每分钟 40～50 次，睡眠时间 16～22 小时。

此期主要的养生保健措施如下。

1. 注意保暖 新生儿体温调节中枢功能不完善，因此，调护要随环境温度的变化而变化。保暖可以通过居室温度的调控和增减衣被来进行。室温一般以 24℃ 左右为宜。

2. 皮肤护理 有条件的每日洗一次澡，洗澡时室温在 27℃ 左右，水温在 37～38℃，脐带未脱落前，不要泡在盆里洗澡。脐带一般于出生后 3～7 天脱落，要保持脐部干燥、清洁，也可用碘伏涂擦消毒。勤换尿布，注意口眼卫生。若眼睛分泌物过多时，可用黄连水点眼。若口腔出现小白点，俗称"鹅口疮"，可用 2% 碳酸氢钠溶液涂患处。

3. 喂养 最好的食品是母乳。母乳的营养最全面，最容易消化吸收，无菌，温度适宜，还含有免疫球蛋白、溶菌酶等，可以起到抗菌和提高免疫力的作用。母乳喂养对母子双方健康都有益。母乳喂养可以在出生后半小时开始，每隔 1～3 小时喂一次，以后每日 8～12 次，喂养到 4～6 个月时，就应考虑增添辅食。哺乳时，要取坐位，不宜采取卧位。这是因为人体口腔与耳道通过耳咽管相通，卧位吸乳时，乳汁容易由耳咽管流进中耳，引起中耳炎，使小儿出现发热、哭闹等症状，后期可出现耳内流脓。

4. 预防接种疫苗 出生后可接种卡介苗和乙肝疫苗，以预防结核病和乙型肝炎。

5. 早期教育 新生儿早期教育应以感知觉、运动训练为主，以多对看、多呼唤、多抚摸、多抱起的方式进行。

6. 勤观察 如新生儿皮肤发黄，若微黄属于生理性黄疸，若颜色较深或 2 周后仍不消退，就应看医生。中医药对消除新生儿黄疸有很好的疗效，西医用蓝光照射不能解决的黄疸几剂中药就能消除，笔者有很多例成功的经验。小儿不哭、不吃、不动的"三不"症状要注意，往往是许多疾病的先兆或严重疾病的表现。

7. 测体重 一般满月体重应当增加 600～700g，若未达到此标准就应查找原因。

第四节　婴儿期的养生保健

　　婴儿期是小儿体格发育和智力发育最为迅速的时期。一岁以内，婴儿的身心发展几乎重演了人类的进化过程，从无意识的运动，只能发单元音，只会睡眠、吸吮开始，很快就学会了倾听、观察、抚摸、抓握、翻身、坐、爬、立、走、说话，形成了各种条件反射，协调了随意运动，会初步表达情感和需求。出生后 3 个月，平均每月体重增加 800 ~ 1000g，3 ~ 6 个月平均每月体重增加 600 ~ 800g，6 ~ 9 个月平均每月体重增加 250 ~ 300g，9 ~ 12 个月平均每月增加体重 200 ~ 250g。前半年身长每月增长约 2.5cm，后半年每月增长约 1.5cm。前半年头围增长约 10cm，后半年增长约 3cm。出生时或出生后 2 ~ 3 个月后囟门闭合，出生后 3 ~ 4 个月头顶骨缝闭合，出生后 12 ~ 18 个月前囟门闭合。出生后 4 ~ 10 个月婴儿开始萌生乳牙，2.5 ~ 3 岁时出齐 20 颗乳牙。2 岁以内小儿乳牙数的计算公式为：月龄－（4 ~ 6）。所得的余数为乳牙数。若 1 岁后小儿乳牙仍未萌出，则为出牙延迟。小儿躯体动作的发展顺序是：抬头→抬胸→翻身→独坐→爬行→站立→行走。出生后 2 ~ 3 个月，婴儿可出现积极状态的声音，高兴时发出"啊""哦"等元音；4 ~ 7 个月是发出连续音节的阶段，婴儿会无意识地发出"爸爸""打打"的声音；8 ~ 9 个月时，婴儿能听懂简单的词意，对成人的要求有一定的反应。6 ~ 7 个月开始，婴儿表现怯生情绪，产生了与亲人相互依恋的情感。

　　此期主要的养生保健措施如下。

　　1. 喂养　婴儿在出生后 4 ~ 6 个月内应当完全用母乳喂养。母乳不足时可适当添加辅食。判断母乳是否充足，可以通过两次哺乳间婴儿是否满足、安静，是否常在吸吮中入睡、婴儿体重是否正常增加等几个方面来衡量。母乳喂养要取坐位，另外，结束哺乳后，要轻轻拍打婴儿背部，防止婴儿吞入过多的空气而出现吐奶现象。随着月龄的增加，婴儿对各种营养素的需求量增加，此时母乳的质和量逐渐下降，不能满足婴儿的需要。因此，在出生 4 ~ 6 个月后，应当添加一些辅食。小儿出生后第 2 年应当断乳。添加辅食的原则是：品种由单一开始，习惯适应 3 ~ 7 天后再增加第二种，数量由少到多，逐渐增加，质地由细到粗、由稀到稠。

　　2. 早期教育　婴儿的智能发展具有阶段性和连续性的特点。阶段性是指婴儿的智能发育并不是匀速和平均发展的。在某一个阶段，某一个方面的发展比较迅速，而另一个方面的发展比较缓慢。连续性是指婴儿心理、智能的各个方面都是持续发展的。早期教育应抓住最佳时机，使婴儿本来具有的智力潜能得到充分的发挥。早期教育应当从 6 月龄开始进行，宜融合婴儿饮食、睡眠、大小便等生活环节，要配备适当的玩具和设备，主要从动作、认知、语言、生活交往四个方面进行教育。

　　3. 计划免疫　婴儿期应按计划免疫程序接种脊髓灰质炎活疫苗、百白破三联疫苗和麻疹减毒活疫苗，以预防小儿麻痹症、百日咳、白喉、破伤风、麻疹等传染病。

4. 定期体检 应定期进行儿童健康检查，进行生长发育监测，及时发现问题并予以纠正。

5. 防止意外伤害 婴儿期意外伤害是小儿死亡的主要原因之一，主要有窒息、烫伤、中毒，以及宠物、昆虫咬伤等。窒息多发生在仰卧位睡眠，或发生于吐奶、呕吐物流入气管之时；俯卧位睡眠，当口鼻被堵时也可以发生；有时父母睡觉时把婴儿压在身子下也可以造成意外事故；塑料袋罩住婴儿面部或母亲卧位哺乳入睡，乳房堵塞婴儿口鼻同样可致婴儿窒息；还有喂食不慎造成的窒息，如喂米团、花生仁等食物。烫伤可由于洗澡时未掌握好水温，也有因热水瓶未盖好，婴儿触碰或打翻热水容器所致。中毒事故的发生，主要有一氧化碳、食品、药品、化学品等引起的中毒。这些有毒物质要加强管控，避免误食、误投，做好防范工作。

6. 多晒太阳 多少太阳，并补充维生素 D，可以预防佝偻病。

7. 防止保暖过度 现代研究发现，婴儿保暖过度可导致长时间呼吸不畅引起脑部缺氧，影响婴儿的智力发育，严重者可引起重复呼吸而导致窒息。穿衣太多、室温过高、被盖过厚均可引起保暖过度。

第五节　幼儿期的养生保健

幼儿指 1～3 岁的小儿。幼儿期是小儿断乳并改变食谱的时期，也是乳牙增加，开始自主饮食的阶段。此期还是语言发育的关键时期，到 3 岁末，幼儿的单词量可以达到 1000～1100 个。幼儿的运动从站立，发展到行走、跑、单足跳。此时期思维、记忆也出现了，3 岁幼儿的记忆可以保持几个星期，并有了直觉行为思维及零碎的想象力，还建立了情绪和情感反射，意志、性格开始萌发。很多幼教专家认为：这个时期是人生性格的塑形期，是培养良好性格、健壮体魄的关键时期，对人的一生的影响极为重要，是早期教育的黄金时期，抓住这个时期培养和教育，可以起到事半功倍的作用。

此期主要的养生保健措施如下。

1. 喂养 应 1 岁左右断乳，断乳要在合理增加辅食的基础上逐步进行，不可强行与母亲隔离，强迫幼儿进食。否则，不仅会导致营养上的缺乏，还会令孩子哭闹、夜惊、拒食，影响心理健康。适当增加热量、蛋白质及维生素等营养素的供给。食品多选用乳、瘦肉、鸡蛋、鱼类、新鲜蔬菜和水果、豆制品。2 岁时，幼儿每天可进食 5 餐，3 岁时每天进食 4 餐。

2. 体格锻炼 有计划、有目的、因地制宜地进行体格锻炼，目的是让幼儿有更多的机会认识环境，接受阳光、空气、水的刺激，增强机体对外界的适应能力，促进生长发育。1 岁以后，只要是风和日丽，室外温度在 0℃以上，就可以让孩子到户外活动。幼儿时可由夏季开始（20 ～ 27℃）进行空气浴，逐渐过渡到冬季，当气温低于 14℃时，就不要在户外进行空气浴了。锻炼可从 2 ～ 3 分钟开始，逐渐延长至半小时。寒冷季节可在室内开窗通风进行锻炼。水浴、日光浴、体操和游戏均可进行。

3. 计划免疫接种　此期基本上完成了小儿计划免疫预防接种的全部工作。父母应当按照相关规定，带小孩到疾控部门接受预防服药和注射疫苗。

4. 教育　此期幼儿机体生理节律的调节机制仍未完全形成，神经容易兴奋，难以自觉调节自己的行为。故成人还应当从时间和顺序上，有制度、有节律、有序地调节幼儿的主要生活活动，如休息、进食、睡眠、运动、排泄等，养成良好的生活习惯。1 ～ 2 岁的幼儿睡眠为 13 ～ 14 小时，2 岁时约 12.5 小时，3 岁时约 12 小时（包括白天睡眠的时间）。培养幼儿的认知能力，在发展视觉、听觉、触觉的基础上，逐渐提高幼儿的注意、记忆、观察和思维等认识以及适应环境的能力。此时，在与小儿的交流之中，多以赞扬、鼓励为主，使幼儿有得意、依恋、愉快、喜悦的感受，这样的情绪对小儿的学习活动、记忆力、注意力、社会活动能力及个性倾向的形成都有好处。相反，批评、指责容易使幼儿产生焦虑、惧怕、愤怒、悲伤、嫉妒等情绪，对小儿的人格个性发育起负面作用，容易产生胆怯、自卑、自闭的人格倾向。

第六节　学龄前期的养生保健

这个时期，儿童由身体的迅速发育转到神经的迅速发育。体格的发育较前有所减缓，体重每年增长 2kg 左右，身高每年增长 5 ～ 7cm。此期是神经发育明显增快的时期。学龄前儿童与成人接触更密切，理解和模仿能力特强，语言逐渐丰富，掌握词汇量迅猛增加，5 ～ 6 岁时可掌握 3000 多个常用单词，4 ～ 5 岁是儿童学习书面语言的最佳年龄。此时，学龄前儿童掌握了不少抽象的概念，如数字、时间等；对周围新鲜事物的好奇心增加，好问为什么。4 岁的儿童听力基本完善，6 岁时视力充分发育，可以跳跃和奔跑。记忆方面，4 岁的学龄前儿童可以记住 1 年前的事物，4 岁以后记忆可以保持更长的时间，5 ～ 7 岁可以全神贯注，6 ～ 7 岁创造性想象力显著地发展起来，但常因不知危险而发生意外。因此，这个时期要注意防止中毒、跌扑、溺水、电击伤、交通事故等意外情况的发生。3 岁到 11 岁是形成恐惧和妒忌的两个高峰。3 岁的学龄前儿童可对物体、动物和黑暗等产生恐惧，女孩比男孩更易产生妒忌。观察儿童的行为特征能了解其情绪反应，如紧张不安、烦躁、咬指甲、缺少食欲等，遇此情况要疏导孩子的情绪。

此期主要的养生保健措施如下。

1. 饮食 此期儿童的饮食接近成人，但1天可以4餐。

2. 姿势 保持正确的坐、立、行、写字及背包等的姿势，维持脊柱的正常发育。

3. 游戏 游戏是学龄前儿童主要的活动方式，玩就是学习，学习就是玩，玩是这个时期的重要生活。

4. 参与群体生活 3岁后的儿童宜进入幼儿园，群体生活和学习不仅有趣，而且对孩子们的成长是有益的。在幼儿园，学龄前儿童可以学习如何与人相处，学习关心、爱护、互相谦让、分享和尊重，并可从中培养辨别是非的能力。幼儿园有专业人员的护理和教育，能够定期进行体检，补种一些非计划内的疫苗，培养学龄前儿童良好的饮食、清洁卫生、睡眠、大小便习惯。学龄前儿童进入幼儿园，大大减轻了家长的负担，一部分护理和教育的任务转移到专业的幼儿教师身上。一所合规的幼儿园，其中的托幼保健建筑、师资要求、安全设施、游玩场所、看护职责、教学内容等都有规范的安排，有一套完整的制度，还有专门的部门进行审查、监管并负责，家长们可以大胆放心地让小儿参加其中。

第七节　学龄期的养生保健

此期是儿童进入小学学习的阶段，学习活动逐步取代游戏活动，是儿童生长发育、智力发展、卫生习惯、道德品质培养的重要时期。此期，颅骨已完全骨化，腰椎弯曲已经形成，但尚未固定。由于儿童骨内含钙盐较少，骨骼富于弹性，易弯曲，良好的坐姿很重要，可以预防脊柱及胸骨变形等。人的一生有两副牙齿，一副乳牙，一副恒牙。乳牙从出生后4～10个月开始萌出，至6岁时开始脱落，长出第一颗恒牙，在此后的7年内，替换的速度约为每年4个乳牙，恒牙终身使用，掉落后不会再生，因此6岁后对恒牙的保护便要当作一件日常的事务来做，正确的刷牙方法及持之以恒的刷牙活动需要掌握并不间断地进行。在肌肉的发育方面，大肌肉群比小肌肉群的发育更迅速，特别是手部小肌肉群发育较差，所以小儿书写时间不宜过长，肩部负重不宜过大。此期，小儿视觉器官正在发育，屈光状况由远视逐渐趋向正视，要避免近距离用眼时间过长，以防止近视眼。此时儿童神经发育基本完成，逐渐由具体形象思维向抽象思维过渡，但对抽象概念的思维能力较差，在教学过程中应尽量采用直观的方法。此期，儿童从口头语言发展到书写语言，个性得到全面的发展。此期小儿有较大的可塑性，是培养小儿养成良好的组织性、纪律性、忠诚、勤奋、坚毅、勇敢等优良性格的最佳时期。

此期主要的养生保健措施如下。

1. 合理安排作息 每日小学生学习时间包括自习不超过6小时，上午9至10点是小儿最佳的学习时间，重要课程应安排在此时间段进行。课外活动要安排在户外进行。进餐可 1 日 3 餐，每次进餐时间 20 ～ 30 分钟，餐后休息 0.5 ～ 1 小时，再开始学习和进行体力活动。体力活动后应休息 10 ～ 20 分钟再进餐，晚餐后 1.5 ～ 2 小时后才能睡觉。小学生一般应睡足 10 小时。睡前避免过度兴奋，看电视、上网玩游戏等会影响睡眠。

2. 行为培养　配合学校，做好新入学儿童的适应性工作，帮助儿童适应班集体，预防学习疲劳，要善于发现儿童的优点和长处，多给学业不良的儿童创造成功的机会和愉悦的体验，帮助过失行为的矫正。

3. 膳食原则　注意平衡膳食，还应注意膳食的色、香、味、感观性状的多样化，培养良好的饮食习惯，定时定量，不挑食，不偏食，不要过多吃糖，也不可过咸，吃饭时细嚼慢咽，少吃零食。

4. 坚持体育锻炼　根据年龄特点，选择适当的体育项目，培养对体育锻炼的兴趣，循序渐进，全面锻炼，锻炼前要有准备活动，要经常组织课外体育活动。

5. 定期体检　定期进行全面体格检查，对假性近视、沙眼、脊柱弯曲异常者及时纠正。

6. 养成良好的卫生习惯　爱整洁，餐前便后洗手，早晚刷牙，餐后用温水漱口，勤洗头脸、洗脚、洗澡，勤理发，勤剪指甲，勤换衣服。

儿童时期需要大人的呵护。大人对小儿各个不同阶段的生长发育过程要有所了解，这样才能理解小儿为什么还不是想象中的那样完美，进而才可以包容小儿的错误。例如，小儿的啼哭，是小儿的诉求表达方式，它可以由小儿冷暖不适、饥饿、疼痛、身体不适、大小便、噪声、恐惧、某种要求未得到满足而引起。父母（尤其是年轻的父母）往往先行安慰，安慰无效时，便会认为小孩子不听话，用成年人的感受、智慧及思维方式去衡量、判定小儿行为的是非对错，且极易产生不耐烦的心态，动不动训斥或打骂小孩。其实，小孩子是被冤枉了。他们苦于不能表达自己的感受，又遇到大人们的不理解。因此，有人说打骂小孩的行为是无知无能的表现。还有的父母，不顾小儿的生理特点，一味攀比，提出超越其生理限度的要求和期望，望子成龙心切，做出了违反小儿身心健康的育儿计划。表面上看，可以收到一些短期的效果，但长久看来，会影响小儿的身心健康，甚至落下病根，得不偿失。在现实生活中，经常会遇到年轻的父母责怪长辈老是护着孙辈，认为在教育小孩子方面与自己唱反调，冲淡了教育的效果。其实不是如此，祖辈们育儿的经验多，对小儿的生理心理发育状况了解得更清楚些，对孙辈又有一种怜悯心，因而对小孩子的"调皮"就会多些理解和宽容。这种宽容不是坏事。这种宽容对小儿的生长、发育都是极为有利的。人们常说，"家有一老，如有一宝"，说的就是这个道理。

第二十六章

青春期的养生保健

第一节　青春发育期的生理特点

　　我国将青春期的年龄范围定为 11 ～ 18 岁。青春期是儿童向青年的过渡时期。一般把青春期分为三个时期：青春早期，女孩子从 10 岁开始，男孩子从 12 岁开始，此期特征是生长突增；青春中期，表现为男女孩的第二性征发育，分别出现首次遗精和月经初潮；青春晚期，为生长发育缓慢期，此时性发育成熟，第二性征发育如成人，体格发育完全，最后发育停止达到成年人的水平。每期时间为 2 ～ 4 年。

　　青春期是人的形态、功能、性器官等生长发育的第二个高峰。此期第二性征开始发育并渐趋成熟，男女性别差异的特征开始明朗化。这一时期体内激素水平升高，机体蓬勃发展，随着知识大量的积累，此时的青年多数觉得自己已经成熟，达到了成年人的认知水平。因而，他们对一般的劝导，难以接受，但遇到困难时，又不知所措，内心充满着矛盾，喜欢问这到底是为什么？反映在心理上就呈现出他们对自身的认识还不足，对世界观、人生观、价值观还处于朦胧的状态。这个时期是铸就人的个性、气质的关键时期，有人把它形容为性格特征的塑形阶段，形象地将其比喻为"拔节孕穗"期。这个时期，亦是人生道路选择的十字路口，前进的方向有三个。第一个路口是直通路口，这个路口是顺其自然往前行，无人指引，其结果会出现两种情况：一种是自长志气，自学成才，成为社会的建设贡献者；另一种是素质低下，仅能做些简单的劳动，勉强维持生计。第二个路口是条充满荆棘，坎坷不平之路，若有人指引，并接受良好的教育，自己愿意吃苦，并为之奋斗，其结果很容易成为社会的栋梁之材。第三个路口是条歪路。这条路初看起来是条光明大道，沿途有香花野草，有水可喝，有趣好玩，很吸引人，但好景不长，路越走越窄，最终是一条不通的死路。走上这条路的人，有的是自己被眼前的光景吸引而去的，也有的是被人教唆而去的。因此，在这人生的转折点上，不能认为小孩已经长大，就可以放任自流。家庭中的父母、学校里的老师都要关心青春期的孩子们，要了解他们的生理、心理特点，理解他们的言行，宽容他们因为不成熟而犯的错误，积极教育引导他们走上正确的道路。

为了更好地帮助孩子们健康成长，有个旧观念需要人们改变。这个旧观念就是避免谈"性"，认为谈"性"就是下流，就是缺德，列为禁忌，把人之本能的性知识束之高阁。其实，青春期的人，第二性征发育，性功能渐趋成熟，客观存在着对性知识的需求。这个时期会有性冲动，会出现对异性的追求。如果不能很好地引导这群人了解性知识，正确对待婚姻问题，很容易造成一些年轻人因不懂性知识而走上早恋早婚、辍学、伤害身体，或为情所伤、为情所亡的道路，给个人、家庭和社会带来损害。

第二节　青春期性器官和第二性征

女性性器官包括卵巢、输卵管、子宫及阴道。卵巢是生殖腺，又叫性腺，主要分泌雌激素、孕激素和少量雄性激素。卵巢从 8～10 岁开始发育，17～20 岁发育最快。子宫从 10～12 岁开始发育。此时，阴道也逐渐变长，颜色变为灰色，黏液腺开始分泌并排出大量分泌物，分泌物由碱性变为酸性。

男性性器官包括阴茎、阴囊、睾丸、附睾、前列腺、输精管及精囊。男性性器官在 10 岁以前发育很慢，进入青春期后发育开始加快。16～17 岁，前列腺开始分泌液体，开始出现遗精，初期精液里没有精子。睾丸、附睾及阴茎也在这个阶段迅速接近成人的水平。睾丸是产生精子及性激素的组织器官。

区别男女性别的特征叫作性征。男、女生殖器官的差异为第一性征。在性激素的作用下，男女出现的性别上的其他差异，称为第二性征。女性的第二性征最早的标志是乳房增大，乳头突出，乳房开始发育后 6 个月到 1 年阴毛长出，呈菱形，阴毛出现后 6 个月至 1 年长出腋毛。平均年龄在 15 岁时，女性出现月经初潮，初潮后月经周期常不规则，约 1 年后逐步按月来潮，月经初潮时卵巢尚未发育成熟。此时，女孩皮下脂肪增多，骨盆变宽，肩部较窄，腰围较小，体脂丰满。男性青春期开始后，在外阴部生出短而细的阴毛，呈倒三角形，并逐渐变黑增多，阴毛长出后 1～2 年，腋毛长出，唇部也开始有胡须，两鬓发际向后移，逐渐形成男性成人的面貌。此时男性身材长高，体重增加，肩膀增宽，喉结长大、突出，发音低沉洪亮。在腋毛长出的同时，1/3～1/2 的男孩乳房开始发育，乳头突出，有的可出现乳晕小硬块，可自然消失。

性器官的发育及第二性征的出现都是受到体内内分泌系统的调节而发生的。人体内的内分泌腺有脑垂体、甲状腺、甲状旁腺、胸腺、松果体、肾上腺和性腺等。它们分泌激素，直接进入血管和淋巴管，并运至全身，对调节机体的新陈代谢、生长、发育和生殖具有极其重要的作用。脑垂体在性成熟期发育最快，它能分泌多种激素，功能范围极广。垂体前叶生长素分泌不足，可患"侏儒症"，分泌过多可患

"巨人症"。下丘脑促性腺激素释放因子的分泌量增加，可以促进脑腺垂体分泌较多的促性腺激素。此时，睾丸或卵巢在促性腺激素的作用下，形态结构迅速增长，分泌性激素的能力也大大提高。此外，脑垂体还分泌促肾上腺皮质激素、促甲状腺激素、生长素等，在这些激素的共同作用下，青春期的孩子身高、体重和身体各器官系统迅速发育，起始的早晚、幅度的大小与侧重部位都有着明显的性别差异，最后成年男性所特有的体态表现为身材较高、肩部较宽、肌肉发达；而成年女性的体态，表现为身材较矮、肩部较窄、骨盆较宽。

第三节　青春期的性心理特点

由于孩子们对青春期身体的变化以及第一次出现的月经、遗精等情况缺乏了解，大多数人觉得害羞，不敢启齿问人，于是就会产生青春期的心理矛盾，表现为三个不同阶段。

1. 性疏远期　在青春发育的初期（一般 12 ～ 13 岁），可形成男女界限分明和彼此疏远的状态，这种现象在少女身上显得尤为突出。其显著特征是同龄异性之间互相不往来，互不讲话，不再像儿时那样随随便便。集体活动时，也会出现男生群和女生群。这是由于青少年对自身性别特征变化所导致的惘然与羞涩，以及对两性关系从无知到一知半解所造成的，从而本能地、暂时地（历时 1 ～ 2 年）对异性产生疏离与反感。

2. 性亲近期　继性疏远期后，男女青年开始产生特殊的情感引力和相互接近的积极倾向。由原来对自己身体的注意开始转移到对异性身体及其他情况的注意，他们渴望异性了解自己，接近自己，十分留意自己在异性中的地位和形象，期待获得较高的评价。这一时期中，他们在心中把爱情和异性看得格外神秘，带有浓重的完美主义和理想主义的色彩。另外，这一时期性亲近的对象一般较为广泛，甚至无确定的目标，被亲近的对象也容易更换。这时候感情强烈但易失控，亲近广泛难以专一。所以，这个时期的青少年人注意力不容易集中，往往影响正常的学习、生活。

3. 恋爱期　恋爱的特征是将个人的全部爱情倾注于一个特定的异性身上。当身体发育完成，随着性功能的日趋成熟和各种社交活动的展开，青春期的少年对异性的爱慕逐渐转向现实生活中某个具体的异性对象，对其他异性的关心显著地减少了，并开始热衷于与自己中意的对象单独活动，友谊圈明显缩小。离群、不喜欢参加集体和社会活动是这个时期的心理倾向。处于这个阶段的青春期少年已脱去了性亲近期的盲动与冒失，他们已能有礼貌且慎重地与对方约会、言谈，可以比较确切、系统地表达自己的感情，并尽力求得家庭和社会的认可。

在这个时期，青春期少年的心理表现为对性知识的好奇和求知，对异性的爱慕和追求，对美好爱情的向往。初恋是情窦初开的青春期少年第一次对异性爱的体验，双方内心充满了一种新奇的兴奋和激动，会兴奋得脸发烫、手心冒汗。经过一段时间情感的积累，可由初恋走向成熟的热恋阶段。热恋会使人罩上一层纯情感的光圈，会用一种欣赏和钟情的目光看待对方的一切，将对方的缺点或不足视为优点。处于此期的青春期少年，整日兴高采烈或心神不定，过度的兴奋会产生一种情感冲动，这种冲动很容易突破理智的防线，产生婚前性行为。此时男女性心理尚未成熟，过早谈恋爱，不仅影响学习，且缺乏正确的择偶标准，往往不能保证终身幸福。此时，青春期少年恋爱一旦受到阻碍，双方将会采取一切手段来争取自由恋爱。爱情的力量有多大？金元时期的元好问说："问世间情为何物，直教生死相许。"因此，父母对于热恋中的青少年，要讲究方式方法，适合的要给予支持，不适合的也要婉言劝导，不可强加干涉，一味拒绝，切不可施压太大，防止产生严重的后果。

要让处于恋爱期的青春期少年必须克服"爱情至上"的观点，要知道爱情重要，但不是生活的全部，重要的是理想、事业的追求。没有爱情的事业和生活，固然是枯燥无味的，但离开了事业的爱情，迟早会枯萎的。只有将爱情与事业和生活紧密结合起来，爱情才有生命力。树立正确的恋爱观，要问问自己：有多少精神财富可以献给对方？拿什么献给对方？精神空虚的爱又将意味着什么？恋爱的结局又会怎样？恋爱及婚姻是人生中的一件大事，处理好这件大事对个人、家庭及社会都非常重要。

第四节　青春期的心理特点

15 岁时，大脑重量可以达到约 1500g，女子在 20 岁左右时大脑最重，男子在 20 ～ 40 岁时大脑重量达到顶峰。由于脑细胞内部结构不断分化，神经纤维之间的网络联系大为增加，此时青春期少年的思维方式由直观的形象思维，发展到以联想、推理、概括的抽象思维为主。此时的理解能力、记忆能力特别强，是进行德育、智育熏陶以及学习复杂精细技巧的黄金阶段。

随着体格的发育，青春期少年的个子可以与成年人比肩，体力也已经与成年人差别不大，掌握的知识量也很丰富，观察、思维和判断能力比原来都有很大的进步，对新生事物接受能力很快，动作敏捷而准确，特别是第二性征的出现，标志着青春期少年已经长大成人。他们要求独立行事的愿望强烈，不喜欢长辈指指点点。可是，在长辈们的眼里，他们还不够成熟，总喜欢教这教那，唠叨不停。于是乎，出现了一方爱教，一方不愿意听，矛盾由此产生。长辈认为青春期的少年不听话，过多地指责；青春期的少年又感到长辈太哆嗦。青春期少年的情绪容易激动，而且带有明显的两极色彩，会发生顶撞长辈的情况。如果长辈不能适时调整教育方法，一味认为我是好心，我走过的桥比你走过的路还多，真理就在我这边，甚至用打骂的手段来压服，因青春期少年自控能力远不如成人，容易走向极端，常出现"狂风暴雨式"的反抗。当这种情况出现后，家长往往认为这就是"叛逆"，感叹孺子不可教也！其实，人的青春期本来就有着丰富、复杂而又强烈的情感，可谓热情奔放，情绪体验来得快而强烈。有人说青春期最宝贵的心理成果是发现了自己的内心世界。这种自我意识，不仅表现在对自己内心的关注，还表现在关注自己的外貌和举止，许多青年人喜欢照镜子，对穿什么衣服开始有了自己的主意，而且经常为衣着、打扮与父母、老师发生冲突，对自己是否会发胖、能否长高、青春痘该怎么办等事情开始关心，同时希望自己潇洒、漂亮，成为别人注目的中心。此后，这种关注外表的情况会逐渐转向关注智力、才能、意志、品质等其他方面。在自尊心增强的同时，青春期少年的自控能力较差，因而常常产生心理矛盾。有时过分相信自己的力量，但遭到挫折，往往不能正确对待，容易产生悲观失望的情绪，甚至导致心理障碍。长辈们应该了解青春期少年这一正常的生长发育过程，理解青春期少年的爱好，宽容这种尚不够成熟的幼稚做法，把青春期少年当作朋友，用商量的口气、委婉的言语开导教育他们，这样对青春期少年的身心健康非常有利，还可以防止青春期叛逆、孤独症、病态人格的发生。

第五节　青春期的注意事项

一、第二性征

突然出现的月经初潮，使女孩子感到羞涩和神秘，以至胡乱对付，有的因此而导致妇科疾病。月经是正常的生理现象。在第 1 年内，月经可以不按月而至，这是卵巢尚未发育成熟之故。

男生首次遗精常发生于 12 ～ 18 岁，以夏季为多。每隔 1 ～ 2 周或更长的时间出现一次遗精属于正常的生理现象。如果不懂这方面的知识，青春期的男孩子会惴惴不安，相信诸如"一滴精十滴血"的说法，而产生恐惧心理。要使青春期的男孩明白"精满自溢"是一种规律，80% 的未婚男青年都会发生这种情况。遗精现象从某种程度上讲，可以调节因紧张所造成的生理失衡。如果遗精次数过多过频，甚至在清醒的状态下出现滑精，这就属于反常现象，应该请医生诊疗，不可讳疾忌医。一般情况下，要减少遗精需要做到如下几点：①把主要精力放在学习和工作上，不接触宣扬色情的书刊及网站。②注意个人卫生，尤其是生殖器官的卫生。③睡眠时衣裤要宽松，阴茎避免受压，要侧卧，不贪睡。④锻炼身体，增强体质，注意劳逸结合。⑤下决心戒除频繁手淫等不良习惯。⑥严重时可试用中药治疗。

二、正确对待手淫

临证中，笔者遇到不少婚后性功能减退的男性患者。就医时，这些患者往往对笔者诉说，他们年轻时有过手淫的历史，现在感到后悔莫及，往往陷入自责、恐惧之中，由此，给精神上带来沉重的负担，导致情绪低落。笔者向他们解释说："手淫是一种不正常的满足性要求的手段，对身体不致造成严重的影响。它不是无耻的行为，更不是道德败坏，未婚青年通过手淫以满足性冲动是常有的现象，不需要把自己置于犯错误的位置。况且，过分的内疚，会加重心理负担，影响身体健康。"但手淫过于频繁，也可以引起精神疲劳，影响睡眠和休息，有害于身心的健康，这属于一种不良习惯，必须纠正之。纠正手淫的方法措施有：①养成按时入睡、按时起床的良好习惯，进行有规律的紧张生活。②积极参加文体活动，有利于睡眠－觉醒节律的建立和巩固，从而减少赖床的机会，还有利于怡情养性。③经常沐浴，保持清洁，减少污垢对生殖器的刺激。④睡前少饮水，避免夜间膀胱充盈，减少朦胧状态下的勃起。⑤把精力倾注在学习和工作上，才能无暇顾及那些"感觉"。

三、培养明辨是非的能力

青春期是长身体、增智慧的时期。青春期的少年对外界的一切都充满好奇，可是，又苦于社会经验不足，加上现在的中小学生的学业负担非常之重，应试教育与好玩取乐的孩童天性相悖，有的学生发生厌学，转而流连网络，打电子游戏，甚至通宵达旦，夜以继日，甚至猝死于网吧。

"饭后一根烟，快活似神仙。""烟搭桥，酒开路，没有办不成的事。"这些俗言俚语，孩子们听后难辨是非，于是，总想尝试尝试，不知不觉就成了瘾，走上了歪道。在青春期少年的成长过程中，由于自我意识的发展，觉得自己已经成为独立的人，要求被尊重，有引人注目的动机，也喜欢广结朋友。有时受到一点小恩小惠，他们就会感激万分，就承诺"为朋友两肋插刀"。若此时遇到社会上一些不良分子的教唆，就很容易受骗上当，结帮拉派，搞小集团，甚至在校园欺凌同学，或参加社会上的犯罪团伙。这不但影响了青少年的学业，摧残了身体，还会荒废他们的前程。要解决或预防这些情况的发生，主要从三个方面进行努力。一是青春期少年要树立正确的世界观和人生观。在个人私事与个人志向的权衡之中，选择怎样的世界观和人生观是一个重要问题。唯物论和辩证法就是正确的世界观，无私奉献是正确的人生观。因为，只有明确了世界的物质性，就不会被唯心论所迷惑。懂得辩证法，就能洞察一切矛盾和问题，就不会被一时的困难所吓倒，就能保持乐观向上的情绪和勇于克服困难的信心和决心，就会有解决这些矛盾和问题的良策。所以说，正确的世界观、人生观是战胜一切困难的法宝。二是家长的呵护和正确的家教。家长不要认为孩子已经长大了，就放任不管。家长不但要在生活上对青春期的孩子加以照顾，还要改变教育方法，少指责，戒打骂，要注意孩子的自尊心，循循善诱。那些出色的孩子的背后都有良好的家风和家教伴随着他们成长。三是学校的老师对学生的关爱和引导。学生在校的时间占比最高，孩子们的行为表现、学习成绩、身体状况老师最清楚不过。若能早期发现问题，及时加以引导，防微杜渐，对孩子的健康成长是非常重要的。许多优秀的教师，能把"坏孩子"变好，把"纨绔子弟"变成"三好学生"。这就是教育的力量！

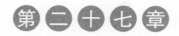

青年期的养生保健

第一节　青年期的生理特点

　　青年一般界定为 19 ～ 40 岁。青年期是人生的黄金时期，此阶段生命力旺盛。25 岁时的青年体格发育和心理发育已经全面成熟，生理功能达到全盛时期。青年期，可以分为两个阶段。

一、青年早期阶段

　　此阶段从 19 ～ 25 岁。此期有的人还在接受高等教育，有的人却步入社会开始工作。在读书的人属于知识型的，此时期重理论，少实践，心理落差大。他们经历了一二十年的闭门读书，书本知识充塞大脑，理论一套套的，但少实践，理论与实际脱节，故有高文凭低水平的现象。这样一来就会出现网络传言的医学博士不会看病的例子。

　　笔者在青年时期就有过"读方三年，便谓天下无病可治；及治病三年，乃知天下无方可用"的经历。在学校读书时，学了《解剖学》之后，认为对人的结构功能有了全新的认识；学了《病理学》之后，知道了疾病的成因和病变的机制及其演变的规律；学了《诊断学》之后，明确了诊断疾病的路径和方法；学了《药理学》之后，明白了药物的作用机制、给药途径、量效关系；学完了临床各科知识之后，知道了各科疾病的病因、病理变化、临床表现、转归预后、治疗方法及措施。有炎症的可用消炎药，疼痛的有止痛药，咳嗽的有止咳药，腹泻的有止泻药，心力衰竭的有强心药，呼吸衰竭的有中枢性、周围性的呼吸兴奋药，如此便认为什么病都有药可医。特别是学习了心肺复苏术之后，笔者觉得再危重的疾病都有抢救的措施，认为所有病危的患者都是可以救活的，出现死亡是不应该的，甚至还认为：凡是发生死亡的情况，都是参与抢救危重患者的医生没有掌握这些抢救本领，或者是医生没有努力救治的结果。直到自己亲临抢救患者，才发现对有的危重患者实施抢救措施之后抢救成功了，有的却不见好转，尽管使尽全身的解数，还是眼睁睁地看着患者闭上了眼睛，心跳、呼吸停止，瞳孔散大。所以说，"纸上得来终觉浅，绝知此事要躬行"，这句话是千真万确的。因此，尚在求学的知识分子需要多多参加社会实践，积累实际工作经验。

非知识型青年此阶段面临就业、创业的挑战，要步入社会，经受社会大熔炉的锻炼。此时，人际关系生疏，经济基础差，知识技能还不成熟，因此，学习技术、掌握谋生的本领、建立关系网、维系生活是此阶段非知识型青年的主要任务。在这期间，他们还要成家置业，创收还贷，许多的事情困惑着人，心理压力不少，容易烦躁生怒，丢三忘四。这时候除了加强学习，还要积极工作，调整好心态，特别要防止交通、生产安全事故的发生。

二、青年后期阶段

26 ~ 40 岁，这时期为青年后期阶段。此阶段的青年社会心理成熟，具备了适应社会角色所需的心理素质，已经形成了符合社会规范的政治观念、道德观念、价值观念，掌握了参加社会生活、职业活动所需的知识、技能、能力。这群人属于社会的中坚力量，是大有作为的建功立业时期。但此阶段的青年社会心理压力增加，常会遇到诸如亲人患病或病故，离婚或再婚，子女就学、就业等生活事件，还有来自自身的人际关系方面的挫折，转型期的社会观念更替等社会压力以及繁忙的工作压力。尤其是进入信息化社会，身边的一切都在快速地变化着，加上计算机的普及，从事电脑操作的科技人员及办公人员越来越多，他们需要保持高度的注意力和紧张的心理状态，由此会产生慢性疲劳综合征。表现为身体疲劳，非一二日休息可以恢复，伴头痛、咽喉痛、肌肉痛、关节痛、低热、头晕、失眠、健忘、精神紧张、好发脾气、忐忑不安等。有的人心慌意乱，食欲、性欲减退，大小便次数增多或便秘，甚至表现为嗜睡、记忆锐减、反应迟钝、郁郁寡欢等。其中有不少人感到手上有忙不完的工作，做不完的事情。有调查报告显示，目前全社会有 50% 的人群主动放弃运动，理由主要是工作忙、家务忙。然而在"忙"的背后，人们却非常慷慨地用自己的健康作为代价，忽视养生保健工作。同时，营养过剩使许多人走进了"富贵病"之列。有些人安逸家居，在优良的工作环境里，也没有逃出体质下降。如何减轻生活负担，防止"健康透支"，促进主动运动，加强锻炼，增强体质成为这一时期的主要问题。

第二节　青年期养生保健的重点是运动锻炼

如上所述，处于青年期的很多人身体健壮，工作繁忙，很容易忽视参加运动锻炼。运动锻炼的类型包括有氧运动和无氧运动两大类。有氧运动是指运动时体内代谢有充足的氧气供应，可以提高人体的摄氧量，提高心肺功能，如长跑、游泳等大肌肉群的运动项目。无氧运动时体内代谢处于缺氧状态，如举动、短跑等项目，这种运动可以增长肌肉，但对心脏益处不大，还会导致血压升高。因此，我们提倡进行有氧运动，如散步、打太极拳、练八段锦、练易筋经，或慢跑、游泳、爬阶梯、骑自行车、划船、滑冰、跳舞、打网球、打羽毛球、打篮球等。有氧运动的运动量过大也会造成无氧运动。因此，运动量不可过大，以自己能承受为宜。衡量运动是否过量的一个最实用的指标就是心率与运动量的关系，有两种测试方法可资参考：①有氧运动时，小运动量心率可以控制在 120 ～ 140 次 / 分，中运动量心率可以控制在 141 ～ 160 次 / 分，大运动量心率可以控制在 161 ～ 180 次 / 分。②对于中老年人来说，适宜的有氧运动心率＝ 170 －年龄（周岁）。锻炼的时限，一次 0.5 ～ 1 小时，每周至少锻炼 3 次。

第二十八章

中年期的养生保健

第一节　中年期生理心理特点

在我国，中年一般指 41 ～ 59 岁。该阶段是个体发展最成熟、工作能力最强、社会负担和心理负担最大的时期。中年人上要照顾帮助父辈，下要呵护儿女，中要自身养护。此时期也是机体组织器官的结构及功能从强盛开始衰败的时期，生理及精神疾患开始增多。一般的养生保健措施前面已经讲过，不再复述。现就该年龄段人群的特点，补充部分内容。

中年人心脏心力贮备减少，心脏的代偿功能下降，心传导能力降低，心排出量减少，运动时常见心慌、气急、胸闷等现象；肺活量下降，通气能力降低，常表现为气短、易疲劳和耐力下降；血管逐渐硬化，弹性减弱，血压升高；牙齿磨损明显，牙龈开始萎缩，牙齿松动，牙周病多见，可见牙齿脱落；消化液分泌减少，消化吸收能力降低，食量减少，易便秘；胆囊壁增厚，胆汁排出受阻，易患胆囊炎、胆结石；内分泌腺萎缩，激素水平下降，皮肤弹性降低，皱纹增多，头发变白，听力、视力下降，45 岁左右可出现老花眼；骨质疏松，骨质增生，关节软骨软化；性功能下降，出现更年期系列反应；脑细胞萎缩，记忆力下降，常感到头昏目眩，易患脑出血、脑梗死等病症。

人到中年，性格和情绪较为稳定，具有较强的独立自主性，能够按照自己的意愿安排生活，并能随时依据社会及自己的要求主动调节生活的目标和前进的方向，有较强的抗干扰能力。中年人知识的积累和思维能力、智力的发展都达到最佳状态，容易出成果和获得事业上的成功。他们具有完全控制自己情绪的能力，较少冲动，意志坚定，认定的事情，会不遗余力去完成。

第二节　中年期常见的健康问题

中年人是社会建设的中坚力量，集多种角色于一身。他们在家庭中既担负着赡养父母的义务，又担负着养育未成年子女的责任。在工作中，他们亦是能手，是完成任务的主要力量，还要将自己的工作经验传授给年轻人，在学术和技艺上起到承上启下的作用。这个时期的他们既是家庭的主要收入来源，又是社会财富的奉献者。他们背负学习、工作、就业、创业、创收、社交、养家等巨大压力。这些压力容易使中年人的身心健康出现问题。容易出现的问题如下。

一、容易劳累过度

无论是体力劳动者还是脑力劳动者，他们处于家庭的中心位置，一身多职的现实，不可回避、无法推脱的责任，使他们不得不加班加点工作，超负荷的工作透支着他们的体力、脑力和健康。有些人为了事业和工作，忘我劳作，有不少医生、科技人员猝死在工作岗位上，英年早逝。有些体力劳动者，由于超强的劳动，积劳成疾，颈椎、腰椎、膝关节、肩关节等多处损伤，遗下慢性疼痛的病症。由于工作压力大，工作时间长，作息没有规律，特别是熬夜，打乱了机体的生物钟，破坏了体内的阴阳平衡，降低了机体的免疫能力，从而诱发多种疾病。如中医学所说的脏腑虚损、气血不足等病证；西医学所讲的高血压、神经衰弱、月经紊乱等疾病。

二、容易忽视养生保健

上述种种原因，叠加在一起，以致中年人一心扑在事业上，忙创收，忙应酬，忙打理各方关系，无暇顾及自身的健康。饮食不规律，不合理。有的中年人节衣缩食，导致营养不良；有的饥一顿，饱一顿，胃失调和，胃病萌生；也有些人膏粱厚味，多食少动，引起肥胖、高脂血症、糖尿病。还有人总认为自己正处于壮年，身体健壮，精力充沛，忽视养生保健，只道是"黄金年华"。哪知身体已经步入衰退期，继续劳心劳力，不注意劳逸结合，就会伤精耗气，积劳成疾，外表还是壮年强盛，内里已是"多事之秋"。

三、更年期的困惑

更年期是中年期到老年期的一个过渡阶段，是男女两性都面临的问题。男性更年期在 60 岁左右，比女性晚 10 年左右。更年期主要是因机体内分泌腺，特别是性腺功能衰退，性激素水平下降，性器官及第二性征逐渐萎缩、凋谢，而出现的一系列全身性的症状。

女性更年期的养生保健在后面章节会谈及，在此重点谈一下男性更年期的养生保健。

男性进入更年期，睾丸缩小，精量及精子总数下降；内分泌紊乱的类型多种多样，很容易产生垂暮感；对死亡表现出惧怕、淡漠或愿早日离开人世；性功能下降，表现为阳痿；有的表现为烦躁、易怒、多疑、焦虑、抑郁、恐怖感、孤独感；

有时会出现自负、自卑而丧失信心；睡眠减少、头痛、兴趣减低，夜间感到浑身发热，甚至出现踢被子的现象；有人感到心悸、胸闷、眩晕、头昏、乏力、纳差、便秘、下肢水肿、夜尿次数增多、排尿不畅通等。

根据笔者的临床观察，男性更年期的发病率较女性为低，病情的轻重与生活条件、自身经历、所受教育、文化水平、自我修养、社会地位、生活环境、性格特征等因素有很大的关系。如掌握一定的养生保健知识、性格开朗、体质较强、生活环境优越、道德观念强的人，可以平稳渡过更年期，毫无症状，即便有一点轻微的不适，不需要治疗，很快就可以自行消失。

四、肥胖症

肥胖是指身体中含有过多的脂肪组织。有两种类型：一种是腹部肥胖，又称苹果型，多见男性；另一种为臀部肥胖，又称梨型，多见于女性。苹果型肥胖比梨形肥胖者更易发生冠心病、中风与糖尿病等并发症。肥胖的发生与遗传有一定的关系，但主要的原因是：多食少动。中医有句名言"多食少动则肥"，肥胖不但直接增加心脏的负荷，还是引起前述病症的元凶。因此，减肥是部分中年人的一项任务。如何减肥，就是针对肥胖的起因反其道而行之。控制饮食，加大机体运动量，正如大家总结的"管住嘴，迈开腿"。不要或慎用减肥药，因为减肥药，无非是抑制人的食欲、或抑制细胞的合成代谢，来达到减肥的效果。但是，这些药具有一定的副作用，当时有效，停药后又容易反弹。在当代人们生活水平较高的情势下，笔者建议中年人每周吃一天素食，这一天不吃油腻、动物肉类、不饮酒，让胃肠道也小息一天，笔者已经试行了三年，感觉效果不错，素食当日，胃口好，吃饭香，胃部舒适，头脑清醒，晚上八点就有饥肠辘辘感。三年下来，尽管酒肉穿肠过，体重与三年前相比未增一斤。顺便提一下节食的问题，有的人控制饮食以减少肥胖现象，有些女性为了体形美而盲目节食，进食控制得太严格，认为吃得越少越好，连基本生理代谢的能量都不够，结果走向另一个极端，影响到正常的机体功能，导致营养不良，引起体质的下降，免疫力低下，感染性、传染病疾病的叠至。有的人表现为缺铁性贫血，年轻的妇女出现月经失调、闭经等。个别人减肥时间过长，导致极度消瘦，即所谓"神经性厌食症"严重者常见低体温、低血压、脱发、电解质紊乱，甚至危及生命。这样的节食就过度了，医学的要求是量出为进，适当调控，以保证正常的体重为指标。

第二十九章

老年期的养生保健

第一节　老年期的衰变特点

世卫组织将 60～74 岁的人称为年轻的老年人，75 岁以上称为老年人，90 岁以上的人称为长寿老人。

老年期是人类生命过程中细胞、组织、器官不断趋于衰老，生理功能日渐衰退的一个阶段。衰老是指生物体在其生命过程中，生长发育达到成熟期后，随着年龄的增长，在形态结构和生理功能方面出现的一系列慢性、进行性、退化性的变化。

西医学对老年人的衰老过程同样研究得不够深入、全面，至今拿不出一个组织器官衰老的顺序和时间表来。仅凭观察和推理讲了些老年人的变化特点，如形体上发现毛发、胡须变白（但是对于客观存在的老年人胡须及眉毛增长的机制就不清楚）、颜面皱纹、眼袋、皮肤松弛、老年斑、身高与体重的下降，水分减少、脂肪增多，视力、听力的减弱、血管弹性降低、动脉硬化、心房增大、心室容积减少、瓣环扩大、瓣膜增厚、肺活量减少、消化吸收功能下降、前列腺体积增大、尿频、排尿不畅、性功能下降，骨质疏松、骨脆易骨折、软骨损伤、肌力下降，肌腱变硬，易断裂等象征性的变化。至于人体为什么会衰老，原因至今不明了，目前认为有二大因素影响着衰老：其一是先天因素，即基因的程序，由其支配衰老的进程，这种衰老非疾病性因素所致，是指机体至成熟期以后，按照自身基因的调控，自然而然地退化衰老，现在医学称之为"生理性衰老"。这种生理性衰老期限是多少？还处于研究之中，目前尚无确切的说法；其二是后天性因素，既内外环境的变化，物理、化学、生物和机械因子的损伤，微小损伤的持续积累导致机体功能减退或丧失，这种由各种疾病性因素所致的衰老现象又称"病理性衰老"。病理性衰老是最常见的现象，也是人们提前死亡的主要原因。生理性衰老和病理性衰老这两种衰老往往同时存在，互相影响，互相促进。衰老速度不尽相同，有先有后，并存在着个体差异。如何预防病理性衰老的发生，是养生保健的中心任务，也是延年益寿最关键的环节。

中医对衰老的认识，在《灵枢·天年》中有言："四十岁，五脏六腑，十二经脉，皆大盛以平定，腠理始疏，荣华颓落，发须斑白，故好坐。五十岁肝气始衰，肝叶始薄，胆汁始减，目始不明。六十岁，心气始衰，苦忧悲，血气懈惰，故好卧。七十岁，脾气虚，皮肤枯。八十岁，肺气衰，魄离，故言善懊。九十岁，肾气焦，四脏经脉空虚。百岁，五脏皆虚，神气皆去，形骸独居而寿终矣。"这就是说，人到中年就开始腠理变疏，功能减退，至百岁时五脏皆虚衰而寿终。可是，现实生活中，超过百岁的人大有人在，前面章节中也列举了许多的例子，说明《黄帝内经》这个百岁之说只能作为参考。尽管目前不能确定机体五脏六腑衰老的时限，但生理性衰老是客观存在的，衰老是必然的。

老年人所患的各种疾病，其中有的疾病可以直接导致病故，有的疾病留下后遗症，影响人体的正常生活，间接地引起机体衰老。老年人常见的疾病当中，心脑血管疾病占据首位，而且是引起死亡的第一病种，心脑血管性疾病的病因病机，笔者认为主要是"气虚血瘀"。老龄人，器官功能下降，体内激素水平低下，消化吸收功能不良，气血生成化源不足，容易出现气血虚衰，气虚后，无力推动血液运行，导致血瘀，血瘀于心，为冠心病、心肌梗死。血瘀于脑，则头昏、眩晕、脑缺血，脑细胞因缺血而脑萎缩、出现老年性痴呆、震颤麻痹、老年性精神障碍等疾病，瘀血明显时还可以引起脑血栓形成，中风等疾病。血瘀于肝，可发生肝硬化、肝肿瘤等病。血瘀于前列腺，则排尿不畅或尿潴留。血瘀于肺，造成肺瘀血，肺动、静脉压力升高、肺栓塞。这些疾病都是老年人的常见病、多发病、要命病。因此，笔者认为"益气活血化瘀"法则，可以作为老年人防治"病理性衰老"的一条基本原则。经多年临床应用，确实收到了良好的效果。

第二节　老年期的心理特点

老年人由于生理、心理的变化，对外界事物的反映表现得迟缓，呆板，社交的减少，心理状态也有着不同的改变，主要有以下两种表现。

一、容易发生孤独和沮丧

老年人退休后，脱离了工作岗位，由忙忙碌碌转变成清闲无事，摆脱了工作的压力，变得轻松无边。整日无所事事，只好在电视机前、居室内打发时光。原来在工作岗位上时，接触的同事多，信息交流频繁，与工作的对象谈论多，热热闹闹，日子过得飞快。而现在退居在家，门可罗雀，好不清静，社交圈小了，与人交际少了，时间一久，便有很多老年人不适应这种吃吃玩玩的生活方式，难以适应这种清静。其中有一部分人，会产生出被人抛弃的感觉，会以为"天干无露水，人老无人情"，于是干脆不交友、不旅游、不参加老年组织的活动，孤独感渐渐变得浓厚起来，孤独带来了无趣，无趣加上无助，油然而生出无限的沮丧。

二、容易产生恐惧心理

老年人有退休金的，尚有财力来维系老年时期的生活。这些人群中大部分人是快乐的。没有退休金，平时积蓄少的，指望子女赡养的或依靠社会救济来维系生活的，却担心何时会断供，自然会为日后生活留下一份牵挂。另外，由于年老体衰，身体体质的下降，各种功能活动减弱，手脚不灵活了，身子不听使唤了，多种疾病缠身的人，病情加重了，这些患病的人不但要受到疾病痛苦的折磨，还要为丰厚的医疗金犯愁，看看渐渐衰老的身躯，如同夕阳西下的光景，自知老之将至，很担心某一天，死神突然降临，自己一切都还没有准备好，有的人还有很多的牵挂，还有很多未竟的事业没有完成，也有的人留恋美好的人间，冀长寿再长寿。因此，大多数老年人对死亡有一种莫名的恐惧感。

第三节　老年期患病的特点

老年人患了疾病之后，由于老年人的抵抗力的降低，以及身体虚弱的缘故，对疾病的反应性不同于青壮年人，临床表现具有自身的特点，大致有八个方面，了解这八个方面的内容对老年人疾病的防治很有帮助。

一、容易患病且多病共存

老年人体质日渐低下，免疫力降低，风寒暑热容易入侵，糟糕的气候变化往往是导致老年人患病致死的元凶。宿病加重，并发症出现，如慢性劳损引起的骨关节、肌腱等病变。慢性咳嗽并发的肺气肿、肺源性心脏病。多年的糖尿病带来的失明、下肢溃疡、肾功能衰竭等等并发症。就医时，同一老年人身上可以同时有几种疾病的存在，如有高血压病，还有慢性支气管炎，或伴有骨质疏松症，甚至临终时多器官功能衰竭。

二、症状表现不典型

同样的疾病在不同的年龄段，临床症状可以完全不一样，如肺炎，年轻人可能畏寒、高热，老年人肺炎可以不发热；老年人对疼痛的反应较差，如一些疼痛性疾病如心肌梗死、骨折，老年人可能仅有轻微的不适或全无主诉。这个特点容易掩盖了真实的病情，使患者、亲属、医生受到蒙蔽，导致误诊误治。

三、发病快、病程短

老年人脏器储备功能差、抵抗力弱，一旦遇到急症，发病很快，进展迅速，容易导致多器官功能衰竭，迅即死亡。

四、易有意识障碍

老年人脑血管不同程度的硬化，血压改变、毒血症和电解质紊乱等因素都可使高龄患者发生意识不清，昏迷不醒。

五、容易发生后遗症和并发症

脑梗或脑出血的患者，很容易造成肢体瘫痪，中风后遗症的患者长期卧床，可以引起坠积性肺炎、便秘、肌肉萎缩、褥疮、骨质疏松、静脉血栓形成等并发症，由于这些并发症的存在，加重了病情，增加了危害及风险。

六、容易引起脱水、电解质紊乱

老年人口渴中枢敏感性低，饮水量不多，轻微的病因即可引起脱水，肾功能低下，钠、钾等无机盐的结合、置换、重吸收容易发生紊乱，体内电解质容易造成失衡，这些状况不进行化验难以发现，表现比较隐蔽，容易造成体内酸碱中毒，若不加以防患，容易引起老年人死亡。

七、用药容易发生副作用

老年人肝、肾功能减退，解毒能力下降，药力动力学与年轻人大不相同，药物排泄时间延长，容易积蓄中毒。对抗药物毒副作用的能力很弱，容易出现药物中毒。因此，老年人要慎用对肝肾有损害的药物，抗生素要慎用，有的药不可避免使用，也要减量使用。

八、一些疾病钟情老年人

有些疾病在老年阶段容易发生，如骨质疏松症、老年性膝关节炎、股骨颈骨折、老年性痴呆病、震颤麻痹、中风、前列腺肥大、排尿障碍、老年性白内障、高血压病、冠心病、糖尿病、慢性支气管炎、便秘、恶性肿瘤等，这些疾病容易发生在老年人的身上，原因主要是老年人机体抵抗力的下降，体质衰老带来的组织器官的退行性改变，许多慢性疾病长年累月缠身的必然结果。

第四节　老年期养生保健措施

了解到老年人的生理、心理及病理变化的特点，明白了老年人容易罹患的疾病，以及患病后具有症状表现不典型的特点，后辈们就要提高警惕，多多关爱老年人，要经常地探望、问候他们。发现问题及时送治。老年人自身也需要根据自身的特点，做好个人的养生保健工作。主要有如下四个方面。

一、保持乐观的态度

老年人要正确认识到生、老、病、死是不可抗拒的自然规律。离岗退休是社会对老年人的一种爱护，享受一种轻松而愉快的生活是福分。因此，要放得下，少牵挂，自得其乐、助人为乐、知足常乐。欲得其乐，就要保持友好的人际关系，适应角色转换，培养新的兴趣和爱好，到老年大学或老年活动中心，积极参加集体活动，听课学习、操琴歌唱、跳舞言欢，与人交流思想、感情。或根据自身的身体状况，为社会做些力所能及的事情，转移化解悲观、孤独的情绪，享乐于生活里，延寿于无形中。

二、注意饮食调理

老年人的牙齿不好，咀嚼功能下降，消化液分泌减少，消化吸收能力下降。食量减少，因此，对食材的选择，要做到食材多样，富含优质蛋白质如豆类、乳品、鱼类，少脂肪的食品，要进食新鲜蔬菜、水果，做到比例适当，平衡饮食，少吃多餐。烹调时要注意色香味的调剂、食物松软，白天多喝点水，对含骨片、鱼刺、坚果类食品尽量少吃，做到细嚼慢咽，预防骨块卡喉。根据中医师的建议加服一些中药材，对防治疾病，延年益寿是不可缺乏的。

三、适当运动

生命在于运动，老年人不运动不行，过量运动吃不消。如何恰到好处，提出下列几个原则供参考：①因人制宜，量力而行。行动方便的人，可以参加有氧运动，卧床的人可选择气功、耳功，有限的翻身运动，运动量依照自身的耐力而定。②运动前要做好准备，运动时遵循先缓后快，先轻后重，循序渐进的原则。③安全第一，运动前对锻炼场地等情况有所了解，避开不利因素，运动过程中注意身体的反应、增强自我保护意识确保生命安全。④全身锻炼，神形共济。锻炼时应使身体各个部位、形体和神气都得到运动和调理。⑤持之以恒，生命不息，锻炼不止。⑥既不怕老，又要服老，不怕老是视人体衰老为一种客观规律，从容对待生死问题，服老是面对现实，谨慎养护身体。笔者遇到一位医界前辈，他七十多岁时，骑自行车摔跤，造成股骨颈骨折，病榻上他总结的一句话就是"要服老"。他说："平时我总觉得自己身体还好，经常骑车也没有出过事，谁知一不小心就摔跤，到现在才意识到老年人骨头脆弱，容易骨折。其实这个道理很多人都懂得，事到临头，往往忘记，只有经过亲身体会才能刻骨铭心。"

四、老年人要有一些积蓄以备急需

几十年的医疗生涯，耳闻目睹了许多老年人生病就医时的情景，有的家庭子女很孝顺，能给予老年人很好的生活照顾，可以提供必需的医疗帮助，哪怕只要有一线的治疗希望都会不惜一切代价尽百分之百的努力去救治长辈。也遇到不少的老人生病后，子女对长辈的态度却是另外一个样，认为老人无用处，只会吃饭不会做事，当老人要治病时不给钱不出力，不带老人去医院，不少老人就是因为有病得不到治疗而提前离开人世的，甚是凄惨！笔者就碰到过一位患有冠心病的女性老人，丈夫在临终前把他们的 5 万元钱积蓄放到儿子手中，并嘱咐："这些钱你们别用，留作你母亲治病养老用，你们代为保管，如果她没有用完，就归你们"。当时，儿子答应：好！父亲亡故后，母亲身体还可以，钱放在儿子处存着，相安无事。两年后，母亲患上冠心病，叫儿子拿钱治病，儿子却说，没有了，这钱被他买了房子。还假装外出几天，说去借款，几天后回来说没借到钱。老人没有法子，只好在就近的村镇医疗机构看看门诊，半治半拖。有一天，老人白天在田野拾稻穗，晚上就离开了人间。还有位 80 多岁的老人患老年性膝关节炎，股骨远端及半月板损伤，关节肿痛，跛行，生活很不方便。西医认为保守治疗效果不好，建议要换人工关节。为了筹措治疗费用，老人向几个儿子要钱，其中有 3 个儿子，二话不说，表态同意，并说："没钱借都要借来为母亲治病。"而另一个儿子却说"你脚痛，我手还痛呢！还不是这样挨着"，不答应给钱。老人气得说："好了，别治了，反正人老了没用了，挨痛不过，我自有办法。"这虽然是个别例子，足也证明了《红楼梦·好了歌》里的歌词"世人都晓神仙好，只有儿孙忘不了，痴心父母古来多，孝子贤孙谁见了。"有人也许会说："老人有老龄补贴，生病有医保，怕什么？"老龄补贴对老人帮助是不小，但是这点钱对老年人生病、康复、护理还是杯水车薪，一个中风后遗症的护理医疗费用不低，遇此情况，就得动用积蓄。又如晚期癌症，医院的医疗费用很高，医保虽然可以报销大部分，可是还有一部分钱要自己掏，你没有一些积蓄是不行的。若遇到癌细胞多处转移的，医院会婉言谢绝治疗，如果你找中草药治疗，费用也不低，而且全部要自费，没有积蓄怎么办？在此，笔者呼吁：人们应当在青壮年时期积蓄一点财富，用于防老。未到临终时，也不宜将财产分光，积蓄存入银行，立好遗嘱，约定好继承人的权利和义务。

第五节　老年期的性生活问题

老年人性生活问题是个极为敏感的社会问题。老年人是个庞大的社会群体，对于老年人的性生活问题，过去公开讨论的不多，但这又是一个现实的问题，一个不可以回避的问题。老年人该不该有性生活？对此有很多不同的看法：如有人认为，老年人性功能丧失了，武断地推测到了一定的年龄这些人的性功能自然而然地消失了。另外，受传统观念的影响，认为保精、固精就是保命，自觉地放弃了性生活；还有人认为，老年人完成了生殖任务就不需要性生活了。否则，就是老不正经了。总之，这些看法都认为老年人只要有吃、有穿、有住、病有所医就行。其实，性活动是伴随整个人生的需要，人不会因为年老而丧失性欲和获得性高潮，尽管有衰退的趋势，但仍可以一直维持到晚年。巴尔干地区就有这样的说法，他们认为这个地区的人们之所以长寿，就是得益于性生活的和谐和强悍，据说有一位135岁的老人去世，而他的性生活维持到死亡前三年。《礼记》中也指出，"饮食男女，人之大欲存焉"，说明性生活是正常的现象。老年人的性行为和性需求，可有多种表达方式。包括身体接触、互相抚摸、语言情感交流等。以达到精神满足，情绪舒畅的目的。这样对增进健康，延年益寿是大有益处的。因此，子女及亲属对寡鳏长辈的再婚，不应该反对。不要因经济利益而丧失孝心，不要借口老年人身体有情况，怕吃不消而阻拦，更不应该用暴力阻止老年人择偶，甚至于对簿公堂。当然，老年人也要量力而行，性交也是一项消耗精力、体力的事情，如果血压太高、心功能不全，就当慎重考虑，不可过分激动，而生出意外。

第六节　老年期需要定期体检

定期进行健康检查是早期发现一些隐匿的疾病，监测某些已有疾病的动态变化，衡量养生保健的功效，判定疾病的治疗效果的一种有效手段。总之，是老年人养生保健、提高生命质量不可或缺的一项措施。检查的内容，医院或体检中心会根据医学科技的发展而调整安排。受检者只要配合就行。但是这种检查周期较长，有的一年一次，有的半年一次，费用也不低，有些体检项目还有一定的创伤性。因此，掌握一些老年人的健康标准及简易的观察方法，自己经常去对照和观测，确实简便易行，有效实用。中华医学会老年学会，提出了十条健康评价建议，具体的是：①躯干无明显畸形，无明显驼背等不良体形，骨关节活动基本正常。②神经系统无偏瘫、老年痴呆及其他神经系统疾病，神经系统检查基本正常。③心脏基本正常，无高血压、冠心病（心绞痛、冠状动脉供血不足、陈旧性心肌梗死等）及其他器质性心脏病。④无慢性肺部疾病，无明显肺功能不全。⑤无肝肾疾病、内分泌代谢疾病、恶性肿瘤及影响生活功能的严重器质性疾病。⑥有一定的视听功能。⑦无精神障碍，性格健全，情绪稳定。⑧能恰当地对待家庭和社会人际关系。⑨能适应环境，具有一定的社会交往能力。⑩具有一定的学习、记忆能力。这10个方面是健康老人所具备的，但是有的老年人的情况并非如此，但也不用沮丧，有一些疾病也是难免的，有了疾病就要积极地治疗。体检的目的就是发现早期的疾病和观察病情的变化状态，以便制订医疗方案。

第七节　老年期的"一觉二看三动"

　　根据笔者五十余年的临床经验，推出"一觉二看三动"的自查方法，供试用。"一觉"指自我感觉的情况。如头昏不昏，头昏是血压变化及脑供血变化的先兆；胸闷不闷，胸闷是心脏及肺部疾病的症状；胃口（食欲）好不好，胃口不好是外感疾病的反应；尿频不频，大便结不结，尿频便结是内伤疾病的症候；口渴不渴，无故口渴是糖尿病的表现；睡眠好不好、口齿清不清楚，这往往是老年性神经系统病变的特征；手抖不抖动是震颤麻痹病的体征；乐不乐、笑不笑是情绪精神好与差的鉴别点。"二看"，指看面色、看舌。对着镜子，看看自己颜面气色，面色白里透红（肤色皙白者）或微黄（黄种人）透红，有光泽，有神采为健康态；颜色暗黑、㿠白、发紫、且无光泽，无神气则为病态。看舌质、舌苔、舌底。舌质淡红，舌苔薄白，舌底无瘀点、紫斑为健康。舌质淡白为气血虚衰，舌质红绛为阴虚火旺，舌质紫黑为瘀血阻络，舌苔白为外感风寒或痰饮内停，舌苔黄为热邪内侵，舌底瘀斑多为血脉瘀阻。"三动"，指动动手、动动腿、必要时动动嘴。动手就是用手摸包块，手按压痛点。如用手在全身摸摸，有无包块，如果近期出现颈部、乳房、腋窝、腹股沟有包块，不痛就要怀疑是淋巴肿瘤，腹股沟包块按压可以消失为疝气，腹部出现包块多为肿瘤、若包块随着大便排出而消失多为粪块。按压痛，体表有固定的压痛点，在关节周围的多为滑囊炎、慢性劳损所致的网球肘、肩周炎、腕管综合征、冈上肌炎、梨状肌综合征等。腹部压痛点，在上腹正中部多为胃病、右上腹多为胆囊炎或胆石症、右下腹多为阑尾炎、脐周围多为肠炎，盆部多为盆腔炎、膀胱炎或膀胱结石。动动腿，伸屈自如为正常，如行走膝痛多为老年性膝关节炎，若一侧下肢麻木、疼痛、跛行多为腰椎间盘突出症，若脚趾麻木、疼痛、颜色变紫多为血栓形成。动腿运动，可测试自己的心肺功能，若慢步行走，不喘不累说明心肺功能尚好。必要时动动嘴，指遇到自己平时未有的现象，或情绪不安或不能理解的事情，可以向同龄人询问，也可以咨询医生。通过这"一觉二看三动"的自查方法，结合前面讲过的评价"五脏"功能的《五善歌》，对自己的身体健康状况，会有个大致的了解，也有助于发现一些早期的病变。当然，这只是个大概的东西，感觉到异常，还是及时就医为妙。

第八节　临终关怀问题

　　老年人，体弱多病，有的疾病说大不大，说小不小，住院标准达不到，但自主生活又需要有人照料。所以，人生有两个阶段的养生保健需要别人辅助，一个是未成年期，另一个就是老年期。如何对年事已高的人或慢性疾病缠身的人给予帮助，这是个社会问题。若留在家中照料，往往家庭人力不足，专业知识缺乏，料理的效果也没有专业人员做得好。因此，普及社会养老机构，提供全面的辅老服务势在必行。

顺便谈一下临终关怀问题。临终关怀是指对西医学治愈无望的临终患者及其家属提供的一种全面照护，包括医疗、护理、心理和社会等各方面，其目的在于使临终患者的生命质量得以提高，能够无痛苦和舒适地走完人生最后旅程，并使家属的身心健康得到维护和增强。通常指的"临终"是人濒临死亡的时期。长者可达数月，短者可为几小时、几分钟。

临终关怀是一项全新的综合性服务，内容包括：①生理关怀，根据临终患者病痛和各种症状，制定相应的医护方案。②心理关怀，劝导患者正确对待疾病、对待死亡，协助患者调整感情，帮助他们排除干扰，消除恐惧心理，使他们在最佳心态下接受护理，延长生命时间，最后在充满温情的气氛中安详、平静地离去。③生活关怀，保持室内空气新鲜、整洁、充满生活气息，做好口腔、头发、伤口、尿、大便的护理，做好皮肤护理，定期翻身、擦背、保持床铺清洁和卧位舒适，少吃多餐。④尽可能使患者安然离世，可以采取多种措施。临终关怀在国内一些大中城市的医院已经开始施行，全国尚未普及，这是个前景看好的举措，对患者、家庭、社会都有好处。

第三十章
女性的养生保健

女性承担着生育、养育后代的重任，有着与男性不同的几个特殊的生理时期，包括月经期、妊娠期、分娩期、产褥期、哺乳期等。女性的生育期约持续 30 年左右。女性的养生保健工作关系到子代的健康和人口素质，影响到家庭及整个社会的卫生健康水平。我国政府颁布了《中国妇女发展纲要》和《中华人民共和国母婴保健法》，女性和婴儿的合法权益得到了良好的保障和维护。做好女性的养生保健工作对减少妇科疾病的发生、增进女性的身体健康、延长女性的寿命都会起到明显的作用。

女性更年期综合征较男性发病时间早，发病率高，危害程度大些，本章也将列入论述。

早在春秋战国时期，中医对女性的生理情况就有了深刻的认识。在《素问·上古天真论》中就有如下的记载："女子七岁，肾气盛，齿更发长；二七而天癸至，任脉通，太冲脉盛，月事以时下，故有子；三七，肾气平均，故真牙生而长极；四七，筋骨坚，发长极，身体盛壮；五七，阳明脉衰，面始焦，发始堕；六七，三阳脉衰于上，面皆焦，发始白；七七，任脉虚，太冲脉衰少，天癸竭，地道不通，故形坏而无子也。"此段话中，将女性的生长发育、经期的变化、孕育的初始及终结归纳为七年一个阶段，高度概括了几个不同的阶段时期女性生理变化内在的以及外在的客观规律。

第一节　月经期的养生保健

月经是女性子宫内膜周期性脱落及出血的表现，是女性性成熟的重要标志。月经周期的长短因人而异，一般为 28 ～ 30 天。月经期指月经来潮，子宫持续出血的时间，一般为 3 ～ 7 天。月经期的出血量为 30 ～ 50mL，月经来潮的第二天、第三天量最多。经血颜色暗红，黏稠但不凝固，其中除血液外，还含有黏液、子宫内膜碎片和阴道上皮细胞等。每次月经后，卵巢内一般有一个卵泡能够发育成熟，经后 14 天排卵。有少数人在经来前数天或月经期的第一天、第二天会出现一定的心理反应和情绪变化，如感到烦躁、紧张、敏感、注意力不集中等。经来小腹疼痛，称为痛经。严重的痛经可影响心理情绪，甚至影响学习和生活。中医药治疗痛经的效果显著，值得治疗时首选。

经期养生保健的主要注意事项有以下五个方面。

1. 注意经期卫生　月经期，因子宫有创口，阴道 pH 值降低，容易招致病菌感染，而造成子宫炎症。因此，要保持外阴部清洁，每天早晚用温水冲洗或清洗。清洗时应从前到后，按尿道口、阴道口至肛门周围的顺序进行。勤换内裤，及时洗净，阳光下晒干。经期用温水淋浴、擦浴，禁用盆浴、坐浴。禁止性生活和不必要的妇科检查。勤换卫生巾，卫生巾要求清洁、柔软、吸水性好。

2. 保持精神愉快　对经期的一些不良反应，不必紧张，应当自我调节，以应对这种生理反应。

3. 避免寒冷刺激　经期应避免游泳、冷水浴、冷水洗脚、下水田、淋雨受凉。忌食生冷食物，夏天不食用冷饮和冰冻的食物。吹电扇、用空调都要注意，护好下肢及下腹部，不能贪凉。否则，易出现经量减少、痛经或闭经。

4. 保证充足的休息　剧烈的运动会使盆腔充血，月经量增多，经期延长。故经期应适当增加休息时间，保证充足的睡眠，以减轻情绪波动。

5. 适量增加营养　经期有一定的出血，应当适度增加营养，如鸡蛋、鱼类、水果等，不可喝咖啡、浓茶、饮酒、吸烟等。

第二节　妊娠期的养生保健

妊娠期的养生保健，本指女性妊娠期间的养生保健。现在，医学界把它扩展到围产期保健，其对象由单一的孕产妇，转变为孕产妇、胎儿、新生儿三位一体的预防保健管理，其内容也拓展到孕前保健、孕期保健、分娩期保健、产褥期保健。围产期各国标准不同，我国采用的是围产期Ⅰ标准：从孕期满 28 周（胎儿体重 ≥ 1000g，身长 ≥ 35cm）至产后 7 天。而欧洲国家大多采用围产期Ⅲ标准：从孕满 28 周（胎儿体重 ≥ 1000g，身长 ≥ 35cm）至产后 28 天。孕前保健，就是适合婚育年龄的男女双方，在择偶和准备生育的阶段（本书把它称为生命预制期）就需要进行婚前体格检查，筛查能否婚配、适不适宜生育。这些情况以及女性在妊娠期内，需要注意的十个方面的问题，已经在前面章节论述过。

围产期的保健管理是一项社会性的卫生工作，有严密的组织框架、科学的内容和实施的细则，还有一整套工作流程及考评标准。只要孕妇到当地妇女保健机构申请，这些机构就会无偿给孕妇建档立卡，自动成为被管理对象，孕妇只要按要求定期到指定地点接受检查，听从指导，遵照医生的嘱咐去实施就可以了。

第三节 分娩期的养生保健

分娩期是指胎儿及其附属物（胎盘、胎膜、羊水等）从子宫阴道娩出的整个过程，从临产开始到产后 2 小时甚至 24 小时。这个时期是孕产妇和新生儿生命安全的关键时期，过去把这个时期称作女性的"鬼门关"。产时的子痫、难产、子宫破裂、羊水栓塞、大出血等都是造成产妇死亡的直接原因。脐带消毒不严格，引起破伤风是新生儿夭折的元凶。因此，预防和恰当地处理好这些危险因素是降低孕产妇死亡率的关键，也是预防新生儿破伤风的关键环节。此期养生保健工作的内容如下。

一、分娩过程

产妇了解分娩过程对于配合助产医生会有很大的益处。分娩过程又称产程，指从子宫规律性收缩开始到胎儿娩出为止的全过程。一般分为三个产程。第一产程，从规律性子宫收缩开始到子宫颈口开全为止，初产妇约需 12 ～ 16 小时，经产妇约需 6 ～ 8 小时。此时，产妇感到阵发性腹痛，腹部阵阵发硬，阴道出现少许血性液体（俗称见红），或阴道流出羊水。第二产程，从宫口开全到胎儿娩出为止，初产妇约需 1 ～ 2 小时，经产妇约 1 个小时或几分钟。第三产程，指胎儿娩出到胎盘娩出为止，一般不超过 30 分钟。

二、分娩期的养生保健措施

分娩期的养生保健措施重点是"五防一加强"，即防滞产、防感染、防产伤、防出血、防窒息，加强对高危妊娠的产时监护和产程的处理。这些措施要得到落实，就应该到医院住院分娩。医院里有专业的医护人员，有各种设施和诊疗设备，所以在医院分娩安全系数高得多。

现在提倡"导乐"陪伴分娩，但尚未普及。"导乐"是一个分娩过程中的女性看护者。这个人具有丰富的生育经验和爱心、同情心、责任心，具有良好的人际沟通技能并给人以信赖感，在分娩过程中用目光、语言和行动来发挥自己的能力和作用，帮助产妇在产程中最大可能地发挥其自身潜力来完成分娩过程；减轻孕产妇的紧张感，使产妇得到充足的感情支持与身体帮助；还可以在产妇与医务人员之间起到桥梁的作用，发现异常情况能立即与医生联系并及时处理。"导乐"陪伴分娩保护和支持了自然分娩，降低了剖宫产率和产后出血，提高了产时的服务质量，是一项值得推广的产时服务适宜技术。

第四节　产褥期的养生保健

产褥期是指产妇在分娩以后全身各器官（乳腺除外）恢复至正常非孕状态的一段时期，一般为 6 ～ 8 周。产褥期中，母体各系统都发生了明显的变化，比较突出的是生殖器官逐渐恢复，乳房不断分泌乳汁。产褥期的养生保健工作关系到母婴共同的健康。

一、产褥期母体的生理变化

产褥期母体的生理变化主要反应在子宫和乳房，即泌乳和月经等方面的变化。

1. 子宫复旧　胎盘娩出后，宫底即达脐平，随着子宫肌纤维的收缩，子宫逐渐变小，产后 6 周子宫恢复到正常非孕时的大小。

2. 乳房的变化　分娩后 2 ～ 3 天，乳房充血，胀痛，开始分泌乳汁，此时的初乳量少，产后 4 天乳汁分泌量增加。母乳是营养最全面、对幼儿发育最好的食品。哺乳一定要首选母乳喂养。

3. 恶露　产后从阴道排出的含血液、坏死的蜕膜组织及黏液等的混合物，叫恶露。正常恶露有血腥味，无臭。产后 3 天恶露呈红色，量多，含有血块；随后恶露颜色变为淡红色，浆液性；产后 2 周恶露变成黄白色，伴较多的宫颈黏液。恶露一般持续 3 ～ 4 周后消失。

4. 月经恢复　未哺乳的女性一般在产后 10 周左右月经复潮，哺乳的女性约在 4 ～ 6 个月恢复月经。月经复潮时，部分女性已恢复排卵，因此，在月经复潮前有可能受孕。

二、产褥期的心理变化

产褥期是产妇身体的恢复时期和心理上的转换时期。这时产妇的人生角色由孕妇转为母亲，由孕育胎儿转为哺育婴儿，这种角色的转换需要适应时间，对产妇来说是一种心理负担。加之产妇产后身体虚弱等原因，此时若有内外环境的不良刺激，易致心理障碍。初产女性一般比较敏感，情绪不够稳定，多思、多虑发生产后郁闷者达 50% 以上，容易因小事而激动、哭泣或忧郁。产褥期第 3 周后，有 20% 的产妇可出现委屈流泪、情绪不稳定、急躁，重者可出现头痛、失眠、无兴趣、无信心、自责自罪，甚至有自杀企图。分娩 1 个月后，产妇心理情绪渐趋稳定。因此，古人提出的"坐月子"是很有道理的，与西医学的说法很吻合。

三、产褥期的养生保健措施

产褥期的养生保健的措施如下。

1. 重视产妇的心理护理和心理保健。丈夫和亲人要关心体贴产妇，了解其所思所想，满足其合理要求，安定其情绪，愉快其心志。尽快尽多地让母婴接触，实行母婴同室，鼓励产母搂抱、抚摸新生儿，鼓励尽早哺乳。

2. 做好各项护理，鼓励产妇尽早自然排尿，要求每 3～4 小时排尿一次，防止因膀胱膨胀而影响子宫收缩。若产后 6～8 小时未排尿者，应积极协助排尿，避免尿潴留，可请医护人员帮助解决。鼓励产妇多吃蔬菜、水果，早下床活动，便秘者可服缓泻剂或直肠内用开塞露。

3. 母乳喂养与乳房护理。产后 6～12 小时内可暂不喂奶，使母子都有适当的休息时间，但每 2 小时可以给婴儿喂水少许。哺乳前，先清洗乳头，每次哺乳前洗净双手，并用消毒的湿纱布擦洗乳头。如乳头凹陷，可用吸乳器直接吸引使其突出。

哺乳时的技巧有：母亲放松，取舒适体位；婴儿身体放直，面向乳房，鼻子对着乳头，身体紧贴母亲，下颌贴着乳房。每次哺乳后应将婴儿抱起轻轻拍背 1～2 分钟，使婴儿排出胃内的空气，防止吐奶。每次哺乳以 15～20 分钟为宜。日间在两次哺乳之间，可喂温开水约 30mL，可用勺子或奶瓶，从出生到五六个月都可如此，水量逐渐增加。

婴儿在哺乳前稍有啼哭，并无妨碍，且能帮助婴儿肺部扩张，但过于烦躁不安应提前哺乳。乳母伤风感冒时，应当戴口罩，以免传染。乳房胀痛可尽早哺乳，促进乳汁畅流，热敷或按摩乳房疏通乳管，或在两次哺乳期间冷敷乳房。乳头皲裂，应采用玻璃乳罩间接哺乳，也可用吸乳器吸出乳汁。哺乳后用 10% 鱼肝油制剂擦乳头。

4. 搞好个人卫生，坚持早晚刷牙，饭后漱口，勤洗头、洗澡（宜淋浴），勤换衣裤。居所空气宜清新，冬暖夏凉，整洁安静。多晒太阳，增加食欲，改善睡眠，使大小便通畅。增加营养，给予高蛋白、含多种维生素、易消化、多汤汁的饮食。适当运动，有利子宫复旧、恶露排出，防止盆腔或下肢静脉血栓形成。但不能从事重体力劳动或蹲位活动以防止子宫脱垂。

5. 产褥期禁止性生活。生产 6 周后，应采取避孕措施。

第五节　哺乳期的养生保健

母乳含有婴儿出生后半年内所需要的全部营养物质，是婴儿最理想的食物。母乳中含有许多抗体，有助于婴儿对抗一些传染病，从而保护婴儿的健康。母乳喂养有助于建立母婴之间的感情，对母子的心身健康都有益处。

一、泌乳生理

脑垂体分泌的催乳素直接控制和调节乳汁的分泌。体内雌激素和孕激素的水平增高，可以抑制脑垂体分泌催乳素。此外，促肾上腺皮质激素、生长激素等多种激素也参与和维持乳汁的分泌。神经垂体分泌的催产素能形成催产素反射，使乳汁流出顺畅。婴儿吸吮刺激乳头和乳晕，通过交感神经反射，可使脑垂体分泌的催乳素增加。吸吮乳头的持续时间、强度以及哺乳的次数都可以影响乳汁的分泌量。因此，要多让婴儿吸乳，越不吃乳汁就越少。在哺乳期，精神创伤、暴怒、忧郁或过度劳累、睡眠不足、生活规律和环境的改变等，都可以通过大脑皮层来影响垂体的活动，从而抑制催乳激素的分泌而使乳汁减少。饮食营养、疾病、药物等都可以影响乳汁的分泌。

二、哺乳期的心理问题

哺乳期的心理问题主要表现有：①对承担母亲角色准备不足，哺育和照顾婴儿能力欠缺，经验不足，因而内心不安，情绪不稳。②对母乳喂养有顾虑，担心影响体形的恢复。③担心奶量不足，奶质不高，喂养信心不足。④曾受过精神创伤者，对婴儿既爱又恨，产生矛盾心理。

三、哺乳期养生保健的具体措施

哺乳期养生保健的具体措施如下。

1. 哺乳期女性的饮食营养直接影响乳汁的量和质，所摄入的食物，除了自身的代谢消耗外，有50%～60%转变为乳汁。因此，哺乳期女性应该保证丰富的饮食和营养。一般而言，乳母每日所需要的营养素比非哺乳期要高，需要增加热量3300kJ、蛋白质25g，维生素、无机盐也要适量增加。

2. 保证充足的睡眠与休息，每天应在8小时以上。

3. 注意乳儿口腔卫生，当乳儿口腔有感染时要及时治疗，以防细菌由乳儿口腔侵犯乳腺引起乳腺炎。

4. 成功的母乳喂养是指母亲能完全用母乳喂养婴儿4～6个月。正确的哺乳方法，前面已经论述过。

5. 慎用药物，部分药物能通过乳腺细胞进入乳汁而对婴儿产生影响，乳母要慎用某些药物，如某些抗生素、磺胺类药物、镇静安眠药、抗癌药物等。

6. 性生活时使用避孕套。有部分女性在月经复潮前就有排卵现象，故乳母应采取避孕措施。

第六节　更年期的养生保健

一、更年期的概念

女性更年期，系指女性一生中由生育能力旺盛和性活动正常逐渐衰退到老年期的一个过渡时期。其最突出的表现为绝经，故又称围绝经期。女性 40 岁后，卵巢的功能开始衰退，卵泡急剧减少，卵泡对垂体促性腺激素的反应性降低，雌激素水平下降，故月经发生改变，周期不规则，出血量时多时少，可 2～3 个月行经一次或一个月行经两次，持续 2～3 天或 10 多天，但仍可受孕。若在 40 岁之前绝经，称为早发绝经，或称卵巢早衰。女性大多数在 44～54 岁可发生绝经，由于雌激素水平过低，不足以引起子宫内膜撤退性出血，致使月经完全停止。

一般来说，初潮早的人绝经要迟，初潮晚的绝经反而早。气候、营养、种族等因素都可能影响绝经的年龄。绝经 1 年后，卵巢进一步萎缩，质地变硬，停止分泌雌激素，此时由肾上腺皮质产生的雄烯二酮经周围组织的芳香化作用可转化为雌酮，雌酮是绝经后女性的主要雌激素，但不像绝经前女性以雌二醇占绝对的优势。雌激素的变化，使女性生殖器及第二性征都发生退行性改变。主要表现有：阴毛稀疏短软，阴阜及大、小阴唇呈萎缩状，阴道皱襞减少，伸展性减弱；乳房退化、下垂，女性体型逐渐消失，喉音变低沉，偶有多毛趋势；自主神经系统紊乱，可见面部潮红，全身发热，出汗，心悸，头痛，骨质变疏松，容易骨折；体重增加，体态发胖，易发生糖尿病；肠胃胀气等消化系统症状，也可有甲状腺功能一时亢进的现象。

二、更年期综合征的表现

更年期的主要临床表现如下。

1. 月经的改变　可出现月经紊乱，月经提前，或停经一段时间后子宫出血，持续 2～3 周以上，甚至出现贫血的症状。

2. 生殖泌尿道萎缩　故易出现阴道壁膨出及子宫脱垂。泌尿器官亦萎缩，容易出现尿路感染，可见尿频、尿急、尿失禁。

3. 血管舒缩综合征　表现为阵发性潮热，突然间感到一阵热浪由胸背部涌向头颈部，然后波及全身，同时颜面及全身皮肤发红，发热持续数秒或数分钟，并伴有心悸、疲倦等不适感，随之周身出汗而热退，继之畏寒发抖，这些症状持续数秒至数分钟，一天可出现数次或十多次，发作时以夜间或黄昏时较多，也可由激动或情绪波动而激发。还有人表现为先从少腹起作痛，继而自觉有气从少腹上冲至心胸咽喉，此时感到胀痛不适，非常难受，胸闷难当，有欲死的感觉，数分钟后渐至平静，平复后宛如常人。中医称之为"奔豚气"并创立奔豚汤。笔者在临床应用，疗效不错。

4. 心血管表现　有的人还会出现血压偏高，其特点以收缩压升高为主，血压波动较大。有时发生胸闷痛、气急，心电图可有 ST 段下降，症状出现与体力负荷无关，用硝酸甘油不能解除，但用雌激素有效。对于发生在更年期女性身上的类似心绞痛症状的疾病，临床称之为"假性心绞痛"。

5. 精神神经症状　表现为两种类型：一种是兴奋型，表现为神经质，易激动，多疑，脾气暴躁，喜怒无常等。另一类型为抑郁型，时常忧愁、烦恼、焦虑不安，对人冷淡，缺乏自信心，记忆力减退等。

6. 骨质变化　体型瘦长或吸烟的女性骨质疏松明显，表现为腰背疼痛、腿膝酸软、关节疼痛等。由于骨骼矿物质含量减少，骨密度下降，容易发生肋骨、椎骨及四肢骨折，其中以股骨颈骨折最为常见。

7. 肥胖　还有人表现为体内脂肪积聚，多在下腹部、臀部等处，出现体态肥胖、臃肿、失眠、倦怠、嗜睡等症状。

三、更年期养生保健的措施

更年期养生保健的主要措施如下。

1. 提高个人及家庭对这一生理过程的正确认识，解除思想顾虑，使之懂得虽然每一个女性都要经历更年期，但并非人人都会出现症状。约 1/3 的女性能顺利渡过更年期而无症状，对出现症状者，应认识到这些症状是暂时现象，经过几个月，最长 2～3 年以后内分泌又会重新调节建立起新的平衡。中医药对更年期综合征有良好的调治作用，可以解除更年期的痛苦。

2. 要保持精神愉快。绝经并非意味着老之将至，很多百岁老人绝经期仅位于其半寿之时。要学会适应，保持乐观情绪，消除不必要的紧张和顾虑。

3. 家庭成员及社会对更年期的女性，应当给予适当的工作照顾，多些理解、关心和忍让，尽量避免应激事件的发生。

4. 加强体育锻炼，保持生活规律。选择有氧运动，如太极拳、五禽戏、八段锦、步行、体操等，扩大社会交往，多用脑，勤思考，防止智力衰退，使生活丰富多彩，分散对更年期的注意力。保持良好的生活习惯，保证充足的睡眠时间，劳逸结合，合理膳食，避免肥胖。

第三十一章

守法修德与养生保健

　　守法与修德看起来是政治思想工作范畴的事情，与养生保健无直接的关联，但笔者的看法恰恰相反。笔者认为守法修德与养生保健关系极为密切，而且是养生保健的根本内容。本章将从法律、道德的概念，法律、道德与养生保健的关系，以及如何来守法，怎样加强道德修养等角度阐述笔者的观点。

第一节　法律的概念

　　法律是指一个国家用来规范国家各个方面管理的一套政策、制度。从养生保健的角度对法律的认识有如下几个问题必须明确。

一、法律具有强大的制约作用

　　法律是维护国家稳定、促进各项事业蓬勃发展的最有力的武器，也是捍卫人民群众权力和利益的工具。法分为母法和子法。母法指《宪法》，子法指其他各专门的具体法律。《宪法》规定国家的社会制度、国家的政治纲领、国家的机构设置，决定举什么旗帜，走什么道路，明确社会成员享有的权利和应尽的义务，决定自然资源所有制形式、社会物质的分配方式，以及文化教育、民族事务、家庭社会关系、社会保障救助、褒奖抚恤、内政外交、立法司法、审计监察、社会管理等大计方针，确定国旗、国徽、国歌、首都等。《宪法》具有最高的法律效力，是制定其他法律的依据。子法是依据母法制定的涉及某一方面或某一领域的行为规范及权益保障，并以法律条文的形式明确告知人们，哪些事情是可以做的，哪些事情是不可以做的，哪些行为是合法的，哪些行为是非法的，违法者将要受到怎样的制裁等。子法的内容很多，而且越来越多，非专业人士难以精通，只能临事选学。《宪法》既然是根本大法，我们就必须认真学习，学好《宪法》，就能知道我国治国理政的大方略，明白社会主义的法律体系，做一个明白的中国人。

二、法律的权威性不可挑战

法律是由国家制定和认可并依靠国家强制力来保证实施的。由于法律是一种国家意志，它的实施就由国家强制力来保障。法律所规定的权利和义务是刚性的，享有的权利你可以自由放弃，但法定的义务你必须完成。如果不能按照法律的要求去完成义务，国家就要动用惩罚的力量强制你履行义务。如，公民有纳税的义务，如果你不照章纳税，轻则补税加收滞纳金或加倍罚款，数额大时，除经济处罚之外，还要追究刑责。如果你拒服兵役，轻则列入拒服兵役名单，影响你今后的政治前途及就业、升职，重则可追究你的法律责任。

国家有警察、军队等武装力量来维护法律的权威，设有公安、检察、监察、法庭、监狱等机关来侦查、起诉、监督各种违法犯罪行为，经法庭审理确定刑罚后并送监狱或刑场以强制力来保证刑罚的实施。任何个人和组织都不可能与国家力量抗衡，再强悍的黑恶势力在国家力量面前都是螳臂当车。

三、法律的普遍性决定其平等性

法律实施后，不但本国的国民要遵守，就是进入我国的外国人同样得遵守我国的法律法规。任何人一旦触犯法律，便会受到相应的惩罚，对其进行教育、改良，承担相应的责任。所以法律的约束力不是针对哪个阶层的人，也不是针对哪个群体的人，而是所有的公民和在这个国度里进行着活动的外国人。这就是法律的管辖性和约束力的普遍性。这种普遍性就反映出法律具有平等性。所以，法律的调整是指向人们的行为的，为人们的行为设立标准，从而起到调整一定的社会关系的作用。法律是公平的，合理的，我们应该自觉地遵守。法律面前人人平等，有法必依，违法必究。封建社会里，就有"王子犯法与庶民同罪"；现代社会一些位居国家领导层面的人物，违法后同样身受牢狱之灾。这些都说明了法律的严肃性。任何一个养生保健者，都不可自恃其地位高、关系广、靠山厚重而置法律于不顾，干出违法的事情来，到头来后悔莫及。

四、法律有不完善处，不能选择性执行

法律是随着时代的前进而不断完善的，任何法律都不可能完美无缺。上古尧时期，中国就有了明确的律法，判是非，明善恶。皋陶就是古代最早的司法官，因其制典造狱的功绩，获得了与尧、舜、禹并列的"上古四圣"之美誉。皋陶被史学界和司法界公认为"司法鼻祖"。那个时期法律少而简，法家出现之后，便提倡依法治国，法律就多起来了。

法律有阶级性。封建时代的法律代表地主阶级利益，它是由代表地主阶级利益的皇帝和大臣们制定的。资本主义社会的法律是由代表资产阶级利益的议会制定

的。我国的社会主义法律是由代表广大人民利益的全国人民代表大会及其常务委员会制定的。

我国的法律是为人民服务的工具，以弘扬正气、匡扶正义为中心。社会主义国家的法律已经不是统治阶级统治人民的工具了。法律是随着社会进步而变化的。如中华人民共和国成立前，国人一夫多妻为合法，中华人民共和国成立后改为一夫一妻制，多妻就是违法；过去喝酒开车不违法，现在喝酒（醉驾）要入刑；前些年一对夫妻只能生育一胎，多生违法，现在生育三胎也是合法的。所以说法律有不完善处，但是，随着时间和实践的考验，它是可以修改的。因此，法律一经公布，人们就得无条件地执行，不能够因其符合个人利益就执行，不符合个人利益就拒绝。在民主立法的巨大进步中，我们可以通过合法途径呼吁修改某些不合理的条文。但没有理由、没有权力去选择性执行某些法律条文或拒绝执行某些法律条文。

五、法律应当受到国民的敬畏

今天的社会，已经从集体主义的遮蔽中再现个体，每一个个体的生存发展都是不可忽略的。人们已经拥有了人格的独立和发展的自由。但是，这种独立需要社会的支持，这种自由也需要法律的边界。现在的立法过程公开，而且广泛征求民意，最大限度地反映了大多数人的诉求和意志。其目的一方面为国家的长治久安、繁荣富强，另一方面是为了民众的民主自由和幸福健康。这充分反映了历史是人民创造的，文明是人民建设的，法治也是由人民推进的。因此，这样的法律理应受到国民的敬畏和遵循。然而，检视我们身边的日常生活，打开手边的报章网络，人们仍然不时为诸多负面的新闻所心惊！人们不禁要问：这样的人为什么不懂得"生在福中不知福"这句话的含义呢？笔者要说："利益的潮水并不能漫过法律的堤坝，财富的追求也不能湮灭道德的光明，人们不能沉湎于社会欲望的极端化、暴戾化之中。"

第二节 守法与养生保健的关系

遵守法律与养生保健有什么直接关系呢？可以从以下两个方面来认识。

一、立法、司法是确保养生保健工作顺利进行的基石

大家都知道人具有自然和社会双重的属性。自然属性中的人离不开吃、喝、拉、撒，七情六欲之活动，逃不过生、老、病、死的客观规律。人类生存、繁衍的基本条件少不了衣服、食物、住房、交通工具、医药等物资的供给。而这些物资的供给还不能富裕到有需必得的地步，当某些物资供不应求时，还必须建立合理的分

配制度来调节使用。在这些关乎生存条件的产品生产、运输、交换、分配、运用的过程之中，有一个强大的社会组织在发挥着作用。这个组织由个体组成，反过来又为个体服务，这就是社会的管理机构。国民把自己生产创造的财富交给国家，由国家对这些财富进行二次分配。所以，个人与社会的关系是紧密的，人与社会之间形成了一种相互依存、相互制约的关系。这种关系也就是人的社会属性。前面讲过，法律就是用来调节个体与个体、个体与社会之间的物资供给、利益分配、社会秩序、权益保障等关系。如果没有这套具有权威的法律体系，人们就可以不择手段地攫取别人的财富，干涉别人的自由，甚至剥夺别人的生命。如果没有法律，没有法治，社会就会杂乱无序，弱肉强食。所以说，立法、司法是保障人们基本权利的有力武器，更是确保养生保健工作顺利进行的基石。

二、违法犯罪是养生保健的大敌

法律既然由国家颁布实施，大家就要自觉遵守。如果你不能履行法律义务，做出有悖于法律条文的事情，就叫违法。根据立法的原则，任何一部法律都包括了许可内容和违法责任。一旦违法，必然要受到法律的惩罚。违法的程度有轻有重，惩罚的力度也有大有小。轻的有经济处罚，重的有剥夺政治权利、剥夺人身自由权利，最重的可以剥夺生命权利。

违犯法律之后，会给人体养生保健带来四种不同的结果。

1. 精神压力加大，扰乱了养生保健的步伐。对于未成年人来说，未成年人违法，虽然法律上有从轻处罚的规定，但是，一旦做了违法之事，虽然没有进监狱，但可能遭到学校开除，丧失了在校受教育的机会，或被责令请看护人加强监管，父母的责骂不可少，甚至拳脚相加，身体受折磨，心理受创伤。有些偷盗成性、参加黑帮的人，一旦劣迹暴露，社会上的人都会投以鄙视的目光，足可给违法者造成一种无形的精神压力。这种压力是不可小觑的，可以在违法者们心中留下一个永远抹不去的阴影。又如有些违法的人，一时虽然没有被人发觉，或虽被发觉但侥幸逃脱了，有的人甚至逃到了国外，可是，人心本性还是善良的，当情绪稳定后，有部分人对自己的违法行为还是后悔、自责的，甚至夜不能寐，有的人选择自首，有的人暗中赎罪，也有的人害怕惩罚，继续逃避，东躲西藏，不见亲朋熟人，不到公众场所，甚至沦为乞丐，住工棚，干脏活，吃残羹，怕警车，惶惶不可终日。这种生活环境以及精神上的巨大压力，使人日渐消瘦，疾病蜂起，哪里还顾得上养生保健，只是苟且偷生罢了。

2. 经济压力增加，制约了养生保健。犯罪后，违法者给予受害人的经济补偿是一笔支出，另外附加的经济处罚也不是一个小数目。可以说，有的人可以因此而导致倾家荡产，造成极为严重的经济困难。这种状况势必影响违法者的基本生活，制约着他的养生保健工作的开展。

3. 丧失了自由破坏了养生保健。犯罪后，若被收监，前面所讲的精神压力、经济压力同时存在，还失去了人身自由，劳动任务带强制性，每日放风的时间都有限，吃的是仅能维系生命的低脂、低能量、低蛋白质的食物，性生活被隔绝，亲情的相逢极为少遇，即使是亲人离世，也只能在狱中凭吊。面对手铐脚镣、警棍铁窗、高墙电网，他们惦念父母，思念妻儿，前途茫茫，悲悔交集，心乱如麻，心境可谓五味杂陈，还谈什么"蒸以灵芝，润以醴泉，晒以朝阳，绥以五弦"等养生之道呢？更不指望纵情于山水间，取乐于江湖之边了。这样的境况，破坏了养生保健的条件，对健康长寿是极为不利的，可是这是咎由自取，只悔当初了。

4. 剥夺生命权直接终止了养生保健。有些罪犯，罪大恶极，被判处死刑，剥夺政治权利终身，将生命定格于死刑执行日。养生保健被打上了个大句号。

以上四种情况都是违法犯罪的代价，对养生保健的影响是直接的，危害也是最大的。因此，违法犯罪是养生保健的大敌。

第三节　如何守法

一、守法的前提是懂法

遵守法律首先要懂法，懂法就必须学习，掌握法律知识，理解法律条文，知道哪些行为是被许可的，哪些行为是禁止的。例如，酒后不能开车、不能偷、不能抢、不能损毁公私财物、不能伤害他人，公民有纳税的义务、有服兵役的义务、有赡养老人的义务、有揭发罪犯的义务等。那些不能做的事情，就坚决不做，必须做的事情，一定要履行义务。违法是要付出代价的。有的人因是法盲，触犯法律；有的人懂法但在利益面前，经不住诱惑，明知故犯；有的人认为"刑不上大夫"觉得自己功高位尊、有靠山、有势力，置法律于不顾，违法乱纪；还有的人结党营私，明目张胆地对抗法律。到头来，邪不压正，这些人会受到法律的制裁。贪婪者，进牢房，追悔莫及。狂妄者，身陷囹圄，锐气全消。黑恶势力，遭围剿，集体灭亡。电视专题片《国家监察》介绍了违法犯罪的国家公职人员是如何行贿受贿，如何买官卖官，如何营私勾结的案例。到头来，他们一个个被查，在事实面前悔罪、认罪，受到了应有的惩罚。在铁窗内，他们后悔当初，忘记了初心，辜负了党的培养，淡忘了道德修养，做了金钱功名的俘虏。这些生动而真实的例子，值得我们好好看一看，深思一番，并认真汲取教训！因此，要敬畏法律，老老实实地遵守法律，切记先贤们"无犯王法，方得身安"的教诲。

二、守法是分内之事

遵守法律，不是谁强加于谁的事情，也不是任何人说不要做就可以不做的事情，而是每个公民为维护社会良好秩序，维护社会公平正义，维护自身利益和公共利益不受侵害，同时也是传承先人法治精神，尊重立法者们的智慧和劳动成果的一种自觉行为。认识到这一点，遵守法律就会变成自觉行为，才能持久，效果才会更好。守法，在国内要遵守国内法，出国旅游、工作、学习也需要遵守当地的法律。

第四节　道德概述

一、修德的概念

修德就是指道德修养。也许有人会问：遵守了法律为什么还要修德？这是因为法律与道德的概念不同、要求不同、所起的作用也不同。法律对人的要求是最基本的，是刚性的。法律规定人们"必须怎样"，"不准怎样"，违反之后，必须承担法律责任。而道德是人类在改造自然和社会的实践中，以善恶为标准，依靠内心信念、社会舆论和传统习惯，逐渐形成的做人的行为准则和规范。道德的思想境界以及对人的全面要求是要高于法律的。道德只是提倡"应当怎样"，"不应当怎样"，是依靠社会舆论、传统习惯和人们的信念来维持，通过劝诫、说服、示范、自律的方式起作用。但是它对调整人与人、人与家庭及社会、人与自然之间的关系可以起到重要的作用。它还可以激励人不断向上，使人能够得到自由、全面、和谐的发展。它还能够丰富、充实人的内心世界，使人们的生活更幸福、快乐。所以，人不但要有道德，还要通过修德达到较高的道德水准。

二、道德的内容

老子《道德经》说："道生之，德蓄之，物形之，势成之。"他认为世间万物的形成与发展都源于道，道无形而承载一切，德真实而体现一切。按照现在的说法，道德反映在人的方面就是人的人生观、世界观、价值观。道就是一，就是客观存在，就是自然规律，这是相对稳定的。德就是具体的行为规范，可以用语言文字表达，可以随着时代的变迁、不同的民族、不同的宗教信仰、不同的生活习惯而改变的。道的规律决定着德的内涵，所以道德不可以分开。

德的内容可以是不同的。中华民族的优良道德传统主要有以下几个方面内容：①"天下兴亡，匹夫有责"的整体主义思想。②勤劳勇敢，酷爱自由的民族精神。③乐群贵和，孝慈友善的传统美德，体现在"和为贵""父慈子孝""兄友弟恭"等方面。④崇尚志向，重视节操的精神境界，体现在"重名节如泰山，轻生死如鸿毛"等方面。⑤谦虚谨慎，戒骄戒躁，务实求真，廉洁奉公，艰苦朴素，诚实守信，尊师敬业。

中华人民共和国成立之后，进入了社会主义新时代，我国提倡的是社会主义道德，其核心内容是为人民服务，基本原则是集体主义，基本要求是"五爱"，即爱祖国、爱人民、爱劳动、爱科学、爱社会主义。

三、道德品质的形成和发展

道德品质是一个社会或阶级的道德原则规范在个人身上的体现与凝结，是人们在处理个人与他人、个人与社会关系的一系列行为中所表现出来的比较稳定的道德倾向和特征。道德品质既包括人们主观上对一定的道德原则规范的认识，还包括基于这种认识所产生的具有稳定性特征的行为习惯。它是主观上道德认识和客观上道德行为的统一。个人道德品质的形成和发展变化，依赖个人的社会实践，在实践中形成评判是非、正邪、善恶、荣辱的标准，进而接纳、产生情感，形成观念、意志，并借此来指导自己的行为。这种长期的认知和做法便形成了一种习惯，这种确定下来的具有稳定性特征的行为习惯则属于自己的个体的道德品质。

良好的道德品质包括以下内容。

1. 正直无私 就是公正无偏，公而无私，为人处世公道正派，廉洁奉公，不徇私舞弊，不以权谋私。

2. 忠诚守信 对国家与人民、对理想与事业、对职务与工作忠贞不贰，实实在在做人，尽心尽力做事，表里如一，言行一致。

3. 仁爱互助 关心人，爱护人，帮助人，喜人之所喜，忧人之所忧，设身处地为他人着想，推己及人，与人为善，助人为乐。

4. 勇敢进取 为了真理和正义，无所畏惧，一往无前，勇于开拓创新，积极参与竞争，不怕困难，具有英勇不屈、百折不挠的精神。

5. 敬业好学 热爱和崇敬自己的职业，认真对待自己从事的工作，不断钻研，学习专业技术，精益求精。

6. 勤劳节俭 不辞辛苦地劳动或工作，不断创造财富，合理使用能源和资源，珍惜劳动成果，爱惜时间，不懒惰，不奢侈浪费。

7. 谦虚谨慎 与人交往，任何时候都保持平等的态度，不盛气凌人，不高傲自大，既意识到自己的人格，也尊重别人的人格，谨言慎行，合理调控自己的情绪、情感，改正不良习惯。

8. 遵纪守法 自觉遵守和维护国家法律和法规，遵守和维护自己所在机关、单位的纪律和规章制度，遵守和维护自己生活所处空间各个场所的规定、纪律和要求，使个人言行符合法制要求和纪律规定。

9. 文明礼貌 个人的言行要合乎科学的要求和礼节的规定，尊老爱幼，孝亲敬长，说话和气，以礼待人，服饰朴素大方，行为端庄，举止文雅，合乎道德规范。

第五节　道德与养生保健的关系

一、道德修养是养生保健的重要内容

嵇康在《养生论》中提道："善养生者则不然也，清虚静泰，少私寡欲。知名位之伤德，故忽而不营……外物以累心不存，神气以醇泊独着。旷然无忧患，寂然无思虑。又守之以一，养之以和，和理日济，同乎大顺……忘欢而后乐足，遗生而后身存。若此以往，庶可与羡门比寿，王乔争年，何为其无有哉！"这里面所讲的内容，大多数就是道德修养的内容。《黄帝内经》说，"阴平阳秘，精神乃治"，"正气存内，邪不可干"。《黄帝内经太素·脉论》中说："修身为德，则阴阳气和。"这些话，贯穿起来，就是说修养道德之人，阴阳二气就能和谐，阴阳调和后，人的神就安稳，神安稳则形体有主，神与形相亲后，正气就不外越，外邪也不会侵入，机体就能无病，无病则寿命绵长。唐代孙思邈在《备急千金要方·养性》中说："德行不充，纵服玉液金丹，未能延寿"，又说"夫养性者，欲所习以成性，性自为善"，"性既自善，内外百病皆悉不生，祸乱灾害亦无由作，此养生之大经也"。孔子在《论语·雍也》中也提道："仁者寿。"董仲舒在《春秋繁露·循天之道》中进一步解释道："仁人之所以多寿者，外无贪而内清净，心和平而不失中正，取天地之美以养其身。"这说明历代儒家、医家都认识到，道德修养与养生保健的关系极为密切，道德水准的高低决定着养生保健成功与否，道德修养的好坏与长寿存在着因果关系。所以，古人把道德修养作为养生保健的具体的首要的内容。

二、良好的道德是健康长寿的保证

良好的道德建立施行后，就能很好地调和自己与别人、个人与家庭、个体与社会、个人与自然的关系，使人与自然、社会和谐相处，并行不悖。这样一来就营造了一个安全、自由、美好、宜居的生活环境。在这样的环境里生活，少有争吵，少有烦恼，少有伤害，多得帮助，多得快乐，多得寿命。若全社会的人都能加强道德修养，提高道德水准，这个社会就太平了，全社会的人均寿命期望值就会明显提高。

第六节　如何进行道德修养

一、树立善念

道德的本质是"善良"。善良的人你喜欢，他喜欢，大家都喜欢。这就是我们

常说的好人，好人大家都称赞，都把他作为学习的榜样。好人受到别人夸奖时，自己也感到格外高兴。但做好人难！难就难在要不断修正自己的缺点和错误，坚持与人为善一辈子，善待别人，善待一切生命体，善待一切事物。

道德的水准是有层次的，有初、中、高级之分。初级的道德水准是指拥有一般的社会公德，如遵守社会公共生活中的公共秩序、文明礼貌、清洁卫生以及其他影响社会生活的行为规范。中级的道德水准是指在初级内容的基础之上，还具有恻隐之心。恻隐之心是指见他人罹受不幸，而深自怜悯之，进而生出保护、救助的想法，并尽自己的能力帮助他人脱离险境或渡过难关。高级的道德水准是在中级内容的基础之上，达到忘我的境界，大公无私，毫不利己，专门利人，全心全意为人民服务。

尽管道德水准不一，作为一个社会人，树立善念是立身之本，活命之基。否则，就容易坠入"厚黑学"中所说的脸皮厚，心肠黑，沦落到缺德的人群范畴。这种人利益至上，一切为个人打算，不择手段地侵犯他人或集体的利益，干出偷鸡摸狗、欺骗他人、贪污行贿、抢劫贩毒、杀人越货的勾当。这种人心中只有利益，目中无人，眼里无法，甚至对于自己的父母都显得冷漠、无情。这种人私欲膨胀，贪得无厌，买官卖官，纵使金银满仓，也还感不足，官至高位也还嫌权力小。这样的人属于恶人的范畴，会受到社会的谴责、法律的惩罚、大众的遗弃。树立善念，要从仁爱二字做起，坚定仁爱之心，坚持仁爱之行，爱人爱己，爱物爱世界。

二、小善为之

古人云："勿以恶小而为之，勿以善小而不为。"道德修养就是要从小善做起，安守本分，属于自己的东西就要，不属于自己的东西不能要。当别人遇到困难时要同情，要好言安慰，或尽力帮助。当别人取得好的成绩时，不可妒忌，要祝贺，要赞颂。当发生误会时，要善于自我检讨，要有宽容心。有钱时，捐些钱款救济他人；有力时，帮忙出些力气。见到跌倒的老人要扶起；见到孕妇要让座让行；见到患者要礼让，要同情，甚至协助送医。动物、植物都有生命，同样需要呵护和珍惜，不可以滥捕滥杀、滥砍滥伐。视他人如自己或胜于己，不强别人之难，"己所不欲，勿施于人"，尊重他人的信仰选择。遵守公德，自觉执行公约良序，入乡随俗。尽义务，尽孝道，对家庭、对长辈、对社会，凡应负的责任应有所担当，应无反顾地完成对社会的义务。

三、从善不断

常做善事，帮助他人，助人为乐。人们必须看到，在现实社会之中，有很多因素会影响仁爱之心的维持和培养。仁爱之心一旦萎缩到一定程度时，就会发生质的变化。有相当多的干部，开始思想道德是不错的，但经不起诱惑，放松了道德修养，结果晚节不保，沦为阶下囚。由此看来，道德修养是一个长期的、终生的、不可间断的事情。只有不断进行道德学习，道德实践，才可以保持道德水准不滑坡，不退步。

四、从善如流

尽管存在不同的分工，但处于同一时代、同一社会环境里的全体社会成员，为了彼此的交往，为了维持社会的生活秩序，都必须遵守这个时代和这个社会所必需的起码的生活规则，遵守社会公德，做到从善如流。

在我国现代社会中，社会公德的主要内容为：①文明礼貌。②助人为乐。③爱护公物。④保护环境。⑤遵纪守法。职业道德主要内容有：①爱岗敬业。②诚实守信。③办事公道。④服务群众。⑤奉献社会。家庭美德的主要内容有：①尊老爱幼。②男女平等。③夫妻和睦。④勤俭持家。⑤邻里团结。对于这些社会主义新时代的社会公德，大家应有共识，遵照执行，并形成一种社会风尚，有善心，有善为，大家都做个善良的人。

第三十二章

医疗是养生保健的补救措施

医疗是指医治疾病。养生保健是主动采取干预措施，以预防疾病的发生为主旨。实施养生保健方法措施，可以减少许多疾病的发生或杜绝某些疾病的传播，增进了人体健康，带来了人们平均寿命的延长。但是"漏网之鱼"还不少，疾病还不能根绝，还会发生，疾病的危害依然存在。因此，积极医治疾病，达到康复的目标，是患者的迫切愿望，又是养生保健事业的需要。要达到享尽天年，医疗是不可缺少的，而且是很重要的环节，也可以把他看成是唯一的、有效的补救措施。医疗的主体包括医生和患者两个方面，医生的医德、医术方面的事情有专门的书籍介绍，本章重点介绍患者应如何正确认识疾病，如何发挥主观能动性，如何选择医院、医生，如何配合医生把疾病的危害降到最低，以及争取早日康复等内容。

第一节　正确认识疾病规律

疾病是指在致病因素的作用之下，导致机体功能、生理代谢紊乱，而引起人体的异常感觉。疾病有轻有重。轻微的疾病，对人体的危害不大，还可以自愈。有的疾病来势凶猛，可以直接危及生命。有的疾病迁延难愈使人倍受折磨……许多人对这种突如其来的伤害是缺乏思想准备的，一旦遇之，不知所措，甚至会胡思乱想：为什么我会得这种病？这种病何时会好？这种病会要命吗？弄得心神不定，寝食不安，或者"有病乱投医"。因此，有必要对这些患者及家属，提出如下几点意见，供参考。

一、疾病是一种自然现象，要泰然处之

疾病是一种自然现象，不但人会患病，其他动物、植物都会生病。病是由多种因素引起的。有些疾病的病因明确可以采取措施达到有效的控制。但在临床治疗中，我们会发现，有的旧问题解决了，有的还没有弄明白，而新的问题又出现了。所以，人类只能治疗某些疾病，从广义疾病的概念上来讲，疾病是消灭不了的。疾病同其他事物一样，也是构成世界的一组分。既然如此，患了病就得接受之，先要静下心来，不要胡思乱想，把思想集中到如何来应对疾病，如何来配合医生，共同

与疾病做斗争，如何以最小的代价，最优的方案，争取最佳的效果。

二、疾病有一定的规律性

疾病种类繁多，但是他们也还有一些共同的规律，认识这些规律，对于防治疾病还是有好处的。

1. 任何疾病都有病因。没有病因的疾病是不存在的。世上可以有暂时还没有弄清楚的病因，没有不可以被认识的病因，认识病因只是个时间问题。

2. 疾病的转归为痊愈、好转、死亡。疾病的痊愈有的是治疗后的结果，有的是因某些疾病的自限性，有的是因机体抵抗力的增强，达到自愈。好转是指疾病经过治疗，或抗病能力增强，处于正气与邪气的相持阶段，疾病症状有所缓解，但并未痊愈，而是进入一个慢性、迁延的状态。死亡是指病情恶化，治疗失败，导致机体生命活动的停止。

3. 疾病的危害中蕴含着有利因素。疾病对人体造成多种多样的危害，这是很不利的一面，但是他同时又蕴含有利的一面。微生物可以导致疾病，也可以产生一种免疫抗原物质，这种物质可以刺激机体产生抗体，从而使人体免疫力增强，当这种微生物再次侵入人体后，就不会再发病，有的可以终身免疫。

4. 疾病有季节性，有易感人群。季节变化的实质是气候变化，不同的气候会导致不同的疾病，如夏季容易患消化系统疾病，冬季容易患呼吸系统疾病。各种疾病还有它钟爱的群体，如高血脂、冠心病多找肥胖之人，神经衰弱、精神抑郁多找意志薄弱之人。

5. 疾病是可以治愈的。任何疾病都是可以治愈的，这是个大前提。但必须承认在某一时期都会有治不愈的疾病，这是个自然规律。某种疾病暂时治不愈，只是个时间的问题，到了一定的时候，人们一定能弄清楚它的病因，寻找到有效的治疗方法或药物。可是现有的疾病治愈了，新的疾病又发生了，所以，人类总是在"疾病→探索→治愈→新的疾病……"的过程之中。

6. 疾病是导致死亡的主因。从近百年的情况来看，人类的死亡还没有发现生理性死亡的先例。所有的讣告，还是说某人因病逝世，没有无疾而终的讣告。所以治愈疾病，防止因病而故是享尽天年最为重要的举措。

三、认识体内的抗病机制

疾病是致人伤害的，但人体也有一套抗病机制来保护机体。人体的抗病机制主要包括：发出预警，调动体内的神经、体液、免疫系统，对病因病灶进行监督，产生趋化因子，调动吞噬细胞，聚集于病灶周围，将病灶包裹起来，蚕食之，或产生相应的免疫球蛋白，对异物进行排斥清除。在不能战胜疾病的情形下，人体的抗病机制可以做出生理或形态功能上的改变而适应之。例如，对位对线较好的骨折，不需要特殊治疗，只需要外加一个支持物，防止骨折处受力移位，就会自愈，并修复得很好。又如，人类时刻经受着微生物的侵犯，绝大多数微生物都在人体的抵抗力面前，败下阵来，不构成危害，只有极少的微生物逃过了人体的免疫系统侵入体内而致病。一旦人体的免疫系统受到破坏，任何依赖抗生素来预防和治疗微生物的感染，都是暂时的，不持久的，最终还是会因微生物的感染导致死亡，艾滋病就是例证。

机体有很强的耐受适应性。当受到内、外环境的变化刺激时，机体会主动做出适应性的改变，包括生理代谢的改变、形态结构的改变和功能状态的改变。例如，久居寒冷地区的人，耐寒的能力特强，非洲黑人较黄种人耐热，青藏高原的人能在低氧条件下正常生活。笔者经过长期观察，发现久病之人也可以产生耐病性的适应能力。笔者 1969 年当赤脚医生时，遇到一位李姓患者，男性，时年 30 岁左右。他患有先天性心脏病，口唇发绀，不能参加重体力劳动，经常因呼吸困难而就诊，服些药症状会好转，但不得根治，长年累月如此。后来他结了婚，还有了四个孩子。直到 2007 年，他又找到笔者看中医，这时，他脸色呈古铜色，全身浮肿，呼吸困难，阅其病历，他院诊断为先天性心脏病、慢性充血性心力衰竭、肝硬化腹水，吃了些中药，病情又得到了缓解。这样一个先天性心脏病患者，在药物的帮助下，与先天性心脏病抗争了 70 来年。还有一位患者，男性，从小就患有心脏病，因病找不到媳妇，直到近 40 岁才找到一位女性为伴，生育儿女 3 人。他一生不能干重体力活，改革开放后，就摆地摊卖点小商品，维持生计。有时候他也会因咳嗽、胸闷、呼吸不畅而就医，经过体格检查，接诊的医生都会告诉他患的是严重的心脏病，希望他进一步检查、治疗。他总是拒绝，从来没有去过更大的医院，也没有追求一个全面而正确的诊断，仅求医生开点药物治治看，当服药症状缓解后，继续他的小生意活。按他的说法：现在还好，可以吃饭、睡觉，做点轻活也还可以，管那么多干什么。现今，这位患者已经 80 多岁了，与 20 年前相比，精神、呼吸状况、语音响度、体形外貌都差不多！

这两例心脏病患者与疾病共存了七八十年，笔者对他们至少有 40 年的观察期，对他们的心脏病诊断是无疑问的。前一例患者缺氧症状一直持续，后一例患者缺氧现象倒不严重。他们都没有到大医院进一步查清心脏病的类型和性质，也没有进行过特殊的治疗，就是在县级医院或小诊所进行对症处理，但是却能生存了此之长的时间。这是为什么？经过思考，笔者认为：机体为了适应这种低氧、血流方向和速率异常的情况，产生了许多生理方面以及组织形态结构的变化，重新调整了全身各器官的功能，达到了新的平衡。由此看来，生病时间过久，机体就会启动自身的调节功能，能够改变常态，在病态的状况下继续生存、生活。这样的情况给人以启示：得了病之后，要挺住，与疾病周旋，坚持下去，等待机体产生适应性的改变，就好了，患了重病、难病的人也可以照常存活。

第二节　发挥主观能动性

患上疾病之后，有的疾病可能不治而愈，很多常见病、多发病可经医生治疗而痊愈，但有些疑难病，如恶性肿瘤，目前还没有很好的、理想的治疗方法。这些疑难病危害巨大，折磨着患者的肉体和精神。这个时候，患者都要艰难地做出选择：是在疾病面前投降呢，还是与其斗争到底。大医院的医师们都束手无策，而脆弱的患者又能如何呢？这种感受和对待疾病的态度是一种普遍存在的现象。笔者把临证中遇到的三个晚期癌症患者所采取的三种不同态度，以及获得的不同结果介绍给读者，以资评议。

病例一　2005 年，一位 70 多岁的女性，姓付，农民，半年前经某医院确诊为巨块型肝癌晚期。医生嘱其回家，并向其亲属交代，一般情况下活不过 3 个月。回家以后，患者没有放弃治疗，四处求医，吃了不少中草药，挨过了 6 个月，但症状逐渐加重，不能进食，只能靠输液维持，腹部包块渐渐增大，体重不停下降，骨瘦如柴。在弥留之际，她对儿子说："不知邓医生（笔者）现在何处，若得他一看，我死也瞑目了。"她儿子次日找到笔者，要求前往出诊。到病家后，见患者呈恶病质状，腹大，肝脏包块已达脐下，表面凹凸不平，心音低钝。诊视后，笔者把她的儿子拉到一旁，用商量的口吻对他说："你母亲的病太严重了，时日不多，我就不开处方了。"她儿子不同意，反而说："有什么意外，我不怪你，如果你不治，我无法向母亲交代。"于是，笔者给她开了一方，并告诉蟾蜍的用法，照方服药 3 天后，患者便能进稀饭。3 个月后，患者包块渐渐变小，半年后包块全部消退，可以干轻活。不到 1 年，症状竟消失。至今，她仍然健在。

病例二　2016 年 10 月，一位丁姓男子，时年 75 岁来诊所求治。他于 2016 年 9 月 26 日经省某三甲医院确诊为肝癌晚期、下腔静脉癌栓、肝硬化腹水、脾肿大。该医院的医生告诉其儿子，患者生命垂危，生命难以超过 3 个月。后来，患者找到笔者医治，初诊时出示 2016 年 9 月 23 日的 CT 报告单（CT 号：46199），示肝脏发现巨大肿块 10.6cm×10.0cm，下腔静脉癌栓。笔者投以中药汤剂 117 剂，没有打一针，没有服一片西药，患者病情稳定，逐渐好转，食欲增加，体重不减，反而增加了 1kg，亦无腹背疼痛，还可以参加劳动。后几次复诊，患者都是独自一人骑自行车前来。2017 年 2 月 7 日，患者到医院复查 CT，CT（CT 号：54441）显示肝肿块缩小至 5.2cm×4.6cm，下腔静脉癌栓消失，血常规、肝肾功能结果无异常。可是后来，父子一场争吵，父亲停止了服药，决定中断治疗。笔者曾专程到他家劝说，老人固执地说："治好了我有什么用？只会吃，挣不到钱，我现在哪里都不去，什么药都不吃。谢谢你的好意！"就这样，患者放弃了一切治疗，又过了 9 个月，老人家去世了。

病例三　陈某，男性，45 岁，某公司工人。2012 年 8 月，患者因肝癌在上海某医院行手术切除，3 个月后复查发现肝脏又出现包块，无法继续手术，便返回本省某肿瘤医院住院治疗 39 天。住院期间，患者没有得到很好的休息，体重下降了 21kg，全身皮肤黄染，进食很少，靠人搀扶才能步行几十步。2012 年 12 月 21 日，患者找到笔者医治，一直服中药共 478 剂。治疗的经过大概是：3 个月后黄疸消退，便上班恢复工作；7 个月后，肝功能各项检查指标正常，B 超复查肝脏肿块消失了，全身情况均好。到如今，停药 9 年，患者一切正常，工作顺利。

以上三个病例都是肝癌，而且都是晚期，均经过三级甲等医院确诊无疑，并且都是西医无法治疗的患者，在经过中医药治疗之后，出现了奇迹。其中两例患者痊愈了，目前生活得挺好。第一例患者 15 年后仍健在，第三例患者达到了 9 年无复发。而第二例患者，因故放弃继续治疗，结果停止治疗 9 个月以后就死亡了。这三个病例中，出现了两种不同的治疗观。其中，两位患者求生欲望强烈，积极配合治疗获得了治愈的结果，而另一位患者却中断了治疗，9 个月后就离世。本来，这位患者治愈的希望就在眼前，却因自己的因素，结果只获得了延长一点寿命的结局，最终前功尽弃。所以，患者的求生欲及坚持治疗的态度对医疗的效果影响很大。这些例证也给癌症患者带去一个信息：纵使是经过权威医院认定的不治之症，也不要轻言放弃，要发挥主观能动性，积极治疗，积极抗争，坚持到生命的最后一刻。

第三节　如何选择合适医院

生病以后，选择一所合适的医院为自己诊病治病服务，这是患者的愿望。有病找大医院，肯定医疗条件好，医生专业水平高，治疗效果也会更好，这种看法是多数人的心理。因此，有一部分患者，不管病情轻重如何，不管病种是常见病还是疑难病，一概往大医院跑，结果，大医院人满为患，小医院门可罗雀，医师负担不均，大医院的专科也被这些常见病、多发病扰乱了科研计划，分散了研究高端问题的精力，基层医师病源减少，连常见病、多发病都少看了，医疗业务变生疏了。这种现象不是一个好现象。农村的、县区的居民到大医院求医很不方便，交通、时间、费用都是问题。还有的患者小病大查，浪费了钱财和时间。如有位老太太，患有慢性胃炎，到女儿居住的西安市探亲。女儿听说母亲身体有恙，为了孝敬，硬是拽着母亲上医院，进行全面检查，包括 ECT 在内的各种检测一应查个遍，花了一万多元的检测费，其结果仍然是个慢性胃炎。还有的人，发现疾病就急忙手术治疗，如腰椎间盘突出症进行髓核摘除，前列腺肥大进行前列腺摘除，老年性膝关节炎进行关节置换等，其实这些疾病使用中医治疗均有很好的效果，不必手术就能临床治愈。所以，选择合适的医院和合理的医疗方案对治疗疾病非同小可。

我国的医疗行业存在三大体系：一是西医。西医学是由国外传入的，已经成为当下国内医疗的主力。二是中医。中医是土生土长的，具有中华文化的特点，是国粹。三是中西医结合。从 20 世纪 50 年代起，国家的卫生工作方针中有一条就是中西医结合，但几十年下来，只培养了一批具有中西医两套理论和知识的医生，中西医从理论上和实践上还是没有真正融合在一起。国家至今还未出台哪些疾病该找中医治疗，哪些疾病应该找西医治疗的指导意见。所以，患者及医务工作者都还没有可遵循的规章。中医和西医应如何来选择呢？笔者认为，中西医各有所长，各有所短，欲提高疗效，非中西医结合不可。

西医是建立在人体解剖、生理、病理以及动物实验的基础之上的，并及时把先进的科技引进医学领域，如显微镜、电子显微镜、X 线、超声波、磁共振、电子计算技术等，使病原微生物现形，使疾病的诊断定位更准确、形态更清晰。西医学有如下特点：生物化学检测数据量化，药物研发及生产流程化、科学化，诊断、治疗、效果评价标准化。西医学有一种严谨的科学态度，有效的就说有效，没有攻克的就坦言机制不清，尚无特殊办法。西医在体格检查、发现早期病变、定性及定位诊断、麻醉、输血输液、心肺复苏、器官移植、危重患者的抢救等方面是有优势的。可是，西医也有短板，如对病毒性疾病，尤其是一些变异快的病毒，则往往是在后面跟跑，研发速度不及病毒的变异快。因而，当新的变异了的病毒出现时，西医就显得束手无策了。严重急性呼吸综合征（非典，下同）研制出了疫苗，有了预防的措施，人们刚松了口气，可是 2019 年冬新型冠状病毒来袭，而非典疫苗对此病毒就无免疫作用。美国的医疗体系堪称完美，西医的技术水平居世界第一。然而，到 2021 年 6 月，美国新冠肺炎发病人数达到 3000 多万，死亡人数 60 多万人。但在中国，有了中医中药的配合，死亡人数可以大大减少。在武汉的方舱医院，应用中医药治疗了新型冠状病毒肺炎（新冠肺炎，下同）患者 686 人。这些病人病情稳定，治愈时间缩短，无一例病情转重，无一例死亡病例，无后遗症。通过这样一比较，就会发现西医尽管可以看清楚新冠肺炎的病原体，明白它的发病机制，掌握其致病、致命的原理，也有一些相应的治疗抢救办法，但是都是对症治疗，效果并不好，死亡率偏高。中医药不明病原的形态结构，就凭传统的辨证论治，用古人所创制的方药，便能达到西医学所达不到的治疗效果。

中医是临床经验型医学，来源于长期的实践经验积累，并在中华文化的基础之上，吸收了古代哲学、朴素的唯物辩证法中的优秀内容，在天人合一、阴阳学说、五行学说的引领下，结合医学的特点，形成了藏象学说、经络学说、辨证论治等理论，发现了中药万余种，并归纳了中药寒、热、温、凉四性，辛、酸、甘、苦、咸五味，升、降、浮、沉四势，归经主治等药学理论，方剂组方严谨，配伍禁忌分明，诊疗方法简便，治疗效果显著，医学著作汗牛充栋，形成了独具特色的完整的理论体系。在研究方法上，中医采用取象比类、司外揣内的方法，因而，对人体生理、病理的认识只能停留在宏观的层面，达不到现代的客观直视，深入细致。尽管如此，在人们防病治病的过程中，中医药还是以简、便、廉、副作用少、效果佳等优势而得到了认可，可以解决西医学当下不容易解决的许多医学难题，如慢性肠炎、慢性支气管炎、前列腺炎、反复性呼吸道感染、骨质增生、腰椎间盘突出症、恶性肿瘤、带状疱疹后遗症、中风后遗症等。中医药是不可替代的，是养生保健不可缺少的。它的存在有其必然性，更有广泛的群众基础和宽广的发展空间。

中国的医院分为综合性医院、中医医院及中西医结合医院，此外还有专业性医院、专科医院和专病医院。专业性医院如儿童医院，专治儿童的疾病；妇产医院，专治女性及产妇的病症；还有传染病医院，专门收治传染病；精神病医院，专门收治精神病或兼容戒毒业务；肺科医院专门收治肺部疾病患者；肿瘤医院专门收治肿瘤患者。专科性医院，如口腔医院专门诊治口腔疾病，皮肤病医院专门诊治皮肤病患者。还有一些专病医院专门诊治某种疾病，如糖尿病医院、股骨头坏死医院、风湿病医院等。这些专业、专科、专病的医院相对来说，在自属的专业领域，设备齐全，患者较多，医生的医疗经验也丰富些。这些情况可以为择医的患者提供一个明晰的指引。

医院等级的划分是国家卫生行政部门针对医院管理的需要而设计的。国内医院分为三等九级。一级医院属于乡级，二级医院属于县（区）级，三级医院属于市级。每级医院又分为甲、乙、丙三等。三级甲等医院（三甲）是最高的等级。一般来说，一级卫生院集预防保健、医疗救治、乡医管理于一体，分科室较少，医生多为全科医师。因它的综合功能定位，使得它具有面面俱到但专业不深入的特点。所以，它仅能为人们提供基本的预防保健，常见病、多发病的治疗，以及一些一般性的急救服务。二级医院具有一定的规模，对常见病、多发病的救治可达一定的水平，是人们就诊比较方便，经济比较实惠，又能解决很多医疗问题的地方，也是承受本区域医疗救治任务的枢纽。三级医院规模大，设备更先进，医务人员更多，专业分科也更细。除临床医疗工作之外，三级医院还担负着一些医学的科研任务，对诊治疑难杂症具有确诊率高、治疗效果较好的特点。所以，在二级医院诊断不明、治疗效果不好的患者转诊到三级医院很有必要。西医院总的情况是：等级越高，医疗条件越好，救治水平及疗效越佳。能到高级医院诊治，自然是很理想的。选择医院时，建议人们还是坚持逐级转诊的原则。一些常见的疾病，如高血压、糖尿病、慢性胃炎、感冒，在社区诊所治疗更方便、快捷，能在二级医院解决的问题就不要去三级医院，二级医院解决不了的病种，转诊去三级医院是合情合理的。但是到了三级医院，也不是所有的问题都能解决，如前述西医治疗效果不佳的病种，对于这些病种就应该寻求中医药治疗，或许还能如愿以偿。

中医通过望、闻、问、切，四诊合参，就能够诊断疾病，处方用药，也能够取得良好的治疗效果，因此，中医的疗效是建立在中医师个人的业务水平和实践经验之上的，与医院整体的条件关系不大。因此，看中医不一定要到大医院，有时中医诊所都能解决高等级医院不能解决的疑难病症。在民间，有的人持有秘方秘术，其医学理论可能不被人理解，但治疗某种疾病的效果往往出人意料。

第四节　如何选择医生

"有病乱投医"是人们受到疾病折磨，生命受到威胁，欲求解脱，情急之下的一种选择，如同饥不择食、慌不择路一样。可不巧的是，眼下就有不少医院或诊所为了追求经济效益，利用患者及亲属们的这个心理弱点，设医托，打广告，利用互联网做假宣传，使不少患者受骗上当，患者既花费了巨额的钱财，又没有治愈疾病，还延误了病情，甚至造成了伤害。所以，这些乱象增加了大家择医的难度，现在要选择适合自己的好医生真不容易，主要原因如下。

一、医院追求经济效益

无论公立医院还是私营医院，但凡以经济效益为该院奋斗目标的，那么在医院管理中，就会给医务人员下任务，定指标，搞提成，必然把经济指标与医务人员的收入挂钩，医疗收入越多，医生报酬就越多。于是，医生为了收入能开大处方不开小处方，可做可不做的手术一定做，可做可不做的检查一律列入常规检查。患者没有成为这些医生的服务对象，而成了他们获得利益的羔羊。

二、医托干扰了医疗秩序

经过整顿，医托现象得到了遏制，但尚未根绝。整顿之前的状况是，医托们齐聚医院门口，甚至结帮，设置连环圈套诱骗患者到黑诊所、黑医生处治病取药，骗取巨额钱财，结果疗效不好，还延误了患者的治疗，阻碍了患者正常的择医。

三、医务人员良莠不齐

医务人员的职业道德以及技术水平良莠不齐，患者难明真相，选择个好大夫太难了。个别职业道德低下的人，吹牛皮，说大话，谎报技术职称，夸大技术水平和医疗能力。有的医生利用媒体做广告，夸大其词，或与医托勾结，采取不正当的手段包揽包治患者。遇到这种情况，求医心切的人很容易受骗上当。

四、选择医生的几点建议

1. 生病后，就诊前，要自己估计患的是哪方面的疾病。若症状不严重，就找社区医生或诊所内熟悉的医生诊治，这样便于沟通和治疗。

2. 患的是疑难杂症需要转诊到大医院时，一般先在门诊找导诊护士，由导诊护士引导你去应去的诊室，找医生诊治。

3. 如果要找专家看病，现在一般可以在网络上预约，按时前往诊治。

4. 患上了三级医院都认为目前缺乏有效治疗办法的疾病，或遭医院拒治，回家后放弃治疗的做法不可取，乱求医，乱治疗的效果也不会好，这时可以选择中医中药治疗。如何来衡量中医的水准呢？这就要多访问几位患同样疾病的患者，了解他们的疗效如何。

5. 高年资的医生值得信赖。一般来说，高年资的医生从医时间长，临床经验丰富，社会阅历广，世界观、人生观、价值观都已经定型，有稳定的性格，对患者会有更好的同情心和奉献精神。

第五节　如何配合医疗

患病后，了解到生病是自然现象，有了心理准备，来到了理想的医院，找到了可以信赖的医生，接着就是如何配合医生，争取在较短的时间里，解除痛苦，并以最小的经济代价，治愈疾病。笔者提出如下几点供参考。

一、如实反映病情

患者就诊时，要如实把疾病发生的经过详细地告诉医生，这为医生分析疾病的发生原因及做出正确的诊断很有帮助。对于医生的询问，有的内容患者是不能理解的，但还是要配合。如医生询问患者的过去病史、生育史、家族史、生活嗜好、性生活情况时，有的患者会感到厌烦和不配合，认为医生像警察一样，在挖线索、查隐私。其实医生问这些问题，不是和患者过不去，不是要患者丢面子，而是为了诊断和鉴别诊断的需要。因为这些信息对某些疾病的诊断可以起到关键的作用。况且，医生还有为患者病情保密的义务。所以，患者对医生应当毫无顾忌，如实反映病情。

另外，有的患者看中医，往往伸出一只手，放在医生眼前，不诉说病史，医生问诊也不回答，直接叫医生号脉，诊断是什么病。这一做法，是不明白中医诊病是要进行望诊、闻诊、问诊、切诊的，然后再进行"四诊合参"，才能做出病情诊断，不能光凭脉诊一诊就可以诊断疾病。这是置医生于片面性、武断性、不负责任的境地。

二、不迁怒于医生

患者生病之后，受到疾病的折磨，尤其患的是疑难杂症，心情容易烦躁，看谁都不顺眼。若遇到候诊时间过长，或某些医务人员服务态度生硬时，有的人往往会迁怒于医护人员，觉得医护人员缺乏同情心，道德水准太低，非要理论理论。其实不要这样做，有不顺心的事，可以向医护人员提出来，再不行，可以向医院领导反映，此外，对患者来说，动怒很不利，会加重病情。还有，小儿头皮静脉输液时，有的患儿静脉不显，护士难以做到"一针见血"，几次穿刺未成功，有的家属会嗔怪护士，护士越紧张越是难以穿刺成功。其实护士们也恨不得"一针见血"，但病儿的情况不一样，有的容易成功，有的难度就是大些。所以，患者要有点宽容心，理解医护人员的难处。

三、尊重医生劳动

医生在诊疗疾病的过程中，从收集病史到进行全面的体格检查，然后做出初步的诊断，或进行某些治疗操作，都凝结着医护人员的智慧和劳动。因此，患者及其亲属不能对这一系列的付出视而不见，当着医护人员的面，撕毁病历，拒绝医疗，随意转诊，或找到一点小缺点，则纠缠不休，提出一些过分的要求。这样把医患关系弄僵了，对医患双方都不利。

四、遵照医嘱行事

疾病痛苦是一个方面，医疗费用支出、工作事业的牵挂、疾病预后的好坏，这一系列问题都会影响患者的情绪。倘若病情趋向好转，患者的心情则渐转为舒坦；若患了不治之症，或久治未见好转，甚至面临死亡的威胁，这个时候任何人的心情都会越来越糟。要做到安心治疗，遵从医嘱谈何容易！但是事情得说回来，焦急、恐惧于疾病康复又有何益呢？心情越紧张，心烦意乱，影响睡眠和饮食，只能削弱自身的抵抗力，抗病能力越下降，病情只会越来越重。所以，应保持一种乐观的态度，树立与疾病抗争的信心，强打精神，尽力克制不良情绪，要知道病不由我。通过积极的治疗，纵使最终走向死亡，那也无怨无悔，本人、亲属、医生都尽了最大的努力，只能怨医疗科学技术发展的水平还不能满足客观现实的需求。重病如此，一般疾病也存在不遵医嘱的现象。如忌口的问题，医生说需要戒烟、戒酒，患者却认为烟瘾、酒瘾难戒；医生认为这种疾病有许多食物不能吃或应少吃，当时可能会听医嘱，限制一段时间，俟病情稍一好转，少吃或不能吃的食物全吃上了，导致了疾病的复发。

五、与疾病共生存

有些疾病一旦染身，就不容易被治愈，如高血压、乙型肝炎、肝硬化腹水、糖尿病、慢性支气管炎、哮喘、中风后遗症、脑瘫、精神分裂症、癫痫、神经性皮炎、肺心病、慢性肾功能衰竭、帕金森病、渐冻症、地中海贫血、血友病、强直性肌营养不良等。这些疾病大多数需要终身服药治疗。所以，患有这类疾病的人要看到现实情况：目前医学还有欠缺，还不能将这类疾病在短时间之内治愈。患者应该有长期治疗的思想准备，并且要与疾病共生存，你病你的，我活我的，该吃的药我吃，该做的治疗我做，该干的事业我干，该享乐的照样享乐。对待疾病不用怕，把疾病当弹簧，你弱它就强，坚信普天下的事物都是一物降一物的。所谓的不治之症，只是目前还没有发现这种"物"而已，这种"物"迟早会被人类发现的！不治变为可治的一天总会到来。

综上所述，疾病是病理性衰老的根本原因，病理性衰老是死亡的主要原因，预防疾病是预防病理性衰老的重要环节，而治疗疾病是保障生命的关键。

第三十三章

养生保健的春天来到了

养生保健是以享尽天年为目的。要享尽天年，就需要很好落实养生保健的措施。养生保健的措施，不仅包括调整个人的生活行为和方式，也包括社会、家庭的和谐环境的建设以及社会成员的共同参与。几千年来，养生保健工作一直强调个体的调养，忽视了家庭、社会在养生保健中的关键作用，因而，效果是不够显著的。现在，养生保健工作已经上升到了国家层面，列入到了社会发展的总目标之中，并开始有条不紊地展开，有了这些政策和做法才算得上真正意义的全面养生保健。

第一节　我国近代养生保健的历程

社会性的养生保健工作在我国的开展经历了一个"发展→停滞→快速发展"的阶段。中华人民共和国成立之前，我们的国家积贫积弱，战争不断，传染病流行，民不聊生，人均寿命仅有五十四岁，被外国人戏称为"东亚病夫"。中华人民共和国成立以后，党和国家很关心人民的身体健康，制定了"卫生工作四大方针"，开展了爱国卫生运动，推行了计划免疫，接种疫苗，消灭了很多烈性传染病，传染病得到控制，对血吸虫病、丝虫病、甲状腺肿等地方病、多发病进行了普查普治，改变了过去那种"千村薜荔人遗矢，万户萧疏鬼唱歌"的凄惨场景，摘掉了"东亚病夫"的帽子，降低了疾病的死亡率、致残率，提高了人均寿命值。在新中国成立不久，以及在贫穷、落后又遭受资本主义国家敌视、封锁的状况之下，我国取得如此骄人的成绩是不容易的。

改革开放之后的一段时间里，我国的经济发展了，人民的生活水平提高了，但也出现了破坏环境的情况，环境污染更严重了，给人民的健康带来了不利的影响，与人民期望的蓝天绿水、清新的空气、洁净的饮水、安全的食品的差距加大了。除此之外，预防保健机构也被推向市场，公共卫生事业受到挑战，群体性养生保健工作质量下降，一些地方病、传染病有增多的趋势。"非典"的发生，引起了党中央及全民对养生保健工作的再度重视。

中国共产党第十九次全国代表大会通过了《决胜全面建成小康社会夺取新时代

中国特色社会主义伟大胜利》的报告。这个报告标志着全社会的力量都将参与到养生保健事业中来。这样的大环境、大协作、大举措才称得上是养生保健的春天来到了。

第二节　健康中国被提到战略高度

党的十九大报告指出："人民健康是民族昌盛和国家富强的重要标志。"这说明党和国家高度重视民众的身体健康。2018 年 3 月，中共中央印发了《深化党和国家机构改革方案》。该方案将国家卫生和计划生育委员会更名为国家卫生健康委员会。这不仅是一个名词的改动，更是健康中国战略的组织落实，标志着国家卫生工作的重点将从卫生工作与计划生育工作转变为卫生工作与国民健康事业上来。此外，国家医疗保障局上升为国务院直属机构，并且整合了过去分散在其他部委的职能。这为我国人民的医疗保障体系带来了新的架构，能更有效地开展工作。国家应急管理部的设立，为我国应急救灾工作提供了统一、有效的组织保证，在国民遇险时，能更快速、更高效地施救，起到了减少伤残的效果。这些都是贯彻健康中国战略的举措。

在转变经济增长模式方面，国家提出了要平衡、有序、健康、全面的发展，特别提出不要牺牲环境、耗竭资源的高速度发展，更注重实现高质量的中速发展方式，把发展的效果和评判标准建立在人民满意不满意、高兴不高兴的基础之上。这种指导思想，体现了中国共产党人的初心和使命。这个初心就是为中国人民谋幸福，为中华民族谋复兴。人民享有的幸福无非是物质的富裕，精神的快乐，政治上讲文明、法治、公平、正义，社会公德方面信奉诚实、友爱、互助，用养生保健的话来说，就是身体健康、家庭幸福、寿命绵长。中国共产党就是要带领全国人民继续努力奋斗，使我国重新进入世界的先进行列，其中，自然包括了国民的幸福、健康和长寿。

第三节　扶贫脱困是养生保健的基础工作

贫困是养生保健的大敌。众所周知，养生保健需要一定的经济条件为基础。如果吃都吃不饱，穿也穿不暖，居无定所，病无所医，老无所扶，缺乏健康教育，在这种情况之下，身体的健康就难以得到保障，连生存都成了问题，更不要奢望长寿了，死亡就像一把高悬于头顶的利剑，随时都有可能坠下。

贫困带来衣食不济，影响着人的健康和生命。当今世界各国发展水平不一，有的国家或地区仍然没有解决温饱问题。所以，今天幸福生活着的人们，不能忘记过去，不能忘记在偏远的角落，或在别的国家里，还有许多遭受着痛苦，需要我们伸出援助之手的人。所以说，脱离贫困才能够保证人们的基本生活，如粮食、住房、衣服、医药的供给，只有获得这些生活物资，困难的群体才能够吃得饱，穿得暖，病有所医，小孩子才可以接受义务教育，老年人才会得到帮扶，生活质量才能提高，身体健康才有保障，人们才可以在此基础之上，进一步实施更高层次的养生保健措施。贫困还会拖累整个国家的文明进程，影响全社会的养生保健事业，降低全国人均寿命期望值，对建设健康中国是一个很大的障碍。近些年，国家下了很大的决心，倾中华之力，开展"扶贫攻坚战"，提出精准扶贫、对口扶贫、科技扶贫等口号，真抓实干，通过直接的经济援助、科技帮扶、产业创新、整体搬迁、对口结对、干部挂点、督导到位等措施，做到了真扶贫，真脱贫。2020 年 11 月底，全国贫困县全部摘帽，解决了区域性整体贫困。这是个史无前例的大创举，赢得了全体人民的赞许和世界上大多数国家的赞扬。几千万贫困人口脱贫了，生活幸福了，养生保健的基本条件有了，其结果是这批人的身体健康有了保障，我国的整体养生保健水平也能够提升，国人人均寿命期望值也会得到明显的提高。这就是养生保健的春风在荡漾，温暖着每一个人中国人的身心。

第四节　绿色环保是养生保健的基本条件

　　人类的生存环境有两个，一个是自然环境，另一个是社会环境。这两个环境与人类的生活息息相关，是决定人们身体健康和寿期的重要因素。自然环境包括自然界里的化学因素、物理因素和生物因素。化学因素中的空气、水、土壤等自然化学组成物都是比较稳定的，这种相对稳定的环境是保证人类正常生活和生产的必要条件。物理因素中的阳光和适宜的气候同样是人类生存所必需的。生物因素是指地球上的各种生物，包括植物、动物。这些不可计数的生物，都是在相互依存、相互制约的关系中存在，经过亿万年的变化、调整，自然形成了一个在种群、数量上相对恒定的状态，人们把这种状态称为生态平衡。人类就是在这种生态平衡的状况下和谐的生存、发展和繁衍后代。社会环境，包括人与人、人与社会的关系，其中包括公共秩序、利益分配、社会责任等。社会环境将另立专题讨论，这里重点讨论自然环境。

　　随着科技水平的提高，人类改造和利用自然的力度不断加大，导致了原有的生态平衡失调。前些年，环境污染的问题很突出，已经影响到了人类自身的身体健康以及生存与发展。当今世界面临的最大的环境问题主要是温室效应、臭氧层破坏和酸雨三大危害。除此之外，交通发达带来的车祸、科技进步带来的辐射伤害、化学物品的戕害、噪声、药害、食品安全、问题疫苗、劳动安全、医源性损害等，都损害着身体健康。解决这一矛盾已经成为当前一项紧迫的任务。党的十九大报告提出，"发展是解决我国一切问题的基础和关键，发展必须是科学发展，必须坚定不移贯彻创新、协调、绿色、开放、共享的发展理念"，把绿色发展纳入社会发展的总体规划。"人与自然是生命共同体，人类必须尊重自然、顺应自然、保护自然"，强调"还自然以宁静、和谐、美丽"，一是要推进绿色发展，二是要着力解决突出的环境问题，三是要加大生态系统保护力度，四是要改革生态环境监管体制。我国现在非常重视环境保护，检讨和纠正了过去只顾生产发展，忽视环境保护的错误发展观，并加入国际相关组织，积极参与世界环境与气候保护相关活动，主动承担相应的控排、减排义务，制订了环保相关法律法规。这些年，我国进行了保护环境的重要性和迫切性的教育，强化了"绿水青山就是金山银山"的理念，建立了环保监测网络，公开环境监测结果，严厉问责一批忽视环保的官员，关停了污染较重的工矿企业，城市进行了棚户改造、绿化、美化、亮化工程，开展了创卫生城市、创文明城市的"双创"活动，市容市貌发生了根本的变化，对农村投以巨额资金，进行新农村建设，挖塘修路，拆除危房，重建新居，清沟平地，植树绿化，兴建娱乐场所，增加污物处理设施，办农家书屋，农村的村容村貌发生了根本性的变化。近年来，城乡的空气变好了，水变清了，天更蓝了，环境更优美了，人们开心地笑了。高兴的是，春风带来了温暖，带来了勃勃生机，带来了幸福健康。保护环境的成功不但惠及当代人，而且，还可以造福子孙后代。

第五节　社会保障是养生保健的根本保证

社会保障体系的建设是养生保健工作至关重要的基础性工作，是养生保健工作健康发展的保证。党的十九大报告提出：坚持在发展中保障和改善民生。"增进民生福祉是发展的根本目的。必须多谋民生之利、多解民生之忧，在发展中补齐民生短板、促进社会公平正义，在幼有所育、学有所教、劳有所得、病有所医、老有所养、住有所居、弱有所扶上不断取得新进展。"

这种坚持以人民为中心的治国理念，将民生的福祉纳入国家整体发展的方略之中，对养生保健事业来说，无疑是一大喜讯！民生工程的内容，无一不与人民的养生保健事业直接关联。例如，"幼有所育、学有所教、劳有所得、病有所医、老有所养、住有所居、弱有所扶"，这些民生工程与养生保健工作之中的"养生保健是一项以个体为基础，全社会共同参与的……且贯穿于生命全过程的干预措施，是主动调理机体功能状态以及改造生活环境的系统工程"的定义是一致的。其实，民生与养生意义基本相同。民生得到保障和改善，就为养生保健工作兜了底。十余年来，一系列的民生保障政策出台，惠民的措施纷至沓来。目前，我国实行了九年免费义务教育，有的地方扩大到高中段，推广了均等教育；城镇居民参加了医保，农村实行了合作医疗，为参保人员建立了健康卡，提供了均等化服务，六十岁以上的老人免费体检，扩大了医保用药报销范围，并实施了大病救助政策、特困户医疗免费政策，为防止因病返贫提供了保障；给予失业人员及特困群体最低生活保障，解决了他们的基本生活需求；实行了老年人高龄补贴，建立了一批国营、民营的养老机构，为解决老年人老有所养的问题提供了可能；对儿童免费接种疫苗，预防了 8 种传染病的发生；扩大了一些疾病，如先天性心脏病、精神病的医疗费用补助范围。这些做法，为弱势群体提供了基本生活、基本医疗以及基础教育保障，促进了人民的身体健康，为全民的养生保健事业注入了新的活力。这像是春风而又胜于春风。

第六节　卫生服务是养生保健的关键所在

提供优质的卫生服务是社会对于全体社会成员的一种责任和义务。卫生服务在养生保健工作中占有非常重要的地位，它主要体现在以下四个方面：一是提供卫生工作方针政策导向，制定卫生法规以及养生保健工作标准，倡导建立全社会遵循的公共卫生秩序；二是宣传推广养生保健知识，普及健康教育，提供养生保健工作的技术力量和专业人才；三是提供预防疾病、控制传染病的机构、人员、器材、药品等物资；四是提供治疗疾病、恢复健康的科研、临床医疗的队伍、设施、药品、器材等。

党的十九大报告还强调，要深化医药卫生体制改革，全面建立中国特色基本医疗卫生制度、医疗保障制度和优质高效的医疗卫生服务体系，健全现代医院管理制度。加强基层医疗卫生服务体系和全科医生队伍建设；全面取消以药养医，健全药品供应保障制度；坚持预防为主，深入开展爱国卫生运动，倡导健康文明生活方式，预防控制重大疾病；实施食品安全战略，让人民吃得放心；坚持中西医并重，传承发展中医药事业；构建养老、孝老、敬老政策体系和社会环境，推进医养结合。

深入开展爱国卫生运动，倡导健康文明的生活方式是养生保健的基本内容。预防为主，预防控制重大疾病的发生，是养生保健的中心任务。医生在养生保健工作之中担负重任，直接提供人力和技术服务。医务工作者的服务态度及服务水平对养生保健的效果有直接影响。基本医疗卫生制度、医疗保障制度和优质高效的医疗卫生服务体系是决定养生保健质量高低的重要因素。这一系列的惠民措施如果得到落实，国人的养生保健水平一定能提高，人民期盼的社会和谐、安居乐业、福寿绵长的景象就一定会出现。

第七节　安全生产是养生保健的重要任务

十九大报告中还提到，树立安全发展理念，弘扬生命至上、安全第一的思想，健全公共安全体系，完善安全生产责任制，坚决遏制重特大安全事故，提升防灾减灾救灾能力；加快社会治安防控体系建设，依法打击和惩治黄赌毒黑恶势力以及拐骗等违法犯罪活动，保护人民人身权、财产权、人格权；加强社会心理服务体系建设，培育自尊自信、理性平和、积极向上的社会心态。健全公共安全体系、心理服务体系建设等政策，都是养生保健工作之中不可或缺的内容。江西丰城电厂塔台倒塌事故，导致 72 人丧生。其原因还是管理人员忽视了安全生产，塔台工作平台质量不达标，导致塔台倒塌，人员伤亡。从养生保健的角度来分析，这些人都能在高空干重体力活，可以说，身体状况是棒棒的，若不是这场突如其来的人为事故，他们的生命绝不会止于这个寿数。这就是说，不管你身体素质多好，养生保健有多少强项，但一个安全事故的短板，就可以使养生保健前功尽弃，寿命止于非常。目前，世界并不太平，国际上某些地区还存在军事冲突，战争是残酷的，子弹是不长眼睛的，有战争就会有牺牲。我国还是安全的，国民可以享受安宁与和平。我们应该庆幸的不是我们遇上了和平的年代，而是，生活在和平的国度。据此可以看出养生保健与军事、外交同样有紧密的联系。

养生保健工作事关个体与社会，大到战争，小到小小的损伤，时间的跨度是整个生命周期，而且贯穿于生命的分分秒秒。因此，要实现养生保健的最佳效果，就必须按照党和国家的部署，照着绘就的蓝图去努力工作，实现理想目标，并遵循养生保健法则，持之以恒，享尽天年的目标就会离我们越来越近。

长寿耳功及养生保健顺口溜

导　言

　　下篇共有两部分内容。第三十四章是笔者自创的健身功法"长寿耳功"。长寿耳功是笔者根据全息论及经络原理、耳穴、催眠法、按摩技法综合起来而整理出的一套防治疾病的功法。此章详细介绍了其操作方法及作用机制。第三十五章收录了笔者为总结全书而作的养生保健顺口溜 10 首，其中养生保健顺口溜 6 首，不利于养生的顺口溜 4 首。这些顺口溜尽管格律不整，但简洁，便于记诵，有利于读者对本书的理解和记忆。

第三十四章

长寿耳功

　　长寿耳功是笔者自创的一种健身功法。它根据中医理论及全息论的观点，通过推、按、捏、提等手法对耳朵的各个部位进行按摩并结合呼吸运动和意念活动，以局部影响全身，达到健身强体、防治疾病、延年益寿的目的。该功法坐、站、卧位均可进行，男女老幼皆宜，室内室外均可练习，具有使用方便、经济、实用、简单、效果显著等特点。

第一节　长寿耳功功法原理

　　长寿耳功中讲的耳朵实际上是指耳郭部分，不包括内耳。

　　中医学认为，人是一个有机整体，内在的五脏六腑和外在的四肢百骸都是通过经络而有机地联系着，内脏的变化可以在体表有所反映，这就是所谓的"有其内必有其外"。耳为宗脉之所聚，十二经通于耳。中医学认为，耳朵是人的整体缩影。躯体及内脏的位置在耳郭上呈一个倒置的胎儿状，头部朝下，臀部朝上，如眼睛位于耳垂部，臀部在耳尖部，内脏位于耳甲艇及耳甲腔内（见图2、图3）。

　　大量医疗实践证明，耳郭不是一个简单的孤立的器官，它与身体各器官有着紧密的联系。人体的各个脏器和人体的各个部位在耳郭上都有一定的"对应区"，并按一定的顺序有规律地分布在耳郭上。这样的对应区就叫作耳穴。

　　植物的一节枝条和动物的一个细胞，虽然在外观上不能直接看出是整体的缩影，但却包含了整体的全部信息，这种现象就叫"全息现象"。这种现象是普遍存在的，这种普遍存在的规律又称"生物的全息律"。在这种理论的指导下，人们通过植入细胞核就可以克隆出新的生命体，如克隆羊、克隆牛等。这个理论支持了中医认为的耳朵为一个人的全身缩影，耳朵承载着全身的信息。长寿耳功就是建立在这样的理论基础之上的。

　　中医在临床诊治疾病的过程当中，还发现当人体的某一部分或某一脏器发生病变时，往往在相应的耳郭"对应区"出现压痛、电阻变低，或伴有形态与色泽的改变。给这些耳郭相应区以一定的刺激（如按压、针刺、艾灸、磁铁敷贴等）就可以治愈相应的躯体或内脏疾病。同时，根据耳郭上的对应区触点反应还生产出耳穴诊断仪器，用来辅助诊断内脏疾病。基于这种理论，采用适宜的按摩方法按摩耳朵上的穴位，对全身必然会产生良好的治疗反应，这对调理人体阴阳、协调五脏六腑功能、促进健康必会产生积极的有益作用。笔者就是根据这些原理，结合中医按摩及气功运作要领，并融入催眠术的相关内容，而创制出的一种全新的耳功功法。

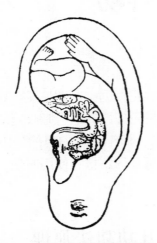
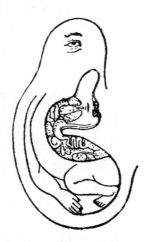

图 2　躯体脏腑呈倒置投影　　　　图 3　耳朵倒置观

第二节　耳郭解剖

　　了解耳郭的解剖知识有利于大家学习长寿耳功，学好这些知识，在实施长寿耳功操作时，对耳穴的定位更精准，更能奏效。

　　耳郭以软骨为支架，表面覆以皮肤。但是耳郭下部无软骨，成瓣状下垂，叫耳垂。耳郭的凸面（后面）朝向后，凹面（前面）朝向前，其中央孔叫外耳门。耳郭边缘的大部分向前卷曲，叫耳轮。耳轮脚起于外耳门的上方。耳轮前方有一与其平行的弓状隆起，叫对耳轮。耳轮与对耳轮之间的凹沟叫耳舟。外耳门前方的小结节叫耳屏。对耳轮下端终于一隆起，叫对耳屏。它与耳屏间的凹陷处叫屏间切迹。耳屏、对耳屏与对耳轮间的深窝叫耳甲。耳甲由耳轮脚分隔成上方的耳甲艇和下方大部的耳甲腔。对耳轮上端分叉，其上支叫对耳轮上脚，下支叫对耳轮下脚。在对耳轮上、下脚之间为三角窝。耳屏上缘和耳轮脚之间的凹陷叫耳屏上切迹。耳郭的解剖见图4、图5。耳的背面有降压沟。

　　耳部的神经来源很多，有来自颈丛的耳大神经和枕小神经，有来自脑神经的三叉神经、面神经、舌咽神经、迷走神经。耳郭前面的动脉来自颞浅动脉耳前支，耳后动脉的分支绕过耳郭边缘，也分布于耳郭的前面。耳郭后面的血液供应是由耳后动脉供血。耳郭前面的静脉较细小，汇入颞浅静脉，耳郭后面的静脉汇入耳后静脉。耳部的血管较细，血管损伤不致大出血。耳郭的淋巴管较丰富，多呈网状。

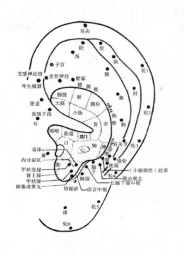

图4　耳郭躯体内脏投影

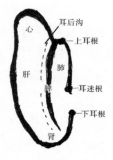

图5　耳后沟图

第三节　躯体及内脏与耳郭的对应关系

耳穴在耳郭的分布有一定的规律。其规律为：与头面部相应的耳穴在耳垂和耳垂的邻近；与上肢相应的耳穴在耳舟；与躯干和下肢相应的耳穴在对耳轮和对耳轮上脚、对耳轮下脚；与内脏相应的耳穴多集中在耳甲艇和耳甲腔；消化道的耳穴环列在耳轮脚周围，见图6。

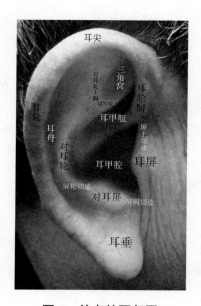

图6　笔者的耳郭图

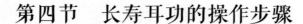

第四节　长寿耳功的操作步骤

一、预备

立式，两脚自然分开，与肩同宽，目平视前方，全身放松，意念集中，心静如水，调理呼吸，舌抵上腭，有津咽下，含胸拔背，双手搓热。

坐式，臀部坐于椅子上，屈膝，脚尖朝前，挺胸纳腹，眼平视前方，"肌松""守意""心静"等要求同立式。

二、默念耳功词

双手捂耳，心中默念："耳朵、耳朵，由于经络，全身连着，练习耳功，平衡阴阳，行气活血，健我体魄。"反复默念 5 遍。

三、拉耳垂

用拇指指面及食指二、三节桡侧面夹住耳垂，先向下拉，拉不动时再转向前拉，拉不动为止，重复 5 次。

再用同法向下拉，拉不动时转向后拉，拉不动为止，重复 5 次。

四、摩耳轮及对耳轮

手掌并拢，两手指面（除拇指外）分别于左右耳盖住耳郭，从耳垂开始自下向上，按摩耳轮及对耳轮，沿耳轮走向，做弧形转动运动，往返 5 次。

五、提耳尖

拇指及食指摄住耳尖，其余 3 指按在头顶部颞侧。先向上提起耳尖，提不动时转向前方继续提拉，提拉不动时为止，重复 5 次。

用同样的方法，提起耳尖，提不动时转向后方提拉，提拉不动时为止，重复 5 次。

六、按摩耳甲腔、耳甲艇、三角窝

用食指腹及食指尖，放在屏间切迹处，然后顺时针方向旋转按压耳甲腔 10 次；再将食指尖放在耳轮脚处，用食指尖顺时针方向旋转按压耳甲艇 10 次；再用双食指尖向上，滑过对耳轮下脚，进入三角窝，顺时针方向旋转按压三角窝 10 次。

七、压耳屏

双食指腹面分别放在左右耳屏上，向下（耳孔）按压，听到耳内嗡嗡作响时，突然放开，反复 10 次。

八、搓手

搓手有三法。第一法为手指撑开，手指向上，交叉，上下搓手，搓手部位为掌面及 5 指的侧面，反复操作 10 次。第二法为手指并拢弯曲以左手手掌面压住右手手指，左手下方，右手向上向外展开，当左手指尖与右手掌面接触时，左手指面压住右手背面，用同样的方法展开，当右手指尖下滑至左手掌面时，右手指面压住左手背面。换手，反复操作 10 次。第三法为双手掌指关节微屈，成一抱拳状，左手在前，右手在后，双手逆向旋转，搓手部位为手指的掌面、侧面及手指的背面。换手，反复操作 10 次。

九、揉对耳屏、耳屏、耳轮脚

用两手拇指与食指揉对耳屏，轻轻揉搓 10 次，然后用同样方法揉搓耳屏、耳轮脚各 10 次。

十、搓耳郭

两手掌贴于左右面颊，双手指并拢，指面紧贴耳垂，从下而上再向前向下搓耳郭及颜面，反复 25 次。

十一、搓耳背

两手掌捂面，手指向上，然后手指面沿前额、头顶，向下，绕至耳后，按压耳背，使耳前面贴向面颊，双手指从耳背自上向下搓过，如此反复 25 次。

十二、按压耳后沟

双手拇指置于上耳根，拇指腹向外，用拇指桡侧缘压在耳后沟的上缘，然后沿耳后沟弯曲的方向自上而下地按压，重复操作 10 次。

十三、搓手

操作方法同"八、搓手"。

十四、听涛声

双手掌捂住双耳，闭目（有利于训练小脑的平衡功能），随着呼吸运动按压或放松耳郭。呼气时压耳郭，吸气时松开。听涛声时，要自我假设一个舒适的意境，如在一个晴朗的春天，来到人迹罕至的山涧。这里茂林修竹，温暖的春风，吹拂着头发，地面上长出了茵茵的绿草，像绒毛地毯，软绵绵的。这里有一块平整的草地，在溪水边，躺在草地上面，想着寒冷的冬天已经过去了，温暖的阳光透过树叶的间隙，斜照在身上。旁边小溪潺潺的流水声，钻进我的耳朵里，清新而带着花香的空气涌入鼻子。练习者心无旁骛地在这种轻松、美好的环境下享受着大自然的美，乐极了，太惬意了！有顺口溜曰：青青厚草软如棉，暖暖阳光照心田，静静流水鱼虾游，微微和风催人眠。就在这样的环境之中，呼气时从口中微微发出，"哈""呼"二字，这两字的吐音轻微得类似风过山林时的涛声。自己静心聆听这种涛声，心中感到愉悦无比。一个"哈"，一个吸气，一个"呼"，一个吸气，如此反复做 5 遍。

十五、收式

两手自然下垂，再从两身侧托起，掌心向上，至头顶，两手伸直，两手掌相对，然后，两手掌心向下，下按至腰胯，如此操作 3 次。

第五节　长寿耳功的注意事项

1. 拉耳垂不可用力太猛，以免损伤。

2. 高血压患者，按压耳后沟可以增加次数到 30 次。因为耳后沟又称降压沟，对治疗高血压有一定的疗效。

3. 耳勿极听。极听指主动地长时间专心致志地去分辨那些微弱、断续不清的声音，或被动地置于震耳欲聋的噪声环境里，这样都会耗伤精气，损害听力，影响健康。

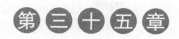

养生保健顺口溜十首

本章收集笔者的顺口溜 10 首, 6 首为养生保健顺口溜, 另 4 首为不利养生保健顺口溜。这 10 首顺口溜, 不求诗词格律, 以顺口溜的形式来总结全书的重点内容, 以便于读者理解、记忆。

第一节　养生保健顺口溜六首

一

天年有期时空多，只叹世人够不着。
导养得理增年寿，嵇康有言能奈何。
养生岁月谓蹉跎，胎起老终无话说。
神形相亲是总则，顺其自然久之活。

二

健身知识经常学，一害伤身别忘却。
调理阴阳建中和，守道明理掌好舵。
遵纪守法不容错，牢狱之灾远离着。
交通安全时惦记，基本卫生莫错过。

三

儿食不偏防伤着，预防接种按时做。
人乳喂养就是好，棉布宽衣少裘帛。
妇人情况异样多，体阴用阳是本色。
经带孕产更年期，五期调养拒病魔。

四

朝练太极暮打坐，常沐朝阳得暖和。
清新空气大口吸，甘泉润身身洒脱。
钓鱼下棋找事做，书画诗赋亦是乐。
轻歌曼舞展身姿，七情得调神自活。

五

醇酿好酒莫贪多，提神爽身很快活。
五谷五菜是根本，少进油腻和炙搏。
清心少欲过生活，多做善事不懒惰。
宽容博得别人喜，相互帮助都欢乐。

六

异味秽气莫沾着，香烟再好也要躲。
雷电水火与辐射，均须防它把命夺。
预防疾病常琢磨，终生谨慎适劳作。
过分医疗与药害，规避得当长生乐。

第二节　不利养生顺口溜四首

一

骄横贪婪任性行，不加修戒真害人。
轻则伤体病缠身，重则牢灾命归阴。
私心杂念太凝重，累心扰神失安宁。
追名逐利若太过，离德背道积孽深。

二

反时果蔬吃得多，阴阳失衡自为过。
油腻厚味丰盛宴，生痰成饮受熬煎。
冰毒劣酒摇头丸，乱神幻觉现眼前。
袅袅香烟面前绕，腾雾毒气伤命根。

三

狂歌劲舞看似火，损气伤筋就来着。
紧衣束袜高跟鞋，美姿未显病就来。
化纤衣物生静电，莫言躯体无挂牵。
电视手机看得多，伤神害目辐射祸。

四

化工产品花样多，甲醛苯酚氡吲哚。
农药化肥施于田，复转餐桌催人眠。
健身功法千百种，良莠不齐莫着迷。
健美教练春花落，气功师傅常入魔。

后　记

　　我从 13 岁开始诵读医书以来，至今已 55 年，从未间断过，所读书籍涉及中、西医学。我从事临床医疗已近 50 年，尽管一度调入卫生行政部门工作，但仍同样诊病问疾，不曾搁荒，可以说在医海中玩耍了 50 年，看到了大海的宽阔，也在海边拾到几件有价值的东西，想传给儿子，但他却说："中医太难学了，不想费神。你还是写本书吧！书更好保管。"

　　2018 年春，有位老年性膝关节炎患者，左膝关节肿痛，不能行走已经 3 年了，下肢肌肉萎缩，西医认为膝关节骨质已经损坏，非换人工关节不可，可他又患有心脏病，不能手术，西医无法治疗，后来经人介绍找到我用中医药治疗 4 个月余，膝关节病变竟痊愈了，可以步行，做家务活。为了答谢，他设了一次宴会，邀请我带些朋友出席。大家都认为这是一奇迹。于是，有人建议我把这样的宝贵经验写出来传世，以造福更多人。

　　到底写本什么样的书？是临床经验集还是其他，思想斗争了一番。人们常说，青春和健康在丢失之后才知道它们无比珍贵。在行医的过程当中，我目睹了很多患者的不幸，尤其是一些可以预防的不该发生的疾病发生了，不该死亡的患者提前去世了。这其中的原因，主要还是他们忽视了养生保健。有的人是因为超负荷的学习、工作，积劳成疾。有的人是放任不良的生活方式习惯，造成机体损害。有的人是蒙昧无知，任凭疾病侵身害体。有于此，我感觉到养生保健是预防疾病发生、降低病死率、促进健康、延长人类寿命最有效、最廉价的途径。宣传普及养生保健知识，是一件实现国家健康战略、惠及大众民生的善举，也是每一位医务工作者应尽的责任和义务。

　　10 多年前，我曾在东乡老年大学保健班讲课。当时，看到老人们对保健课有着浓厚的兴趣。可是，保健班的教材偏重于理论，联系实际的内容不多。于是，征得主办方同意，我便撰写讲义，学员们听后很满意，大家纷纷要求复印讲稿，我答应他们，待成熟后再编排出版。后来，因其他原因，未能如愿。前年，东乡老年大学又邀请我去讲养生保健课，苦于没有教材，我没有应允。受嵇康"请以先觉语将来之觉者"的启发，在上述诸多因素的推动下，于是萌发了创作此书的心意。

几十年来，我喜欢收集一些病例资料，并细心观察周围事物，结合前人或他人的经验，大胆提出自己的见解，经过近 3 年的整理，集成一本近 30 万字的养生保健专著，经数易其稿，今天，终于即将出版，内心如释重负，大有快意！写作中得到女儿邓淑蓉，好友杨金高、张黄生、俞正等先生的帮助，在此致以谢忱！

特别要提的是，此书得到了世界中医药学会联合会翻译专业委员会会长单宝枝教授的指点和作序，对她的友情帮助深表谢意！

对责任编辑郭瑨先生在审查、指导、斧正、润色等方面所做的工作表示万分感谢！

本书为《养生论》做了诠释；拾遗融合了中西医两套理论知识，尝试了中西医结合，这又是一次破冰之旅。书中难免有不当之处，还望读者批评指正。

邓一齐

2022 年 5 月 24 日